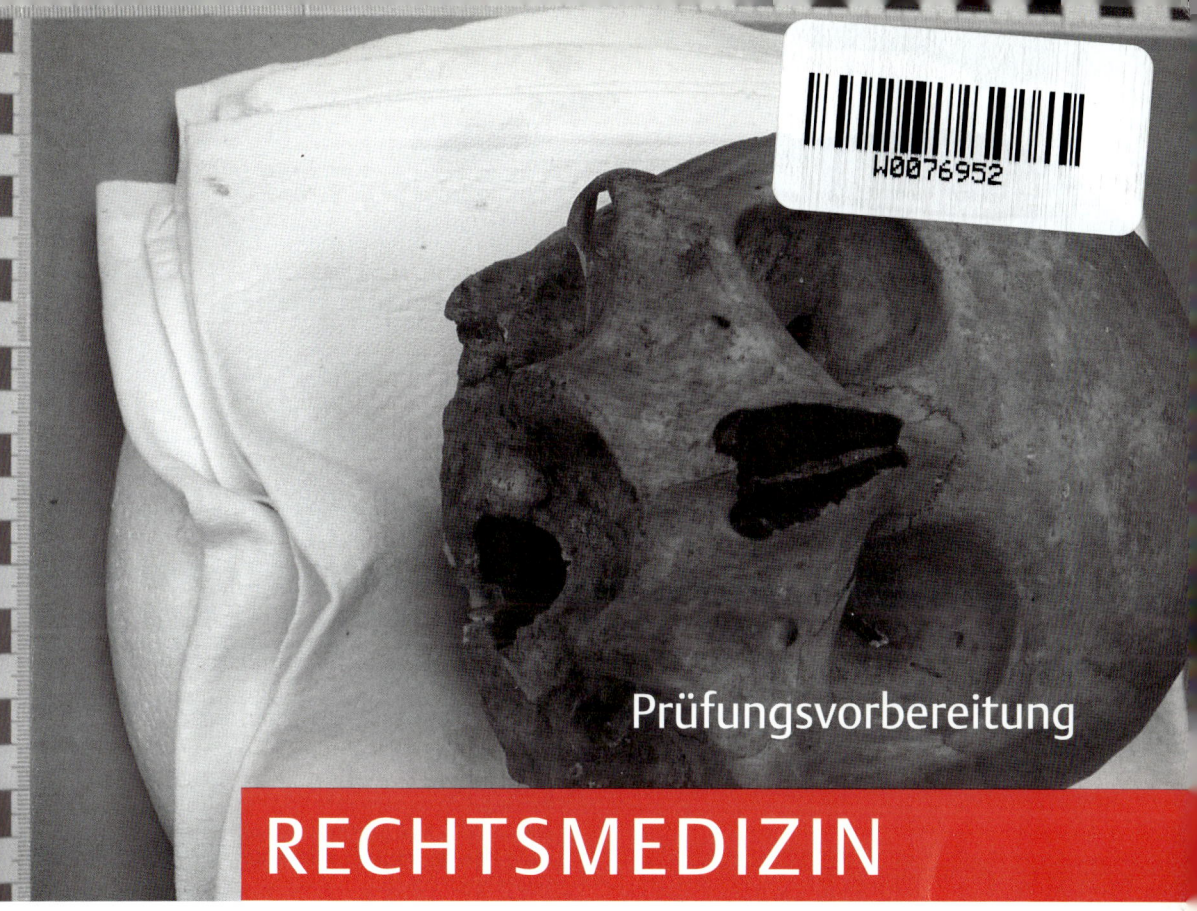

Prüfungsvorbereitung

RECHTSMEDIZIN

Gisela Zimmer

2., überarbeitete Auflage

104 Abbildungen
48 Tabellen

Georg Thieme Verlag
Stuttgart · New York

Dr. med. Gisela Zimmer
Institut für Rechtsmedizin und Verkehrsmedizin
Universitätsklinikum Heidelberg
Voßstr. 2
69115 Heidelberg

1. Auflage 2006

IV

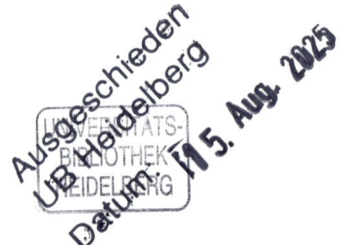

Bibliographische Information Der Deutschen Bibliothek
Die Deutsche Bibliothek verzeichnet diese Publikation in
der Deutschen Nationalbibliographie; detaillierte bibliographische Daten sind im Internet über http://dnb.ddb.
de abrufbar.

Wichtiger Hinweis: Wie jede Wissenschaft ist die Medizin ständigen Entwicklungen unterworfen. Forschung
und klinische Erfahrung erweitern unsere Erkenntnisse,
insbesondere was Behandlung und medikamentöse
Therapie anbelangt. Soweit in diesem Werk eine Dosierung oder eine Applikation erwähnt wird, darf der Leser
zwar darauf vertrauen, dass Autoren, Herausgeber und
Verlag große Sorgfalt darauf verwandt haben, dass diese
Angabe **dem Wissensstand bei Fertigstellung des
Werkes** entspricht.
Für Angaben über Dosierungsanweisungen und Appli-
kationsformen kann vom Verlag jedoch keine Gewähr
übernommen werden. **Jeder Benutzer ist angehalten,**
durch sorgfältige Prüfung der Beipackzettel der verwendeten Präparate und gegebenenfalls nach Konsultation
eines Spezialisten festzustellen, ob die dort gegebene
Empfehlung für Dosierungen oder die Beachtung von
Kontraindikationen gegenüber der Angabe in diesem
Buch abweicht. Eine solche Prüfung ist besonders wichtig bei selten verwendeten Präparaten oder solchen, die
neu auf den Markt gebracht worden sind. **Jede Dosierung oder Applikation erfolgt auf eigene Gefahr des
Benutzers.** Autoren und Verlag appellieren an jeden
Benutzer, ihm etwa auffallende Ungenauigkeiten dem
Verlag mitzuteilen.

© 2006, 2009 Georg Thieme Verlag KG
Rüdigerstraße 14, D-70469 Stuttgart
Unsere Homepage:
http://www.thieme.de

Umschlaggestaltung: Thieme Verlagsgruppe
Umschlagfoto: Gisela Zimmer
Zeichnungen: Angelika Brauner, Hohenpeißenberg
Satz: primustype Robert Hurler GmbH,
D-73274 Notzingen, gesetzt in UltraXML

Druck: Grafisches Centrum Cuno GmbH & Co.KG, Calbe

Printed in Germany

ISBN 978-3-13-141172-3

Die Rechtsmedizin ist in der Bevölkerung durch Fernsehserien wie Quincy, CSI und zahlreiche andere Krimiserien bekannt geworden, in denen sich Kriminalbeamte das Wissen und die Arbeit von Rechtsmedizinern zum Lösen ihrer Fälle zu Nutze machen. So wird der Bevölkerung ein Eindruck über die rechtsmedizinische Arbeit vermittelt, die mit der wirklichen Tätigkeit eines Rechtsmediziners meist nur wenig gemein hat. Im Medizinstudium ist dann das Fach Rechtsmedizin häufig einfach ein spannendes Fach, eine Vorlesung oder ein Seminar, das man gerne besucht, auch wenn Leichenschau und Obduktion dem einen oder anderen nicht sehr behagen. Doch wie sieht es mit dem Nutzen für das spätere Arbeitsleben aus: Wird in dem Fach wirklich Wissen vermittelt, das für die spätere ärztliche Arbeit notwendig ist? Ein dickes Lehrbuch zum Thema Rechtsmedizin wird kaum ein Student lesen. Umso wichtiger erschien es uns, ein Buch zu verfassen, das dem Studenten die wichtigsten – nicht nur die prüfungsrelevanten – Wissensgebiete der Rechtsmedizin in kurzer und durch zahlreiche Abbildungen auch anschaulicher Weise vermittelt. Dabei sollte der Aspekt Vorbereitung der Rechtsmedizinklausur oder der mündlichen Prüfung nicht verloren gehen, weshalb wir Fälle und Fragen zu den verschiedenen Gebieten eingearbeitet haben. Das Buch soll auch dem prak-

tisch tätigen Arzt als Hilfsmittel dienen, sowohl bei der Leichenschau als auch bei der Befundung und Dokumentation von Verletzungen. Denn wie schnell ist das einmal Erlernte in Vergessenheit geraten, wenn man es nicht täglich anwendet. So soll es dem Arzt u. a. auch als kleine Hilfe dienen, wenn er plötzlich mit einer Vergewaltigung konfrontiert wird und Spuren sichern soll.

Ein besonderer Dank gilt meinen Kollegen und Kolleginnen, Herrn Dr. Reichert, Herrn Dr. Schuff, Frau Prof. Skopp, Frau Dr. Stein und Herrn Dr. Dipl.-Psych. Strohbeck-Kühner für ihre hilfreichen Anregungen und wertvollen Tipps. Und auch „Tatze" Molli und „Pfote" Shiva sei gedankt für ihre Geduld und unermüdliche Unterstützung in der Zeit, in der das Buch entstand.

Ich danke den Mitarbeitern des Georg Thieme Verlages, insbesondere Frau Dr. med. Petra Fode für die Möglichkeit dieses Buch verfassen zu können und Frau Dr. med. Lydia Bothe sowie Frau Dr. med. Judith Böttcher für die Überwachung des Projektfortganges und die hilfreichen Kommentare.

Ich wünsche allen Lesern viel Spaß und Erfolg beim Lernen mit diesem Buch!

Heidelberg, im Januar 2009   Gisela Zimmer

LEHRBUCH

PRÜFUNGSAUFGABEN

LÖSUNGEN UND KOMMENTARE

ANHANG

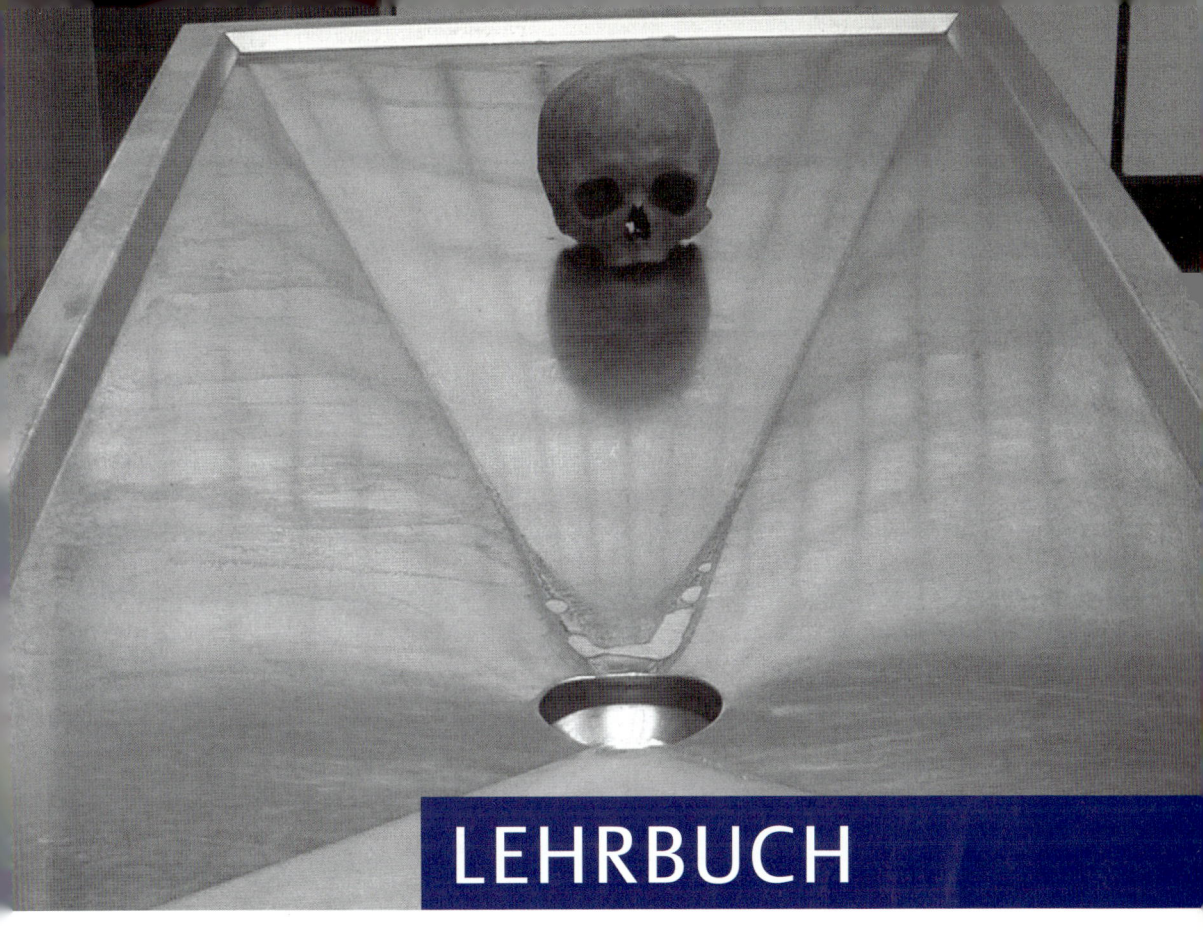

LEHRBUCH

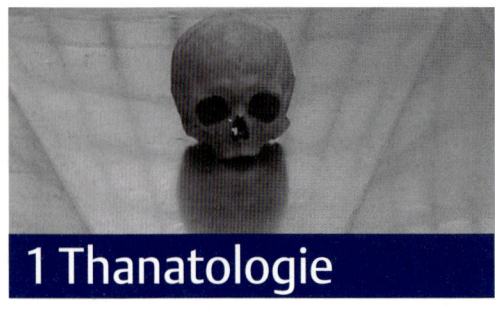

1 Thanatologie

Definition: Thanatologie ist die Wissenschaft, die sich **mit den Ursachen und Umständen des Todes** beschäftigt.

1.1 Tod: Begriffsdefinitionen

Agonie: Absterbephase, in der sich der Tod ankündigt. Sie umfasst eine Reihe von Erscheinungen, welche das allmähliche Erlöschen der Herz-Kreislauf- und Nerventätigkeit kennzeichnen. Sie beginnt mit der Dysfunktion eines oder mehrerer für das Überleben wichtiger Organsysteme. Die Dauer ist sehr variabel, sie reicht von Sekunden (z. B. Reflextod, maligne Herzrhythmusstörungen) bis Tagen (z. B. Schädel-Hirn-Trauma, Vergiftung).

Intermediäres Leben: Absterbephase der einzelnen Zellen, die nach Einsetzen des Herz-Kreislaufstillstandes auf die Agonie folgt. Die Dauer beträgt mehrere Stunden bis Tage; je nach Umgebungsbedingungen sind z. B. Muskelzellen bis zu 8 Stunden, Spermien bis zu 3 Tage überlebensfähig.

Supravitale Reaktionen: Verschiedene Reaktionen, die sich nach Eintritt des Kreislaufstillstandes bis zum Absterben der letzten Zellen (Phase des intermediären Lebens) an den noch nicht abgestorbenen Zellen auslösen lassen.

MERKE

Supravitale Reaktionen sind
(Merkwort SCHWIPS):
- **S**chweißdrüsenreaktion auf chemische und elektrische Reizung
- **I**diomuskulärer Wulst: muskuläre Erregbarkeit auf mechanische oder elektrische Reizung
- **P**upillenreaktion auf chemische Reizung
- **S**permienanfärbbarkeit (Vitalfärbung)

Tab. 1.1 Eigenschaften der supravitalen Reaktionen

Supravitale Reaktion	Prüfung	Zeitdauer der postmortalen Nachweisbarkeit
Schweißdrüsenreaktion	Adrenalininjektion	ca. 30 Stunden
Idiomuskulärer Wulst	Kräftiger Schlag auf einen großen Muskel, z. B. M. bizeps oder M. quadrizeps	bis zu 13 Stunden
Pupillenreaktion	Injektion von Azetylcholin oder Adrenalin in vordere Augenkammer	Azetylcholin: bis zu 48 Stunden Adrenalin: bis zu 30 Stunden
Spermienanfärbbarkeit	Histologischer Nachweis der Vitalität	10–64 Stunden je nach Umgebung

Klinischer Tod: Stillstand von Atmung und Kreislauf. Unsichere Todeszeichen sind vorhanden, eine **Reanimation** ist erforderlich und **evtl. noch erfolgreich.** Im Normalfall beträgt die Zeitspanne der Wiederbelebung für das Gehirn ca. 5–10 Minuten, für das Herz ca. 20 Minuten. Bei Unterkühlten und Kleinkindern kann die Wiederbelebungszeit aber wesentlich länger sein.

MERKE

Unsichere Todeszeichen sind
(Merkwort ABRAHAM):
- **A**bkühlung
- **B**lässe der Haut
- **R**eflexlosigkeit
- **A**temstillstand
- **H**erz-Kreislaufstillstand
- **A**tonie der Pupillen
- **M**uskelatonie

Hirntod: Zustand der **irreversibel erloschenen Gesamtfunktionen des Großhirns, des Kleinhirns und des Hirnstamms.** Voraussetzung zur Feststellung des Hirntodes ist der zweifelsfreie Nachweis einer schweren primären (z. B. Trauma, Blutung) oder sekundären (z. B. infolge einer Hypoxie) Hirnschädigung. Die Feststellung erfolgt durch zwei unabhängige und dafür qualifizierte Ärzte. Der Arzt muss über eine mehrjährige Erfahrung in der Intensivbehandlung von Patienten mit schweren Hirnschädigungen verfügen. Der Ablauf ist durch den

Gesetzgeber vorgeschrieben (siehe auch Richtlinien des wissenschaftlichen Beirates der Bundesärztekammer zuletzt von 1997, Bekanntmachungen der Bundesärztekammer).

MERKE

Die **Diagnose des Hirntodes** erfordert:
– Erfüllung der **Vorraussetzungen** (Vorliegen einer akuten primären oder sekundären Hirnschädigung, Ausschluss einer Intoxikation usw.)
– Feststellung der klinischen Symptome **Bewusstlosigkeit** (Koma), **Hirnstamm-Areflexie** und **Atemstillstand** (Apnoe)
– **Nachweis der Irreversibilität** der klinischen Ausfallssymptome über einen gewissen Zeitraum durch ergänzende Untersuchungen (z. B. Null-Linien-EEG, Erlöschen evozierter Potenziale, zerebraler Zirkulationsstillstand)

Endgültiger Tod: Die Diagnose wird gestellt, wenn **wenigstens eines der drei sicheren Todeszeichen** vorhanden ist, eine **Reanimation** ist **nicht mehr möglich**. Einzelne Köperzellen sind noch nicht abgestorben (siehe supravitale Reaktionen).

MERKE

Sichere Todeszeichen sind (Merkwort TAFT):
– <u>T</u>otenflecke (Livores)
– <u>A</u>utolyse und <u>F</u>äulnis
– <u>T</u>otenstarre (Rigor Mortis)

Biologischer Tod: Zeit nach dem Absterben der letzten Körperzellen.

Scheintod: (Syn. Vita reducta, Vita minima) Stadium, in dem die äußerlich erkennbaren Lebensvorgänge wie Atmung, Puls, Reflexe, Körperwärme nicht mehr wahrnehmbar sind. **Sichere Todeszeichen fehlen!**

MERKE

Ursachen des Scheintodes sind (A-E-I-O-U-Regel):
– <u>A</u>nämie, <u>A</u>noxie, <u>A</u>lkohol
– <u>E</u>pilepsie, <u>E</u>lektrizität
– <u>I</u>njury (z. B. Schädel-Hirn-Trauma)
– <u>O</u>pium (Betäubungsmittel, Barbiturate)
– <u>U</u>rämie, <u>U</u>nterkühlung

1.2 Leichenveränderungen

Der Zeitablauf der einzelnen Leichenveränderungen (Syn. Leichenerscheinungen) ist sehr stark von den Umgebungsverhältnissen und der Umgebungstemperatur abhängig. Die Beurteilung der Leichenliegezeit ist daher nur innerhalb einer großen Spannbreite möglich und sollte dem Spezialisten (Rechtsmediziner) überlassen werden.

MERKE

Für alle postmortalen Veränderungen gilt:
– niedrige Temperatur: langsamer Ablauf
– hohe Temperatur: schneller Ablauf

MERKE

Frühe Leichenveränderungen: Totenflecke (Livores), Totenstarre (Rigor mortis), postmortale Abnahme der Körpertemperatur
Späte Leichenveränderungen: Leichenfäulnis

1.2.1 Frühe Leichenveränderungen

Totenflecke (Syn. Livores)

Definition: Bilden sich nach Sistieren des Kreislaufs in den abhängigen Körperpartien aus. Die normale Färbung ist blau-violett (Ausnahmen s. u.).

Entstehung: Absinken des Blutes entsprechend der Schwerkraft in die abhängigen Körperpartien (sog. Hypostase); dort zunächst Sammlung in Blutgefäßen und Kapillaren; später Austritt zunächst des Plasmas (Hämokonzentration), viel später dann auch des Hämoglobins aus den autolysebedingt brüchig gewordenen Gefäßen.

CAVE

Ungewöhnlich angeordnete Totenflecke, die der Auffindeposition nicht entsprechen, sind kriminalistisch sehr wichtig, da sie auf ein Umlagern des Leichnams oder gar einen Leichentransport hinweisen!

Entwicklung: Beginn in der Regel bereits in der ersten Stunde nach dem Tod; vollständige Ausprägung nach 6–12 Stunden. Bis ca. 20 Stunden nach dem Tod noch durch leichten Druck, bis zu 36 Stunden danach nur noch durch kräftigen Druck **wegdrückbar**. Während dieser Zeit auch **umlagerbar**, d. h. sie können sich nach Umlagern der Leiche in den abhängigen Partien wieder ausbilden, da sich das Blut in den Gefäßen zunächst nur locker sammelt und damit leicht aus den Gefäßen zu verschieben ist (s. Tab. 1.2). An den Aufliegestellen des Körpers und an Körperstellen, an denen das Gewebe durch Kleidungsstücke oder Fesselungen zusammengepresst ist, finden sich regelmäßig keine Totenflecke (sog. **Aussparung** der Totenflecke), da die Gefäße an diesen Stellen komprimiert werden (s. Abb. 1.1).

Vibices: (Syn. Stauungstotenflecke, intrakutane hypostatische Berstungsblutungen) Innerhalb der Totenflecke liegende, etwa glasstecknadelkopfgroße, dunkelviolette Hautblutungen, die sich im Bereich sehr starker Stauung durch Bersten der stark gefüllten Gefäße bilden (s. Abb. 1.2).

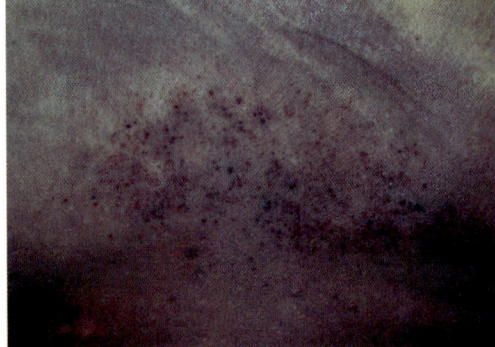

Abb. 1.2 Vibices im Rückenbereich

Abb. 1.1 Kräftig ausgeprägte zonierte Totenflecke auf der Körperrückseite mit den typischen Aussparungen an den Aufliegeflächen bei ursprünglicher Rückenlage der Leiche

> **MERKE**
>
> Die Farbe der Totenflecke ist abhängig von der Sauerstoffsättigung des Blutes: Je höher die Sauerstoffsättigung des Blutes, desto hellroter sind die Totenflecke.
> Die Farbe der Totenflecke kann somit Hinweise auf die Todesursache liefern.

Tab. 1.2 Eigenschaften der Totenflecke und ihre zeitliche Beziehung zur Todeszeit

Stadium	Zeit nach Sistieren des Kreislaufs
Beginn	in der ersten Stunde
Vollständige Ausprägung	nach 6 bis 12 Stunden
Wegdrückbarkeit leicht (vollständig)	bis maximal 20 Stunden
Wegdrückbarkeit schwer (unvollständig)	bis zu 36 Stunden
Umlagerung vollständig	bis zu 6 Stunden
Umlagerung unvollständig	bis zu 24 Stunden

Hell- bis kirschrote Totenflecke: Vorkommen bei
→ Kohlenmonoxidvergiftung (300-fach höhere Affinität des Kohlenmonoxids zum Hämoglobin als Sauerstoff, s. Kap. 4.3.1)
→ Blausäure- bzw. Zyanidvergiftung (Blockierung der Atmungskette durch Bindung des Zyanid-Ions an Cytochrom, s. Kap. 4.3.4)
→ Feuchtigkeit (Diffusion von Sauerstoff durch die feuchte Haut mit Reoxidation des Hämoglobins)
→ Unterkühlung (stärkere Affinität des Sauerstoffs zum Hämoglobin in der Kälte)

Braunrote Totenflecke: Vorkommen bei starker Methämoglobinämie (durch Vergiftung mit Nitriten, Phenacetin, Sulfonamiden, Phenylhydralazin, Anilin u. a.)

Blassrosa, verspätet auftretende oder fehlende Totenflecke: Vorkommen bei größeren Blutverlusten oder Blutarmut (Anämie)

Zonierte Totenflecke: Bei Temperaturen unter 10–15 °C sind Totenflecke hellrot, da in der Kälte der Sauerstoffverbrauch reduziert und die Affinität des Sauerstoffs zum Hämoglobin größer ist. Gleichzeitig ist die Verdunstung in der Kälte reduziert, so dass die Feuchtigkeit zunimmt. Dies erleichtert ebenfalls den Sauerstoffzutritt. Die kältesten Körperstellen weisen dann hellrote Totenflecke auf, während die Partien, die z. B. durch Kleidungsstücke weniger der Kälte ausgesetzt sind, die dunkelrote Färbung behalten (s. Abb. 1.1).

> **CAVE**
>
> Kirchhofrosen sind bei sterbenden Personen noch zu Lebzeiten durch das Nachlassen der Herz-Kreislauftätigkeit auftretende rötliche Hautverfärbungen an den Beinen und im Gesicht, hier meist im Wangenbereich; Verwechselungsgefahr mit Totenflecken!

Totenstarre (Syn. Rigor mortis)

Definition: Postmortale Erstarrung der glatten und quergestreiften Muskulatur (nach zunächst primärer Erschlaffung der gesamten Muskulatur).

Entstehung: Die biochemischen Vorgänge dieses Phänomens sind noch nicht vollständig geklärt. Hauptursache ist wahrscheinlich ein **Absinken des ATP-Spiegels** (= Weichmacher des Muskels), woraufhin sich die Muskelfilamente nicht mehr voneinander trennen lassen.

Entwicklung: Beginn innerhalb der ersten 2 Stunden nach dem Tode; volle Ausprägung nach 6–12 Stunden. Da nicht alle Muskelfasern den gleichen ATP-Gehalt haben und so nicht alle Muskelfasern einer Muskelgruppe gleichzeitig erstarren, kann sich die Starre – wird sie gewaltsam gebrochen – wieder ausbilden. Dieses Phänomen benützt man zur Bestimmung der Todeszeit: Brechen der Totenstarre in einem großen Gelenk (meist Ellenbogen- oder Kniegelenk) und Prüfung, ob sie sich wieder ausbildet. Beginn der Lösung der Totenstarre (im Wesentlichen durch Fäulnisveränderungen bedingt) ca. 36–48 Stunden nach dem Tod.

Gänsehaut: Gänsehaut bei Leichen soll durch die noch postmortal erhaltene Erregbarkeit der Mm. erectores pilorum entstehen.

Tab. 1.3 Eigenschaften der Totenstarre und ihre zeitliche Beziehung zur Todeszeit

Stadium	Zeit nach Sistieren des Kreislaufs
Beginn	in den ersten 2 Stunden
Vollständige Ausprägung	nach ca. 6 bis 12 Stunden
Wiederbildung nach Brechen	nach 6 bis zu 10 Stunden
Beginn der Lösung	nach 36 bis 48 Stunden
Vollständige Lösung	nach ca. 7 bis 8 Tagen

> **MERKE**
>
> **Nysten-Regel:** Die Totenstarre beginnt im Kopfbereich und schreitet nach unten fort. Früher war man der Meinung, dass die Entwicklung der Totenstarre parallel zum Zelluntergang des Zentralnervensystems verläuft. Da diese Meinung längst überholt ist und es zur Nysten-Regel zahlreiche Ausnahmen gibt, wird ihr nur noch wenig Bedeutung beigemessen.

> **CAVE**
>
> Die Kältestarre ist das Erstarren eines Körpers aufgrund der Außentemperatur, z. B. beim Einfrieren; Verwechslungsgefahr mit der Totenstarre!

Postmortale Abnahme der Körpertemperatur

> **MERKE**
>
> **Faustregel:** Die Leichentemperatur fällt bei normaler Bekleidung und Zimmertemperatur pro Stunde um ca. 1 °C ab.

Die Messung der Rektaltemperatur erfolgt mittels eines auch für Temperaturen unter 35 °C geeigneten mindestens 8 cm tief in den Anus eingeführten Thermometers.

Die Körpertemperatur ist im frühen postmortalen Intervall (bis zur Angleichung der Körpertemperatur an die Umgebungstemperatur) der geeignetste Faktor zur Abschätzung der Leichenliegezeit. Da sie aber stark von der Umgebungstemperatur, den Umgebungsbedingungen (Wind, Regen, direkte Sonnenbestrahlung), der Bekleidung und der Körperstatur abhängig ist, erfolgt die Berechnung meist nach der **Methode von Henßge und Madea**, die auch diese Faktoren mitberücksichtigt und bei der ein Tempe-

Lehrbuch

6

ratur-Todeszeit-Bezugsnormogramm bzw. ein speziell dafür entwickeltes Computerprogramm benutzt wird.

1.2.2 Späte Leichenveränderungen

Leichenfäulnis

Leichenfäulnis (Syn. Verwesung): Zersetzung durch Mikroorganismen, v. a. durch Bakterien, aber auch durch Pilze. Typisch sind:
→ eine **Grünverfärbung** der Haut durch Abbau von Hämoglobin zu Sulfhämoglobin (s. Abb. 1.3)
→ ein Sichtbarwerden des **Venennetzes** (Venengeflechtes) als bräunlich-grünliche Gefäßzeichnung (s. Abb. 1.4)
→ und eine **Gasblähung** der Körperhöhlen und unter der Haut mit Ausbildung von flüssigkeitsgefüllten Hautblasen und Ablösung der Oberhaut (Bildung von „Leichengiften" [s. u.], Skatolen, CH_4, CO_2, H_2S; s. Abb. 1.5).

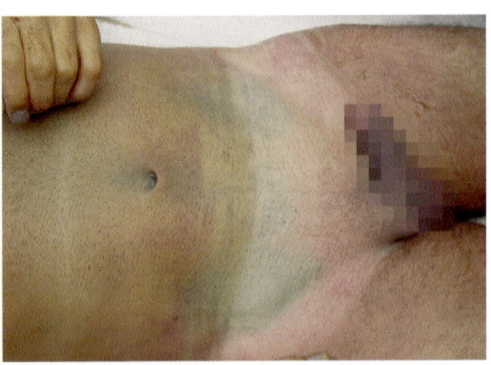

Abb. 1.3 Grünverfärbung des Unterbauchs nach Fäulnis

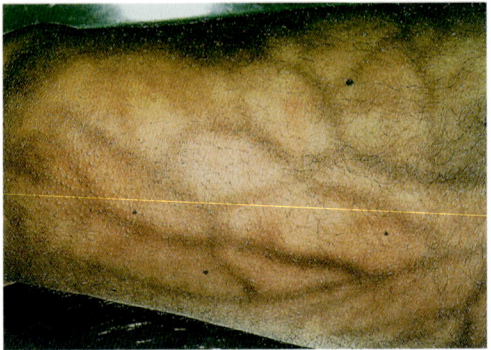

Abb. 1.4 Durchschlagen der Venennetze als bräunlich-grünliche Gefäßzeichnung an den Beinen

MERKE

Eines der frühesten Fäulniszeichen ist eine Grünverfärbung im rechten Unterbauch, da hier der Darm mit seinen zahlreichen am Fäulnisprozess rege teilnehmenden Bakterien am nächsten der Haut anliegt (s. Abb. 1.3).

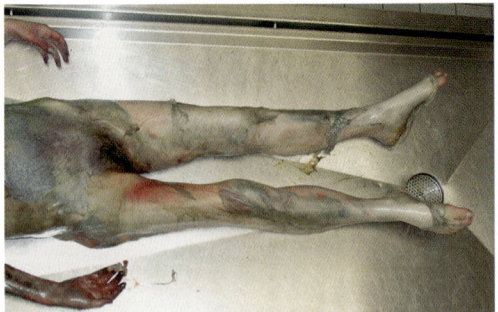

Abb. 1.5 Flächige Ablösung der Oberhaut an den Beinen

Autolyse: Zersetzung durch körpereigene Enzyme. Nach Eintritt der Fäulnis ist die Leichenliegezeitschätzung nur mit viel Erfahrung unter Berücksichtigung der Umgebungsbedingungen möglich. Sie sollte nur von einem erfahrenen Rechtsmediziner durchgeführt werden. Als sehr grober Anhaltspunkt dient die Casper-Regel.

MERKE

Casper-Regel: Ein Leichnam zeigt nach 1 Woche an der Luft die gleichen Veränderungen wie nach 2 Wochen im Wasser und mindestens 8 Wochen im Erdgrab.

„Leichengifte": So werden landläufig die durch Fäulnis entstandenen übelriechenden Ptomaine (basische stickstoffhaltige organische Verbindungen wie Cadaverin, Putrescin) bezeichnet, deren Berührung oder Inokulation allerdings entgegen der landläufigen Meinung **ungefährlich** ist.

CAVE

Gefährlich sind bakterielle, virale oder durch Prionen bedingte Infektionen, z. B. TBC, Typhus, HIV oder Creutzfeld-Jakob-Erkrankung! Bis auf letztere verringert sich die Gefahr einer Ansteckung mit der Dauer der Liegezeit der Leiche.

Beginnende Fäulnisveränderungen sind leicht mit anderen Befunden zu verwechseln!

Tab. 1.4 Leichenschaubefund und dessen Differenzialdiagnose

Befund	Ursache	Differenzial-diagnose
Verfärbung im Unterbauch	Fäulnis	Hämatom
Rötliche Flüssigkeit aus Mund und Nase	Fäulnisflüssigkeit	Blutung
Auftreibung der Körperhöhlen	Fäulnisgaseinlagerung in Gewebe und Körperhöhlen	Gasemphysem, Luftemphysem, Gasbrand
Hautblasen	Fäulnis	Brand- oder Barbituratblasen

Sonstige späte Leichenveränderungen

Mumifizierung:
Austrocknung der Haut und lederartige Verhärtung (s. Abb. 1.6) bei trockener Umgebung mit Luftzug. Dauer je nach Klima mehrere Wochen bis Monate; an den Fingern kann sie jedoch bereits nach wenigen Tagen erkennbar sein.

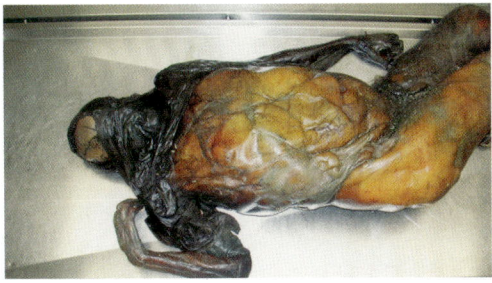

Abb. 1.6 Mumifizierung

Fettwachs (Syn. Adipocire, Leichenlipid): Entstehung im feuchten Milieu unter Sauerstoffmangelbedingungen (z. B. Moor, Lehmboden). Hydrolysierung des Körperfetts, Entstehung von zumeist gesättigten Fettsäureverbindungen wie Palmitin- und Stearinsäure. Die Haut und die übrigen Weichteile verhärten und werden zu wachsartigem Stearin umgewandelt. Dauer dieses Prozesses Monate bis Jahre.

Skelettierung: Nach Beendigung der Fäulnisprozesse ist der Knochen völlig freigelegt (s. Abb. 1.7). Bis zur vollständigen Skelettierung können Jahre vergehen. Die morphologische Struktur der Knochen selbst kann noch viele Jahrzehnte und Jahrhunderte erhalten bleiben.

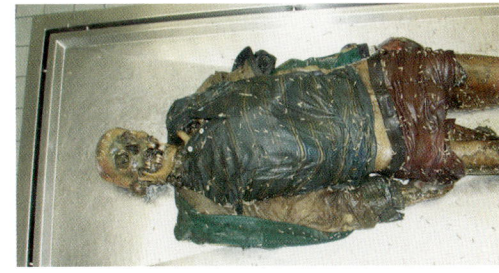

Abb. 1.7 Beginnende Skelettierung eines Leichnams. Der Kopf ist bereits vollständig skelettiert. Man sieht zusätzlich noch zahlreiche Maden über dem Leichnam, die den Skelettierungsprozess beschleunigen.

Madenbefall: Eingrenzung der Liegezeit und auch des Lagerungsortes anhand der Besiedelung durch Insekten und andere Gliedertiere durch sog. Entomologen möglich.
Z. B. typischer Entwicklungszyklus der Schmeißfliege (typischer Erstbesiedler): Fliege → Ei → Made schlüpft nach 10–24 Stunden → zweimaliges Häuten → Beendigung der Nahrungsaufnahme → Verpuppung (Pupparium) frühestens nach 5 Tagen → neue Fliege nach 2–3 Wochen.

Fliegeneier können unmittelbar postmortal, evtl. sogar schon präfinal v. a. in Nasenlöchern und Lidspalten abgelegt werden (s. Abb. 1.8). Der Entwicklungszyklus ist stark art-, umgebungs- und temperaturabhängig.

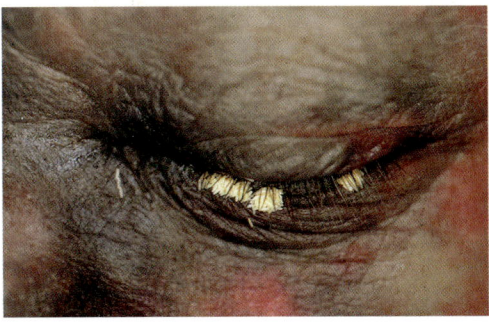

Abb. 1.8 Fliegeneier in den Lidspalten eines Verstorbenen

Tierfraß: Je nach Vorkommen können Tiere dem Leichnam zahlreiche postmortale Verletzungen zufügen, die manchmal schwer von vitalen Verletzungen zu unterscheiden sind. Sie reichen vom Maden-, Ameisen- oder Fischfraß über Verletzungen durch Vogelschnäbel und Bissverletzungen durch Haustiere bis hin zu einer Abtrennung von Gliedmaßen mit deren Verschleppung (z. B. durch Haustiere oder Wildschweine).

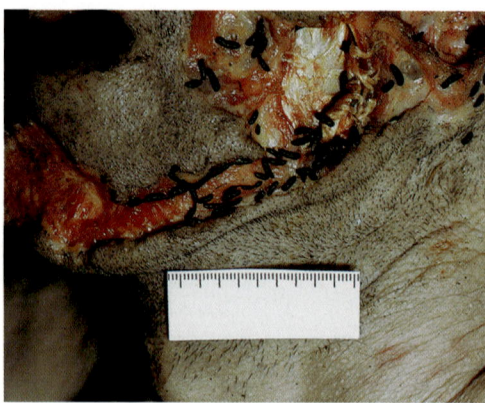

Abb. 1.9 Tierfraß durch Maden

1.3 Leichenschau

Jede menschliche Leiche und jede **Totgeburt von mindestens 500g** muss von einem Arzt untersucht werden. Die Leichenschau wird durch die **Bestattungsgesetze der einzelnen Bundesländer** geregelt, so dass sie jeweils in Details unterschiedlich ist. Neben dieser sog. gerichtlichen Leichenschau gibt es noch:
→ eine „zweite" Leichenschau vor einer Feuerbestattung
→ eine Leichenschau nach § 87 StPO (Strafprozessordnung; Leichenschau auf Antrag der Staatsanwaltschaft zur weiteren Sachverhaltsaufklärung)
→ eine Leichenschau nach dem IfSG (Infektionsschutzgesetz).
Für die Leichenschau gilt die **ärztliche Sorgfaltspflicht** § 1.3 Musterberufsordnung.

Verpflichtung zur Leichenschau: Ist in den einzelnen Bundesländern etwas unterschiedlich geregelt. Generell sind alle niedergelassenen oder an Krankenhäusern oder vergleichbaren Einrichtungen beschäftigten Ärzte zur Leichenschau verpflichtet.

Tab. 1.5 Regelungen zur Leichenschaupflicht

Verpflichtet	Nicht verpflichtet, aber berechtigt	Ablehnungsgründe
Niedergelassene Ärzte	Ärzte ohne berufliche Tätigkeit	Pflichtenkollision (z. B. Notfall in der Praxis)
Ärzte in Krankenhäusern und vergleichbaren Einrichtungen	Notärzte (gilt nur für einige Bundesländer)	Selbstbezichtigung eines ärztlichen Fehlverhaltens

MERKE

Notärzte sind verpflichtet, den Tod festzustellen (mit Ausstellung der Todesbescheinigung ohne Todesursachenfeststellung), nicht aber, die Leichenschau durchzuführen.

Zweck der Leichenschau:
→ Sichere Todesfeststellung
→ Medizinalstatistik (Todesursachenstatistik)
→ Seuchenbekämpfung
→ Aufdeckung strafbarer Handlungen
→ Allgemeine Rechtsinteressen, z. B. von Versicherungen
→ Prävention (Schutz weiterer Personen, z. B. vor CO-Vergiftung)

Aufgaben des Leichenschauers:
→ Feststellung des Todes
→ Feststellung der Identität
→ Feststellung der Todeszeit
→ Feststellung der Todesursache
→ Feststellung der Todesart
→ Ausfüllen des Leichenschauscheins (s. Abb. 1.10)

Tipp für die Prüfung: Besorgen Sie sich einen Leichenschauschein, studieren Sie ihn gründlich und füllen Sie ihn probehalber aus!

MERKE

Der vorbehandelnde Arzt hat eine Auskunftspflicht gegenüber dem leichenschauenden Arzt (Ausnahme: Bezichtigung eines eigenen Fehlverhaltens).
Der leichenschauende Arzt hat eine Auskunftspflicht gegenüber dem Arzt, der die Feuerbestattungsleichenschau durchführt.

Todesbescheinigung – vertraulicher Teil –

| Blatt 1: Gesundheitsamt | Zutreffendes bitte ankreuzen oder ausfüllen. | X |

1. Personalangaben

Name, ggf. Geburtsname, Vorname

Standesamt

Straße, Hausnummer

Sterbefall beurkundet, Sterbebuch-Nr.

PLZ, Wohnort, Kreis

Eintragung vorgemerkt, Vormerkliste Nr.

Geburtsdatum	Tag	Monat	Jahr	Alter	Geburtsort
Sterbezeitpunkt	Tag	Monat	Jahr	Uhrzeit	Geschlecht: männlich / weiblich
Falls Sterbezeitpunkt nicht bestimmbar: Datum der Leichenauffindung	Tag	Monat	Jahr	Uhrzeit	

2. Zuletzt behandelnde(r) Ärztin/Arzt

Name, Telefonnummer (Praxis oder Krankenhaus), Straße, Hausnummer, PLZ, Ort

3. Sichere Zeichen des Todes

| Totenstarre | Totenflecken | Fäulnis | Verletzungen, die nicht mit dem Leben vereinbar sind | Hirntod | Nulllinie im EKG nach einer Reanimationsdauer von | Minuten |

Nähere Beschreibung

4. Todesursache/Klinischer Befund

Bitte eine Todesursache pro Feld; nicht Endzustände wie Atemstillstand, Herz-Kreislauf-Versagen, Kachexie usw. eintragen		Zeitdauer zwischen Beginn der Krankheit und Tod	ICD-Code
I. Unvermeidbar zum Tode führende Krankheit	a) unmittelbare Todesursache		
Vorangegangene Ursachen: Krankheiten, die die unmittelbare Todesursache unter a) herbeigeführt haben, und ursprüngliche Ursache (Grundleiden) an letzter Stelle	b) als Folge von		
	c) als Folge von (Grundleiden)		
II. Andere wesentlichen Krankheiten: Krankheiten, die zum Tode beigetragen haben, ohne mit der unmittelbaren Todesursache oder dem Grundleiden im Zusammenhang stehen			

5. Weitere Angaben zur Klassifikation der Todesursache

Z.B. bei Unfall, Vergiftung, Gewalteinwirkung, Selbsttötung sowie bei Komplikationen medizinischer Behandlungen	Äußere Ursache der Schädigung (Angaben über den Hergang)		ICD-Code
	Bei Vergiftung Angabe des Mittels		
Unfallkategorie (bitte nur Untergruppe ankreuzen)	Schulunfall (ohne Wegeunfall) / häuslicher Unfall	Arbeits- u. Dienstunfall (o. Wegeunfall) / Sport- und Spielunfall (nicht in Haus o. Schule)	Verkehrsunfall / Sonstiger Unfall
Bei Kindern unter einem Jahr sowie bei Totgeborenen	Mehrlingsgeburt: ja / nein	Länge bei Geburt: cm	Geburtsgewicht: g
Bei Neugeborenen, die innerhalb der ersten 24 Stunden verstorben sind	Frühgeburt in der Schwangerschaftswoche	Lebensdauer in vollen Stunden: Stunden	unbekannt
Bei Frauen	Liegt eine Schwangerschaft vor? ja, im ___ Monat / nein		unbekannt
	Erfolgte in den letzten drei Monaten eine Entbindung, eine Interruptio, ein Abort? ja / nein		unbekannt

6. Todesart (bitte nur eine Alternative ankreuzen und die Entscheidungsgründe kurz dokumentieren)

Natürlicher Tod	ja, und zwar wegen folgender Befunde oder anamnestischer Tatsachen
Anhaltspunkte für nicht natürlichen Tod	ja, und zwar
Todesart ungeklärt	ja

Ärztliche Bescheinigung

Auf Grund der von mir sorgfältig und an der unbekleideten Leiche durchgeführten Untersuchung bescheinige ich hiermit den Tod und die obigen Angaben nach bestem Wissen.

Ort, Datum und Zeitpunkt der Leichenschau

Unterschrift und Stempel der Ärztin/des Arztes

Abb. 1.10 Auszug aus dem Leichenschauschein Baden-Württembergs

Vorgehensweise bei der Leichenschau:

→ Untersuchung der **unbekleidete Leiche bei ausreichender Beleuchtung**, s. Abb. 1.11 (Ausnahme: Finden sich Anhaltspunkte für einen nichtnatürlichen Tod, ist jede weitere Veränderung an der Leiche zu unterlassen und die Polizei zu rufen; s. Kap. 1.3.3.)

→ Einholen von Auskünften über die Krankheitsvorgeschichte und die Todesumstände

1.3.1 Feststellung des Todes

Die Feststellung des Todes darf erst erfolgen, wenn **mindestens eines der sicheren Todeszeichen** vorhanden ist (Totenflecke, Totenstarre, Fäulnis; s. Kap. 1.2). Sind keine sicheren Todeszeichen vorhanden, ist nach den Richtlinien der Bundesärztekammer zu reanimieren.

1.3.2 Todeszeitbestimmung

Die Bestimmung des Todeszeitpunktes ist nicht nur notwendig zur **Rekonstruktion des Tatzeitpunktes bei Tötungsdelikten**, sondern auch **straf-, zivil- und versicherungsrechtlich** von erheblicher Bedeutung (s. u.). Nur selten (z. B. Abschluss der Hirntoddiagnostik, Beendigung der Reanimation, beobachteter Todeseintritt) ist der Todeszeitpunkt exakt bestimmbar. Wenn der Todeszeitpunkt nicht sicher exakt zu bestimmen ist, sollte der Auffindezeitpunkt oder der Zeitraum zwischen zuletzt gesehen und tot aufgefunden angeben werden. Dies kann z. B. von erheblicher Bedeutung bei der Eingrenzung des Tatzeitraumes oder Berechnung des Rentenalters sein. Legt man sich hier – ohne exakte Kenntnis – auf einen Todeszeitpunkt fest, kann dies Verwirrung stiften oder dazu führen, dass ein Hinterbliebener weniger Rente erhält.

> **MERKE**
>
> Straf-, zivil- und versicherungsrechtliche Bedeutung der Todeszeit:
> – Alibi-Überprüfung
> – Beginn und Ablauf von Lebens- und Unfallversicherungen
> – Erfüllung von Versicherungsanwartschaften, z. B. Berechnung des Rentenalters
> – Bestimmung der gesetzlichen Erbfolge

Abschätzung des Todeszeitpunktes:

→ Rektaltemperaturmessung (s. Kap. 1.2.1)

→ Auslösbarkeit von supravitalen Reaktionen (s. Kap. 1.1)

→ Ausprägung der Totenflecke (s. Kap. 1.2.1)

→ Ausprägung der Totenstarre (s. Kap. 1.2.1)

→ Fäulniserscheinungen (s. Kap. 1.2.2)

→ Madenbefall (s. Kap. 1.2.2)

→ Weitere Anhaltspunkte aus der Vorgeschichte und dem Umfeld

1.3.3 Todesursache und Todesart

Todesursache: Sie beschreibt den aus medizinisch und naturwissenschaftlicher Sicht zum Tod führenden Pathomechanismus (z. B. Herzinfarkt, Pneumonie, Polytrauma). Bereits der Leichenschauer soll zur Todesursache Stellung nehmen, obwohl das durch eine alleinige äußere Inspektion kaum möglich ist. Zwar kann der Krankheitsverlauf Hinweise auf die Todesursache ergeben, Sicherheit erlangt man aber nur durch eine Obduktion. Studien zeigen, dass auch bei im Krankenhaus nach langer Behandlung verstorbenen Patienten die vom leichenschauenden Arzt vermutete Todesursache nur in etwa 60% mit dem Ergebnis der Obduktion übereinstimmt.

Todesart: Sie beschreibt die Umstände, die zum Tod geführt haben. Es gibt folgende Möglichkeiten, die Todesart einzuteilen:

→ **Natürlicher Tod:** Tod infolge krankhafter innerer Ursache (auch Altersschwäche).

→ **Nichtnatürlicher Tod:** Tod infolge eines von außen eintretenden Ereignisses, z. B. infolge eines Unfalles, einer strafbaren Handlung (auch Behandlungsfehler), eines Suizids, einer Vergiftung. Ein Fremdverschulden muss nicht vorliegen (s. Kap. 2.1.2).

→ **Ungeklärte Todesart:** Sind keine Anhaltspunkte für einen nichtnatürlichen Tod erkennbar, ist die Todesursache nicht bekannt und liegen trotz sorgfältiger Untersuchung und Einbeziehung der Vorgeschichte keine konkreten Befunde einer lebensbedrohlichen Krankheit vor, die einen Tod aus krankhafter natürlicher Ursache und völlig unabhängig von rechtlich bedeutsamen Faktoren (z. B. Unfall) plausibel erklären, so ist – wenn vorhanden – die Rubrik „Todesart ungeklärt" anzukreuzen.

> **MERKE**
>
> Spättodesfälle nach Traumata (z. B. durch Lungenembolie, Pneumonie) und Todesfälle im Zusammenhang mit ärztlichen Eingriffen gehören **nicht** zur Gruppe „natürlicher Tod"!

Checkliste zur Leichenschau

Name: Vorname: geb.:

(Leichenschau muss auch bei nichtidentifizierten Leichen durchgeführt werden! Meldepflicht beachten!)

Wohn-/Fundort:

Zeitpunkt der Leichenschau (Datum, Uhrzeit):

Sofern der Tod nicht unter Beobachtung eingetreten ist:

I. Wer hat den Verstorbenen entdeckt? Wurde die Lage der Leiche verändert? Reanimationsmaßnahmen? Injektionen? Intubation u. a.?

II. Fundort und nähere Umgebung: Lokalität, Alkoholflaschen, Zigaretten, Medikamente, Spritzen, Strangwerkzeug, Waffen; Hinweis auf Krankheiten, z. B. Krankenschein, Rezepte

III. Lage der Leiche: Rücken – Bauch – rechte/linke Seite – Kopf nach rechts/links/Kopftieflage ja/nein Besonderheiten der Extremitätenstellung

IV. Bekleidung: Zustand, Beschädigungen, Verschmutzungen, Blutanhaftungen, Flüssigkeitsdurchtränkungen o. ä.

V. Maßnahmen während der Leichenschau: Kleider ein- oder aufgeschnitten, hochgeschlagen, aufgerissen, geöffnet, ausgezogen

VI. Beschreibung der Leiche

1. Totenstarre:
Kiefergelenk: schwach – stark ausgeprägt/gelöst;
Arme und Hände: schwach – stark ausgeprägt/gelöst;
Beine und Füße: schwach – stark ausgeprägt/gelöst

2. Totenflecken: nicht – gering – mittel – stark ausgebildet;
Farbe: hell – dunkel, rot, blauviolett;
wegdrückbar ja/nein;
Verteilung entsprechend der Leichenlage, also an den abhängigen Körperpartien ja/nein

3. Weitere Leichenveränderungen: Fäulnis, Madenbefall, Tierfraß, Waschhautbildung, Mumifizierung, Skelettierung

4. Auffälliger Geruch? (Druck auf linken Rippenbogenrand in der Medioklavikularlinie; an Mund und Nase riechen:
aromatischer Geruch = Verdacht auf Alkohol;
knoblauchartiger Geruch = Verdacht auf E 605

5. Kopf: behaarten Kopf inspizieren, Verletzungen? Tasten nach Frakturen

6. Augen: Bindehäute inspizieren, Taschenlampe! Ektropionieren!
Punktförmige Blutungen? – Pupillen: anisokor, nicht – rund, eng – mittelweit – weit – Sonstiges?

7. Nase: Nasengerüst nicht intakt, Blutung rechts/links, Abrinnspuren, Verlauf?, – Schaumpilz ja/nein; – Sonstiges?

8. Ohren: Blutung rechts/links, Ohröffnung – Abrinnspuren, Verletzungen, punktförmige Blutungen hinter den Ohren? – Sonstiges?

9. Mund: geöffnet – geschlossen;
Schaumpilz ja/nein;
Erbrochenes ja/nein;
Blutung oder Flüssigkeitsaustritt ja/nein – Abrinnspuren, Verlauf?
Lippeninnenseite unverletzt;
Ätzspuren; Sonstiges?
Mundhöhle: frei – ja/nein; Inhalt?
Zunge: hinter – zwischen den Zahnreihen; unverletzt; Gebiß

10. Hals: Nackeninspektion!
Abnorme Beweglichkeit des Halses ja/nein;
Würgemale ja/nein;
Strangulationsfurche ja/nein;
Strangulationswerkzeuge unverändert lassen!

11. Thorax: Verletzungen? Beweglichkeit?

12. Bauch: Verletzungen?

13. Genitale: Urinabgang? Blutungen? Fremdkörper, Verletzungen

14. After: Kotabgang? Blutungen? Sonstiges?

15. Arme, Hände: Strommarken, alte/frische Injektionsstellen; Verletzungen; alte/frische suizidale Probierschnitte am Handgelenk, Verfärbungen, Fingernägel und Nagelbett inspizieren! Befunde rechts/links?

16. Beine und Füße: Strommarken, Verletzungen, Hautblasen, z. B. bei Barbituratintoxikation?

17. Rücken: Verletzungen?

18. Ernährungszustand: wichtig bei Säuglingen, Kleinkindern und alten Menschen; Pflegezustand?

19. Sonstiges: Fotografien, Asservierungen

20. Informationen von behandelnden Ärzten:

Polizei informiert um: Uhr durch

Bei nichtnatürlicher Todesart, nichtgeklärter Todesart sowie bei unbekannten Toten unverzüglich Polizei benachrichtigen!

Abb. 1.11 Checkliste zur Leichenschau nach Vock und Schwerd

Tab. 1.6 Beispiele zur Unterscheidung natürlicher/nichtnatürlicher Tod

Todesart	Todes-ursache	Anamnese
Natürlich	Herzinfarkt	Langjährige KHK
Nicht-natürlich	Herzinfarkt	Beim Sport schwerer Stoß gegen die Brust, in der Folge trauma-tisch bedingte Dissek-tion einer Koronar-arterie mit Ausbildung eines Thrombus
Natürlich	Lungenem-bolie	Adipositas, bettlägerig wegen eines Hirnin-farkts seit einigen Wochen
Nicht-natürlich	Lungenem-bolie	Als Fußgänger vom Fahrrad angefahren, Schenkelhalsfaktur mit Bettlägerigkeit, darauf-hin Lungenembolie
Natürlich	Subarach-noidalblu-tung	Aneurysmaruptur s. Abb. 1.12
Nicht-natürlich	Subarach-noidalblu-tung	PKW-Unfall 3 Tage zu-vor mit Kopfanprall

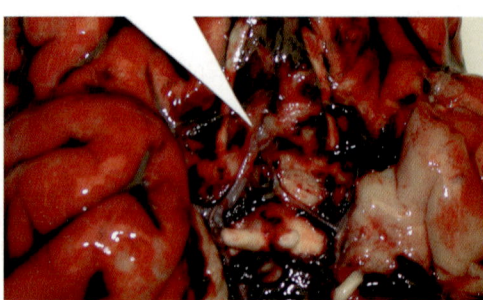

Abb. 1.12 Aneurysmaruptur. Der Pfeil weist auf das Aneurysma

CAVE

Stellt der Arzt Anhaltspunkte für einen nichtna-türlichen Tod fest oder handelt es sich bei der Leiche um eine unbekannte Person, hat er jede weitere Veränderung an der Leiche zu unterlassen, insbesondere von der Entkleidung der Leiche zu-nächst abzusehen, und die Polizei zu rufen!

Tab. 1.7 Meldepflichten

Todesart	Meldestelle
Nichtnatürlicher Tod	Polizei
Ungeklärte Todesart	Polizei
Nichtidentifizierter Toter	Polizei
Tod an einer Seuche	Gesundheitsamt

1.3.4 Identifizierung

Identifizierung bei frischen und nicht stark zerstü-ckelten Leichen anhand:

➜ Lichtbildvergleich
➜ Schmuckstücke
➜ Narben, Tätowierungen
➜ Fingerabdrücke
➜ Zahnstatus
➜ DNA

Die sichere Identifizierung eines unbekannten Leich-nams ist ein juristischer Akt und stellt bei fortge-schrittenen Fäulnisveränderungen erhebliche Anfor-derungen an den Untersucher. Sie muss deshalb ei-nem Spezialisten (Rechtsmediziner) überlassen wer-den. Sinnvolle Methoden bei **fäulnisveränderten Leichen** sind:

➜ DNA-Vergleich
➜ Zahnstatus (s. Abb. 1.13)
➜ Alte Frakturen
➜ Operationen
➜ Röntgenbefundvergleich

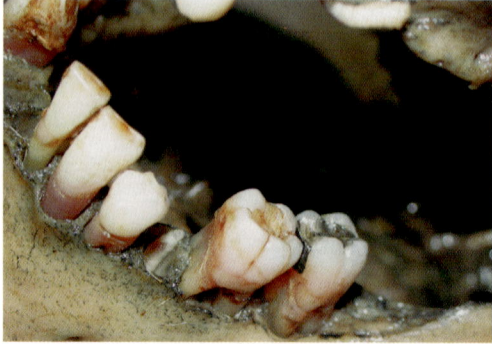

Abb. 1.13 Gebissbefund eines skelettierten Leichnams mit Amalgam- und Kunststofffüllung (Zu beachten sind auch die weit heruntergeschliffenen Frontzähne)

Kann eine Identifizierung mit diesen Methoden nicht sicher erfolgen, ist es möglich, anhand verschiedener Methoden das Geschlecht zu bestimmen und das Alter sowie die Körpergröße einzugrenzen.

Geschlechtsbestimmung:
- → DNA
- → Beckenform
- → Schädelform (Augenwülste, Stirnform, Jochbeine, Mastoidfortsätze)
- → Lange Extremitätenknochen

Altersbestimmung:
- → Gebiss
- → Hautfalten
- → Verknöcherungen an den Rippen
- → Degenerationserscheinungen

Körpergrößenbestimmung:
- → Vermessung der langen Extremitätenknochen

1.4 Obduktion (Syn. Sektion, Leichenöffnung)

MERKE

Erzwungen werden kann eine Obduktion nach gültigem Recht nur nach § 32 Abs. 4 BSG
- bei Seuchenverdacht,
- bei Vorliegen eines Gerichtsbeschlusses und
- vor einer Feuerbestattung.

Es wird zwischen gerichtlicher und klinischer Obduktion unterschieden.

1.4.1 Gerichtliche Obduktion
Durchführung und Anordnung einer gerichtlichen Obduktion sind gesetzlich geregelt.

§ 87 StPO (Strafprozessordnung): Die Obduktion kann bei unklaren und nichtnatürlichen Todesfällen durch die Staatsanwaltschaft beim zuständigen Amtsrichter beantragt und nachfolgend angeordnet werden. „…Sie muss von zwei Ärzten durchgeführt werden. … Dem Arzt, welcher den Verstorbenen in der dem Tode unmittelbar vorausgegangenen Krankheit behandelt hat, ist die Leichenöffnung nicht zu übertragen. Er kann jedoch aufgefordert werden, der Leichenöffnung beizuwohnen, um aus der Krankengeschichte Aufschlüsse zu geben. … Ihre Ausgrabung (Exhumierung) ist statthaft. …"

§ 89 StPO: Regelung des formalen Ablaufs einer gerichtlichen Obduktion: „…Es sind alle drei Körperhöhlen (Kopfhöhle, Brusthöhle [Thorax], Bauchhöhle) zu eröffnen. …"

§ 26 Abs. 3 Satz 2 IfSG (Infektionsschutzgesetz): Ein Amtsarzt kann bei Seuchenverdacht eine Obduktion anordnen. Weiter kann eine Obduktion vor einer

Feuerbestattung angeordnet werden, wenn über die Todesursache Unklarheit besteht.

1.4.2 Klinische Obduktion
Sie dient der **Klärung der Todesursache** und der **Überprüfung der Diagnose** und wird nur mit **Zustimmung der Angehörigen** durchgeführt. Es ist in Absprache mit den Angehörigen erlaubt, die Obduktion auf nur eine Körperhöhle oder sogar nur ein Organ zu beschränken.
Versicherungen und **Berufgenossenschaften** können gemäß RVO (Reichsversicherungsordnung) z. B. bei Verdacht auf Berufserkrankung oder nach Berufsunfall eine Obduktion verlangen.

1.5 Untersuchung toter Neugeborener

§ 90 StPO Neugeborenes Kind: Die Untersuchung ist besonders darauf zu richten, ob es nach oder während der Geburt gelebt hat, ob es reif war oder wenigstens fähig, das Leben außerhalb des Mutterleibes fortzusetzen.

Kindstötung: Fälle von Kindtötung durch die Mutter können als minderschwerer Fall des Totschlages, als Totschlag (§ 212 StGB) oder als Mord (§ 211 StGB) geahndet werden. Der frühere § 217 StGB wurde gestrichen.
Reifezeichen sind
- → Fingernagel- und Zehennagelränder überragen die Kuppen
- → Hoden sind deszendiert, die kleinen Schamlippen überdecken die großen
- → Körpergröße > 48 cm
- → Körpergewicht > 2500 g
- → Kopfumfang ca. 35 cm
- → Nabelschnurlänge ca. 50 cm
- → Lagunobehaarung nur noch an den Schultern

Zeichen des Gelebthabens sind
- → die Atmung des Kindes hatte bereits eingesetzt (Nachweis mittels Lungenschwimmprobe)
- → Luft befindet sich im Magen-Darmtrakt, weil es unter der Geburt auch zu Verschlucken von Luft kommt (Nachweis mittels Magen-Darm-Schwimmprobe).

Lungenschwimmprobe: Der Hauptbronchus wird vor Abtrennung der Lungen abgebunden, um zu verhindern, dass sekundär Luft eindringt. Danach wird zunächst die ganze Lunge, später kleinere Lungenstückchen, in Wasser verbracht. Schwimmt die

Lunge oder kleine Lungenstückchen, so war die Lunge ganz oder teilweise beatmet (s. Abb. 1.14).

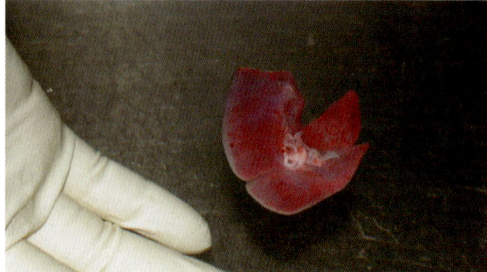

Abb. 1.14 Lungenschwimmprobe

Magen-Darm-Schwimmprobe: Ähnlich wie bei der Lungenschwimmprobe werden Speiseröhre und unterschiedliche Darmsegmente abgebunden. Das Magen-Darm-Paket wird dann in Wasser gebracht. So kann beurteilt werden, in welchen Abschnitten sich Luft befindet. Je länger das Kind gelebt hat, desto weiter ist die Luft im Darm verbreitet (s. Abb. 1.15).

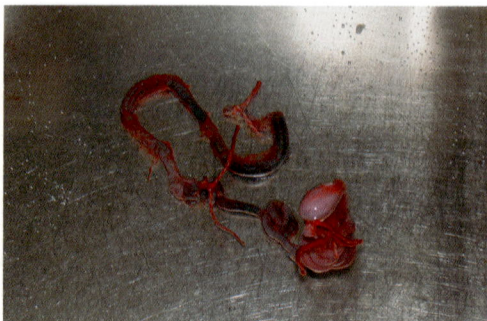

Abb. 1.15 Magen-Darm-Schwimmprobe: Von den einzelnen abgebunden Magen-Darm-Abschnitten schwimmt nur der Magen

Tab. 1.8 Lebensproben bei totem Neugeborenem und deren Differenzialdiagnose

Zeichen des Gelebt-habens	Differenzialdiagnose
Positive Lungen-schwimmprobe	Fäulnis, Beatmung
Positive Magen-Darm-Schwimmprobe	Fäulnis, Beatmung
Keine tödlichen Missbildungen	Sofortiges Ertränken (Lungenschwimmprobe negativ)
Keine Mazerations-zeichen	Intrauteriner Fruchttod

Schutzbehauptungen der Mutter: Sturzgeburt, Verbluten aus der Nabelschnur, tödlicher Sturz bei Geburt, Nabelschnurumschlingung des Halses, Ohnmacht und Handlungsunfähigkeit, Verletzungen beim Herausziehen des Kindes

1.6 Plötzlicher Säuglingstod (SID = Sudden Infant Death)

Definition: Plötzlicher Tod nach dem 7. Lebenstag bis zum 1. Lebensjahr, ohne dass eine sorgfältige Untersuchung unter Einbeziehung gängiger Untersuchungsmethoden zum Nachweis einer adäquaten Todesursache führt.
Unter Near-Miss-Fall/ALTE (Apparently Life-Threatening Event) versteht man einen plötzlich eintretenden lebensbedrohlichen Zustand mit Atemstillstand und Blauwerden.

> **MERKE**
>
> Die Diagnose „Plötzlicher Säuglingstod" ist eine Ausschlussdiagnose. Spezifische Obduktionsbefunde sind nicht zu erheben.

Ätiologie: Ist trotz vieler Studien und Theorien noch unklar. Familiäre Häufung ist nicht sicher nachgewiesen.
Erhöhtes Risiko unter folgenden Umständen:
→ Bauchlage
→ Häufigkeitsgipfel: 2.–4. Monat, 6. Monat
→ Jungen häufiger betroffen als Mädchen (60% Jungen, 40% Mädchen)
→ Rauchen während Schwangerschaft und Stillzeit (bei 1–9 Zigaretten pro Tag 3-fach, bei ca. 20 Zigaretten 17-fach erhöhtes Risiko)
→ Geburtsgewicht deutlich < 2500 g
→ Geburt vor 35. Schwangerschaftswoche
→ Alter der Mutter < 18 Jahre
→ Überhitzung der Schlafräume oder zusätzliche Wärmequelle, z. B. Wärmflasche (Risikoverdoppelung)
→ Benutzung eines Kopfkissens und Bedeckung des Kindes mit einer großen schweren Decke

Typische anamnestische Angaben: Säugling wird tot in **Bauchlage** im Bett **verschwitzt** aufgefunden, agonales **Erbrechen**, zeitlicher Zusammenhang zu einem **Infekt**.

Häufige Obduktionsbefunde: Petechiale Blutungen unter Pleura (s. Abb. 1.16), Thymuskapsel (s. Abb. 1.17) und Epikard (s. Abb. 1.18).

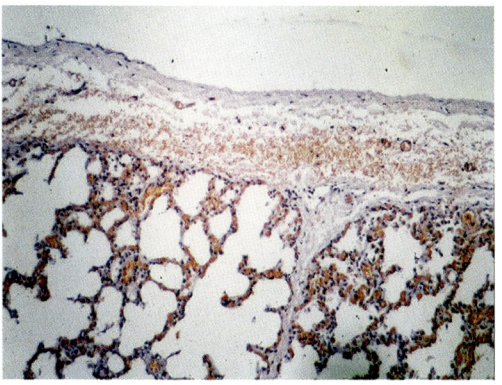

Abb. 1.16 Pleurablutungen, histologischer Schnitt

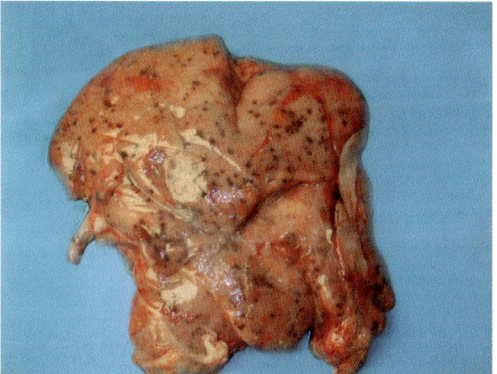

Abb. 1.17 Zahlreiche petechiale Blutungen unter der Thymuskapsel eines dreimonatigen Säuglings

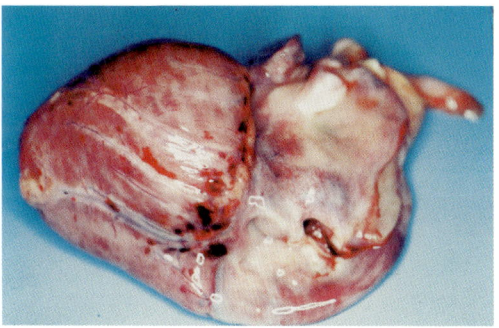

Abb. 1.18 Zahlreiche petechiale, aber auch konfluierende Blutungen unter dem Epikard eines dreimonatigen Säuglings

MERKE

Bei plötzlich und unerwartet verstorbenen Säuglingen sollte bei der Leichenschau von einer ungeklärten Todesart ausgegangen werden. Differenzialdiagnostisch muss immer auch an eine tödlich endende Kindesmisshandlung (z.B. Schütteltrauma, stumpfes Bauchtrauma, weiches Bedecken von Mund und Nase) oder eine nicht erkannte Fehl- oder Missbildung gedacht werden. Auch im Interesse der Eltern, die wissen wollen, woran ihr Kind gestorben ist und ob sich dies wiederholen kann, sollte der Leichenschauer den Eltern die Möglichkeit der Ursachenerforschung durch eine Obduktion nahe bringen.

Differenzialdiagnosen: z.B. angeborene Herzfehler, unerkannte Pneumonie, Herzrhythmusstörungen, Vergiftungen, weiches Bedecken von Mund und Nase, Schütteltrauma, stumpfes Bauchtrauma.

Präventive Maßnahmen:
➜ Rückenlage
➜ Stillen
➜ Benutzung einer Stoffwindel als Unterlage im Kopfbereich
➜ Benutzung ausschließlich eines Schlafsackes als Bettzeug
➜ Keine weiche Matratze
➜ Kein Rauchen in der Wohnung
➜ Keine überhitzten Räume

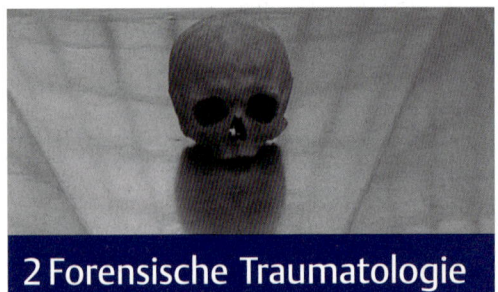

2 Forensische Traumatologie

2.1 Rechtliche Grundlagen

2.1.1 Rechtsbegriffe

Im Strafrecht wird formal zunächst zwischen **Körperverletzung** und **Tötung** unterschieden. **Fahrlässig** handelt hierbei eine Person, wenn sie die Sorgfalt, zu der sie nach den Umständen und nach den persönlichen Fähigkeiten verpflichtet und imstande ist, außer Acht lässt und hierdurch Schaden verursacht. In allen anderen Fällen wird ein **vorsätzliches** Handeln angenommen.

Von **Vergehen** spricht man, wenn die **Mindeststrafe unter einem Jahr** liegt, alle anderen Straftaten sind **Verbrechen**.

Paragraphen zur ärztlichen Behandlung

§§ 223 und 224 StGB: Jeder ärztliche Eingriff ist grundsätzlich eine vorsätzliche Körperverletzung. Sie verliert ihre Rechtswidrigkeit nur durch den Rechtfertigungsgrund der Einwilligung nach erfolgter Aufklärung.

> **MERKE**
>
> Auch eine Körperverletzung durch Unterlassen eines ärztlichen Eingriffs, z. B. einer Schmerzmedikation, ist strafbar (§ 323 c StGB Körperverletzung durch unterlassene Hilfeleistung).

2.1.2 Kausalitätsprinzipien

Ein ursächlicher Zusammenhang (Kausalität) zwischen einer Handlung und deren Folgen muss immer dann rechtlich geprüft werden, wenn der Urheber der Handlung für die Folgen einzustehen hat.

Von den drei großen Rechtsbereichen Strafrecht, Zivilrecht und Öffentliches Recht (Sozialrecht) sind für medizinische Gutachten meist nur Strafrecht und Zivilrecht bedeutsam.

Strafrecht/Private Unfallversicherung: Im Strafrecht gilt die **Äquivalenztheorie** (conditio sine qua non = Bedingung, ohne die nicht…/ unter der voraussetzenden Bedingung, dass…). Danach ist jede Bedingung, die nicht hinweggedacht werden kann, als Ursache und gleichwertig zu betrachten. Die Kausalität muss mit an Sicherheit grenzender Wahrscheinlichkeit feststehen. Es gilt das Prinzip „im Zweifel für den Angeklagten".

Zivilrecht/Private Unfallversicherung: Hier gilt die **Adäquanztheorie**. Danach muss ein adäquater Zusammenhang zwischen Verursachung und Schaden erkennbar sein. Es wird der Bereich abgegrenzt, für den der Urheber einer Schädigung einzustehen hat.

Sozialrecht: Im Sozialrecht kommt die **Relevanztheorie** zum Tragen. Als ursächlich gilt hier eine Bedingung nur, wenn sie wesentlich für das Ergebnis war. (Theorie der wesentlichen Bedingung).

Tab. 2.1 Straftatbestände des StGB (Strafgesetzbuches)

Straftat	Paragraph	Erläuterung
Tötung	§ 211	Mord (Merkmale: niedriger Beweggrund, Heimtücke, grausam)
	§ 212	Totschlag (Tötung ohne Mordmerkmal)
	§ 216	Tötung auf Verlangen
	§ 222	Fahrlässige Tötung
	§ 227	Körperverletzung mit Todesfolge
Verletzung	§ 223	Körperverletzung
	§ 323 c	Körperverletzung durch unterlassene Hilfeleistung
	§ 224	Gefährliche Körperverletzung (durch Gift, gefährlichen Stoff, Waffe, Überfall, eine das Leben gefährdende Behandlung; auch gemeinschaftlich)
	§ 226	Schwere Körperverletzung (Körperverletzung mit erheblichen gesundheitlichen Folgen, z. B. Verlust eines Körperteils)
	§ 229	Fahrlässige Körperverletzung

2.1.3 Suizid

Suizid und Suizidversuch sind straffrei. Auch Mithilfe oder Anstiftung sind straffrei. Verfolgt werden Tötung auf Verlangen (§ 216 StGB, s. auch Sterbehilfe Kap. 8.1) und Tötung durch Unterlassen, z. B. von Reanimationsmaßnahmen.

2.2 Vitale Reaktionen

Definition: Reaktionen des Körpers auf unterschiedliche Einflüsse, die **zu Lebzeiten entstanden** sind. Sie erlauben die Unterscheidung zwischen postmortalen Veränderungen und zu Lebzeiten gesetzten Schädigungen. Wichtig sind sie besonders bei Tötungsdelikten, beim vorgetäuschten Selbstmord, zur Abgrenzung von Reanimations- oder Transportverletzungen.

Tab. 2.2 Vitale Reaktionen

Vitale Reaktion	Beispielhafte Befunde
Diatomeen (Kieselalgen) in den Organen des großen Kreislaufs (s. Abb. 2.1)	
Ausblutung	Blasse Organe, schwache bis fehlende Leichenflecke, streifige subendokardiale Blutungen (Ätiologie unklar)
CO-Hb-Werte > 10%	Hellrote Totenflecke, hellrotes Blut
Humorale Veränderungen	Anstieg der Katecholamine, Phosphatide und Histamine im Wundbereich
Schockzeichen	Schocklunge, Schockniere, Verbrauchskoagulopathie
Embolien	Fett (im Gehirn = Purpura cerebri), Luft, Gewebe
Aspiration	Ruß, Blut, Speisebrei bis in die peripheren Lungenabschnitte
Verschlucken	Ruß, Blut usw. im Magen
Krähenfüße (s. Abb. 2.2)	Rußaussparungen neben den Augenwinkeln (durch aktives Zusammenkneifen der Augen)
Ekchymosen und Petechien	In serösen Häuten, subendokardial, Kopfhaut, Augenbindehäuten (cave: nicht mit Vibices verwechseln)
Lokale Gewebereaktion	Entzündung, Wundheilung (Fibronektin, Granulozyten), sonstige reparative Vorgänge (meist nur histologisch erkennbar)
Schaumpilz (s. Abb. 2.3)	

(handschriftliche Notiz: = größere Petechien)

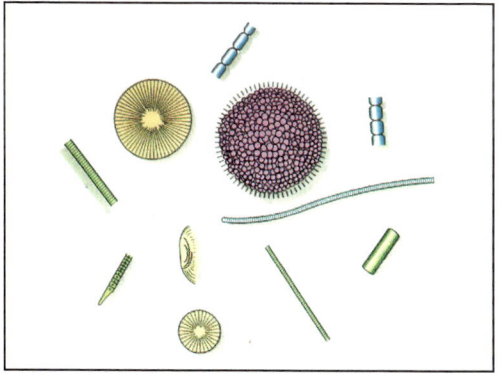

Abb. 2.1 Schematische Darstellung verschiedener Diatomeenarten

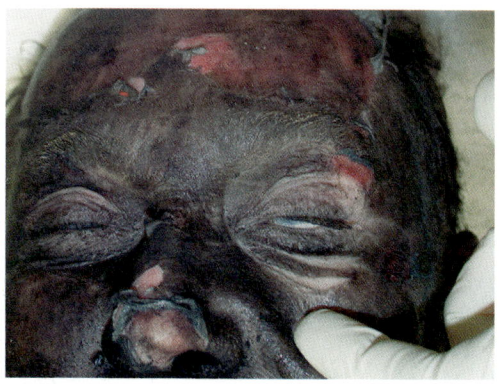

Abb. 2.2 Krähenfüße bei einer Brandleiche

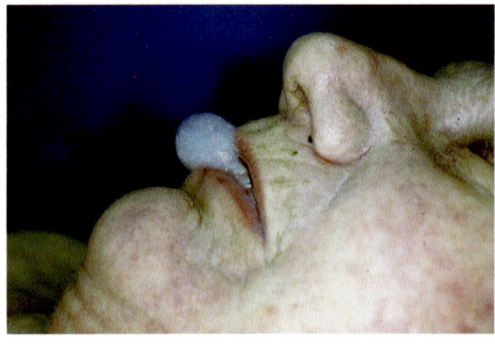

Abb. 2.3 Schaumpilz bei einem Ertrunkenen

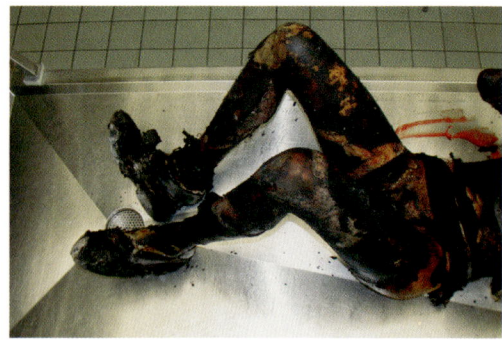

Abb. 2.4 Fechterstellung bei einer Brandleiche

Tab. 2.3 Postmortale Veränderungen

Postmortale Veränderung	Erklärung
Fechterstellung (s. Abb. 2.4)	Beugung der Extremitäten bei Brandleichen durch Schrumpfung der Beugesehnen
Brandhämatom	Epidurales Hämatom bei Brandleichen (wahrscheinlich durch Hitze aus der Diploe bzw. den Blutgefäßen herausgetriebenes Blut)
Erbrochenes im Hauptbronchus	Reanimationseffekt
CO-Hb-Wert bis 10 %	Physiologisch bei sehr starken Rauchern
Waschhaut (s. Abb. 2.5)	An Händen und Füßen
Vertrocknung (s. Abb. 2.6)	Flüssigkeitsverlust der Haut, z. B. Verfärbung an den Lippen

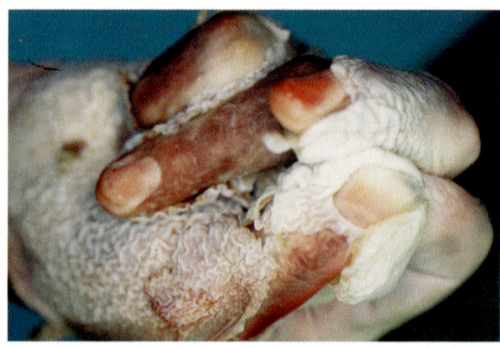

Abb. 2.5 Waschhaut an der Hand einer Wasserleiche

2.3 Stumpfe Gewalteinwirkung

Definition: Verletzung, die bei einem **flächigen Kontakt** mit verschiedenen Gegenständen und Oberflächen verursacht wird.

Direkte Verletzungen liegen am Ort der Gewalteinwirkung und entstehen durch Druck-, Zug-, Scher- oder Torsionsbeanspruchung. **Indirekte Verletzungen** treten nicht direkt am Ort der Gewalteinwirkung auf (z. B. Contre-Coup, Schleudertrauma).

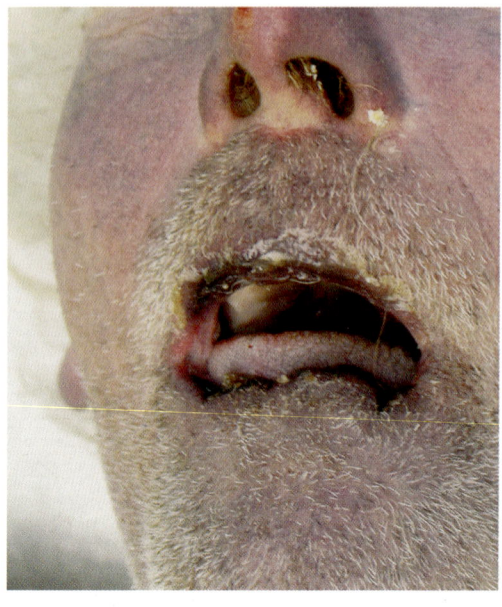

Abb. 2.6 Vertrocknung der Lippen

2.3.1 Verletzungsformen an der Haut

Abschürfung (Exkoriation)

Entsteht durch tangentiale Gewalteinwirkung. Postmortal vertrocknet sie und ändert damit ihre Farbe, Konsistenz und Form.

MERKE

Die Schürfrichtung ist aus der Abtragerichtung und der Lokalisation der zusammengeschobenen Hautschüppchen erkennbar.

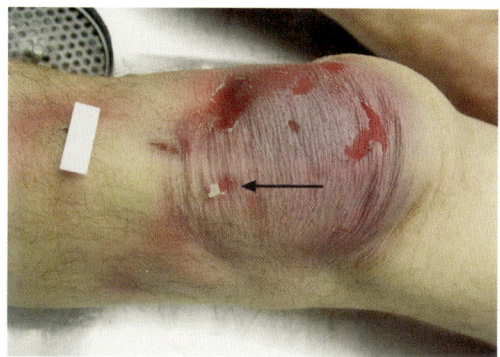

Abb. 2.7 Kleine Schürfung über dem Kniegelenk mit deutlich erkennbarer Abtragerichtung der obersten Hautschichten. (Schürfrichtung in Pfeilrichtung)

Unterblutung (Hämatom, Suffusion, Sugillation)

Hämatom: Große flächenhafte Blutung auch tiefer unter die Haut gehend.

Suffusion: Große flächenhafte Hautblutung.

Sugillation: Flächenhafte bis zu 3 cm große Hautblutung.

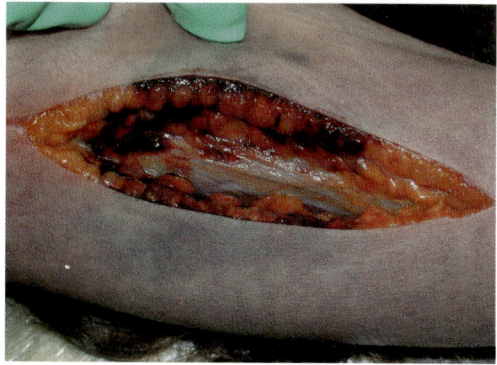

Abb. 2.8 Schnitt durch ein Hämatom mit Fettgewebsblutung

CAVE

Blutungen sind kein sicheres vitales Zeichen, sie können auch postmortal entstehen (z. B. beim Brechen der Totenstarre).

MERKE

Ein Hämatom muss nicht sofort erkennbar sein. Oft ist es erst nach Stunden sichtbar. Anhand der Farbschattierung lässt sich auf das Hämatomalter schließen.

Tab. 2.4 Farbveränderung eines Hämatoms über die Zeit (durchschnittliche Werte)

Hämatomfarbe	Alter
Blauviolett	< 6 Tage
Grünlich	6–8 Tage
Gelblich	> 8 Tage

MERKE

Eine exaktere Wundalterbestimmung kann durch feingewebliche Untersuchungen mit Nachweis z. B. von Makrophagen oder Granulozyten erfolgen.

Spezielle Verletzungsformen

Verschiedene Werkzeuge und Verletzungsmechanismen verursachen sehr spezielle Verletzungsformen, die für diese Art der Einwirkung typisch sind.

Decollement: Großflächige Ablederung von Fett- und/oder Muskelschichten bei tangentialer Gewalteinwirkung ohne Zerreißung der Haut, z. B. beim Überrollen.

MERKE

In einer solchen Wundhöhle tritt häufig ein großer Blutverlust auf, der häufig unterschätzt wird.

Dehnungsrisse: Entstehung durch Überdehnung meist quer zur Zugrichtung, häufig entlang der Hautspaltbarkeitslinien.

Riss-Quetschwunde (Syn. Platzwunde): Typischerweise Schürfsäume am Wundrand und Gewebebrücken (Bindegewebe-, Nerven- und Gefäßstränge) in der Tiefe der Wunde (s. Abb. 2.10).

Lehrbuch

19

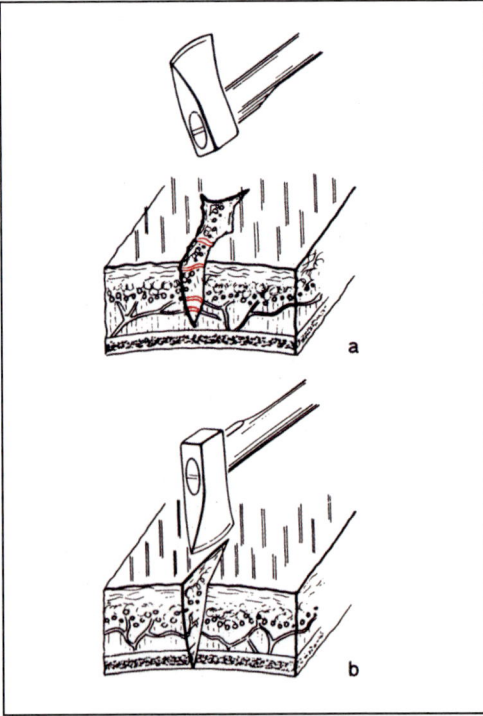

Abb. 2.9 Schematische Darstellung einer Riss-Quetschwunde mit typischen Gewebebrücken (a) und einer Schnittverletzung mit scharfer Durchtrennung der Hautschichten (b)

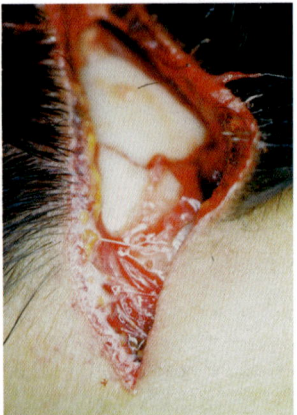

Abb. 2.10 Riss-Quetschwunde über einem Schädelknochen mit glatten Wundrändern ohne Schürfung, aber mit typischen Gewebebrücken

MERKE

Fehlen die Schürfsäume am Wundrand, sind Riss-Quetschwunden häufig nur durch Gewebebrücken von Schnitten zu unterscheiden (s. Abb. 2.9).

Bissverletzung: Sowohl Mensch- als auch Tierbisse können einen typischen Gebissabdruck hinterlassen, anhand dessen der Täter identifiziert werden kann (s. Abb. 2.11).

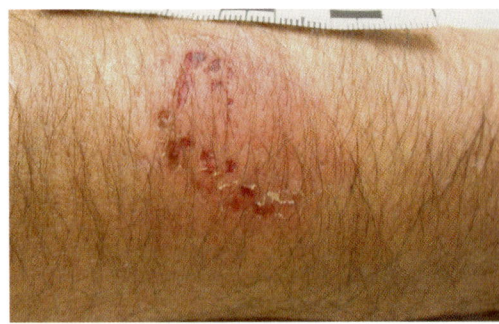

Abb. 2.11 Bissverletzung am Unterarm

MERKE

Identifizierung des Täters bei Bissverletzungen durch einen Gebissabdruck und Sicherung von angetragenem Speichel (DNA).

Tab. 2.5 Weitere spezielle Verletzungsformen

Typische Formen	Art der Gewalteinwirkung
Doppelstriemen (parallele bandförmige Hautrötungen mit zentraler Abblassung; s. Abb. 2.12)	Stockschläge
Textilpressspuren (s. Abb. 2.13)	Punktuelle Gewalteinwirkung mit hoher Energie dem Textilmuster entsprechend (z. B. Gurt, Strangmarke)
Reifenabdruckspur (s. Abb. 2.14)	Überrollen

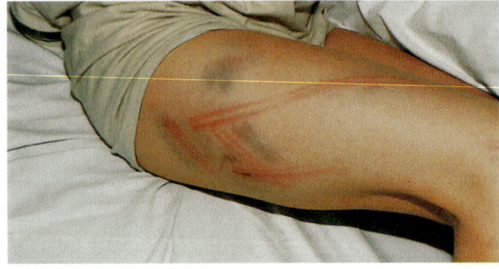

Abb. 2.12 Typische Doppelstriemen an der Außenseite des Oberschenkels nach Stockschlägen

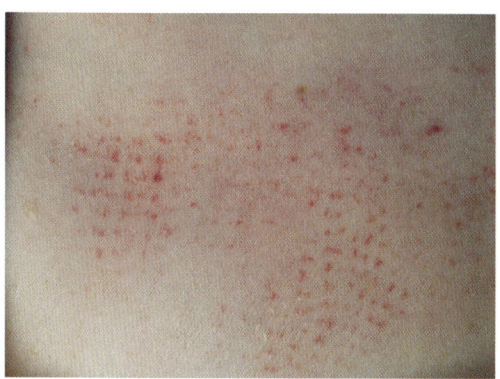

Abb. 2.13 Punktförmige Hautblutungen, die das Muster der getragenen Kleidung widerspiegeln

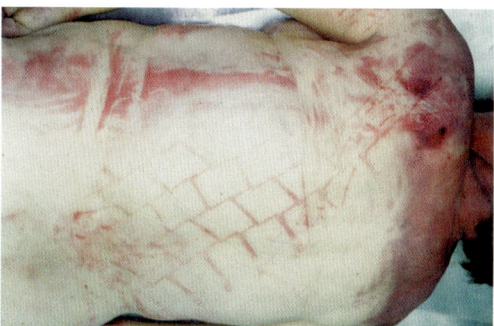

Abb. 2.14 Typisches Reifenprofil auf dem Rücken eines Überrollten

2.3.2 Verletzungsformen an inneren Organen

Typische Verletzungsformen: Risse, Zertrümmerung, Kontusion (Prellung und Quetschung), Commotio (Erschütterung von Organen, evtl. nur vorübergehend).

> **MERKE**
>
> Durch stumpfe Gewalteinwirkung können schwerste Organverletzungen entstehen, ohne dass äußerlich Zeichen einer stumpfen Gewalteinwirkung sichtbar sind (z. B. stumpfes Bauchtrauma mit Milz- und Leberruptur). Wichtig sind daher Unfallanamnese und Hinweise wie Textilanpressspuren.

Stumpfes Thoraxtrauma: Typische Verletzungen sind Bronchusabriss, Rippenserienfraktur, Lungenanspießung, Lungenkontusion, Aortenruptur oder Herzkontusion.

> **CAVE**
>
> Bei Dezelerationstraumen muss immer auch an eine Aortenruptur gedacht werden!

Stumpfes Bauchtrauma: Typische Verletzungen sind Leberruptur, Milzruptur, Nierenarterienabriss.

2.3.3 Verletzungsformen am Bewegungsapparat

Typische Verletzungsformen: Fraktur, Zerrung, Luxation, Quetschung.

> **MERKE**
>
> Die Analyse der Bruchform trägt wesentlich zur Rekonstruktion bei.

Messerer-Keil: Beim Stoßstangenanprall eines Fußgängers kommt es durch die direkte Gewalteinwirkung zu einer Biegung der Unterschenkelknochen. Am Ort der größten Biegung und damit der stärksten Spannung kann das Knochengewebe reißen und, der abnehmenden Deformation folgend, zu beiden Seiten der ursprünglichen Durchtrennung weiter brechen, wobei ein dreiecksförmiges Bruchstück entsteht, der sogenannte Messerer-Keil (s. Abb. 2.15 und 2.16). Die Keilspitze weist in dieselbe Richtung wie die einwirkende Gewalt.

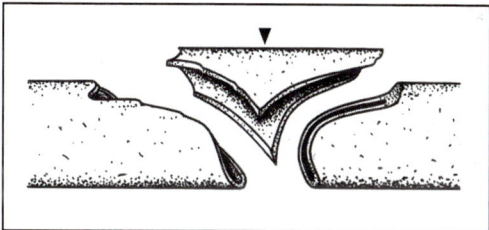

Abb. 2.15 Schematische Darstellung eines Messerer-Keils

Verletzungen der Wirbelsäule: Sie entstehen häufig durch eine **Stauchung** (z. B. bei Sturz aus der Höhe) oder durch **Überdehnung** (z. B. Aufladen eines Fußgängers auf einen PKW).

Distorsion: Sie betrifft vorwiegend die Halswirbelsäule häufig nach Heckkollision (sog. Schleudertrauma), es können häufig keine röntgenologischen Befunde objektiviert werden. Pathoanatomisch können in schweren Fällen Zerrungsblutungen des vorderen Längsbandes, ventrale Bandscheibenrisse und -einblutungen festgestellt werden.

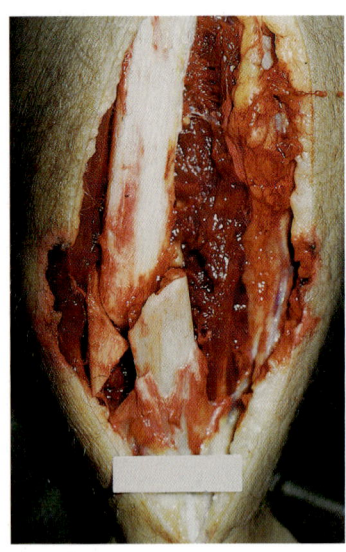

Abb. 2.16 Messerer-Keil am Unterschenkel nach Anprall eines Fußgängers an die Frontpartie eines Kraftfahrzeuges

CAVE

Bei einem Halswirbelsäulentrauma immer auch an eine Verletzung der Aa. vertebrales denken!

2.3.4 Schädel-Hirn-Trauma

Aus dem Zusammenspiel zwischen äußerer Verletzung, Bruchform und Lokalisation der Hirnschädigung lassen sich wichtige Rückschlüsse auf das Tatgeschehen ziehen.

Epidurales Hämatom: Blutung zwischen Knochen und harter Hirnhaut (s. Abb. 2.17). Entsteht meist durch Zerreißung von Meningealgefäßen häufig in Kombination mit einem Schädelbruch. Klinik: Auf das Schädel-Hirn-Trauma mit meist kurzzeitiger Bewusstlosigkeit folgt häufig ein freies Intervall von mehreren Stunden, dann wieder Bewusstlosigkeit.

Tab. 2.6 Typische Verletzungsregeln und -formen am Schädel

Name	Diagnostische Wertigkeit	Beschreibung
Hutkrempen-Regel (s. Abb. 2.18)	Unterscheidung Sturz/Schlag	Liegen Hämatome am Kopf oberhalb der sog. Hutkrempenlinie, sind sie eher auf einen Schlag als auf einen Sturz (zumindest auf ebener Erde) zurückzuführen
Contre-Coup-Verletzung (s. Abb. 2.19)	Rekonstruktion des Verletzungshergangs (evtl. auch Unterscheidung Sturz/Schlag)	Diametral dem Ort der primären Gewalteinwirkung gegenüberliegende Hirnverletzungen beim Sturz
Puppe-Regel (s. Abb. 2.20)	Abschätzung der Reihenfolge der Verletzungen am Schädel	Die zuletzt entstandene Fraktur kann sich nur bis zu den schon vorhandenen Bruchlinien ausdehnen („Kreuzungsphänomen")
Schädelbasisringfraktur	Rekonstruktion des Verletzungsvorgangs	Entstehung durch Stauchung (z. B. Sturz auf die Füße) oder Zug (z. B. Kinnanprall)
Blow-out-Fraktur (Orbita-Bodenfraktur)	Rekonstruktion des Verletzungsvorgangs	Entstehung bei direktem Schlag auf das Auge
Lochfraktur (s. Abb. 2.21)	Art des Werkzeuges	Senkrechtes Auftreffen eines kantigen Gegenstandes (max. 4 × 4 cm durchmessend); Heraussprengung eines umschriebenen Knochenstückes
Terrassenfraktur (s. Abb. 2.21)	Art des Werkzeuges	Schräges Auftreffen (Verkanten) eines kantigen Gegenstandes; Imprimierung von Knochenschichten stufenartig nach innen
Globusfraktur (s. Abb. 2.21)	Art des Werkzeuges	Spinnennetzartiger Schädelbruch mit konzentrisch verlaufenden Bruchlinien, die durch radiär verlaufende Berstungsfrakturen durchbrochen sind; Einwirkung eines stumpf-konvexen Gegenstandes (z. B. Stein)
Querfraktur (s. Abb. 2.22)	Richtung der Gewalteinwirkung	Querdruck
Längsfraktur (s. Abb. 2.22)	Richtung der Gewalteinwirkung	Längsdruck

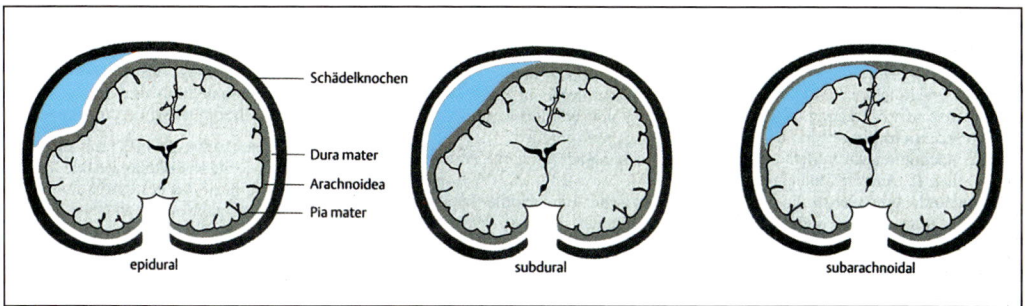

Abb. 2.17 Epidurales, subdurales und subarachnoidales Hämatom

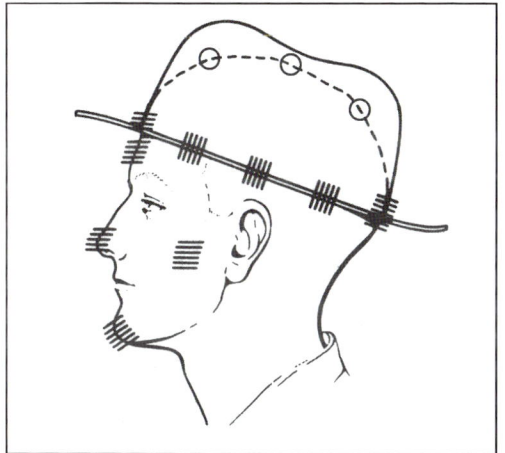

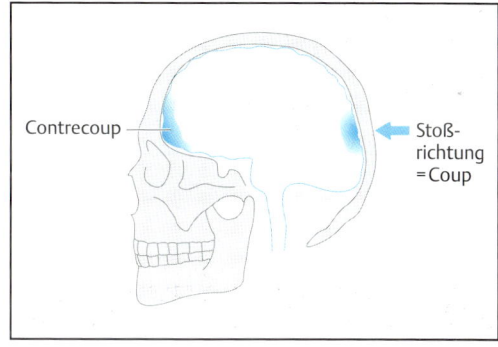

Abb. 2.19 Contre-Coup-Verletzung: diametral dem Ort der primären Gewalteinwirkung gegenüberliegende Hirnverletzungen beim Sturz

Abb. 2.18 Hutkrempen-Regel: OOO = eher Lokalisation von Schlag- und Hiebverletzungen, schraffierte Bereiche = eher Lokalisation von Sturzverletzungen

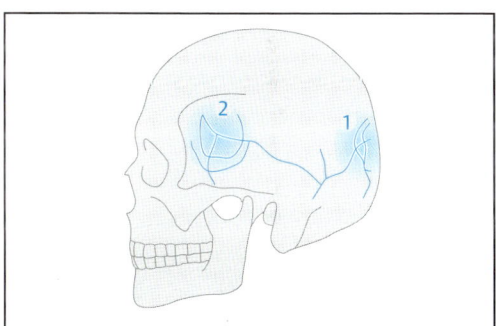

Abb. 2.20 Puppe-Regel: Schlag 1 trifft den Kopf zuerst; danach folgt Schlag 2. Die Bruchlinien des 2. Schlages enden an den Bruchlinien des 1. Schlages.

Subdurales Hämatom: Blutung unter die harte Hirnhaut (s. Abb. 2.17). Entsteht meist infolge von Brückenvenenzerreißungen. Ursachen häufig Rotations- und Schütteltraumen.

→ Akutes subdurales Hämatom: kein freies Intervall nach dem Trauma.
→ Chronisches subdurales Hämatom: freies Intervall nach dem Trauma, das Tage bis Monate andauern kann.

Subarachnoidales Hämatom: Blutung unter die weiche Hirnhaut (s. Abb. 2.17). Entsteht meist als Folge einer Ruptur eines Hirnbasisarterienaneurysmas oder einer Verletzung einer Hirnbasisarterie.

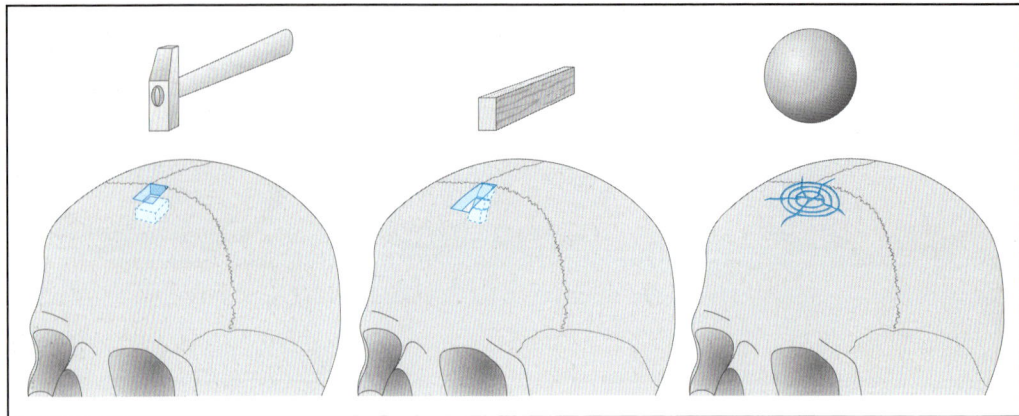

Abb. 2.21 Lochfraktur, Terrassenfraktur, Globusfraktur

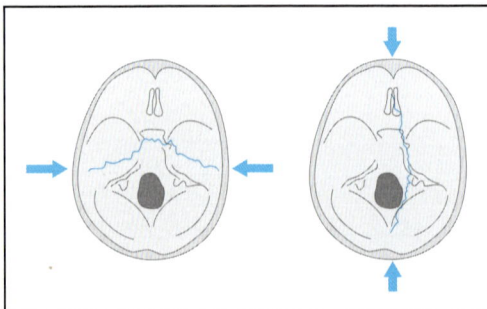

Abb. 2.22 Querfraktur, Längsfraktur. Die Pfeile zeigen die Richtung der Krafteinwirkung.

2.4 Scharfe und halbscharfe Gewalteinwirkung

Scharfe Gewalt: Einwirkung von scharfen oder spitzen Werkzeugen wie Messer, Scheren, Nadeln, Glassplitter, Wurfsterne.

Halbscharfe Gewalt: Einwirkung von Äxten, Beilen, Hacken.

Hiebverletzungen: Entstehung durch schwere, mit Wucht geführte Werkzeuge wie Säbel, Beile u. ä. Oberflächliche Verletzungen sind schwer von Schnittverletzungen zu unterscheiden. Wundränder können Schürfungen zeigen, Verletzungen reichen meist tief; am Schädel entstehen Impressionsfrakturen.

Stichwunde: Glatte Wundränder. Wunde ist tiefer als lang.

Schnittwunde: Glatte Wundränder. Wunde ist länger als tief. In Richtung der Spaltbarkeitslinien der Haut häufig klaffend.

> **MERKE**
>
> Aus der Form der äußerlich sichtbaren Wunde ergeben sich Hinweise auf das Tatwerkzeug.

Tab. 2.7 Wundwinkelform in Abhängigkeit von dem verwandten Stichwerkzeug

Messerart	Wundwinkelform
Beidseits zugeschliffen	Beide Wundwinkel spitz (s. Abb. 2.24a)
Einseitig zugeschliffen	Ein Wundwinkel stumpf (s. Abb. 2.23 und Abb. 2.24b)

Schwalbenschwanzform: Entsteht durch Drehung des Messers beim Herausziehen oder als Folge einer Drehung des Opfers (s. Abb. 2.24c).

> **MERKE**
>
> „Schwalbenschwanzbildungen" können hilfreiche Hinweise zur Tatrekonstruktion liefern.

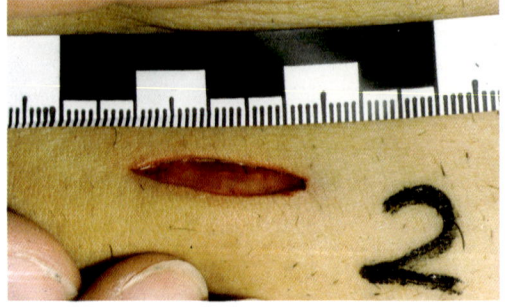

Abb. 2.23 Stichlücke mit einseitig stumpfem Wundwinkel

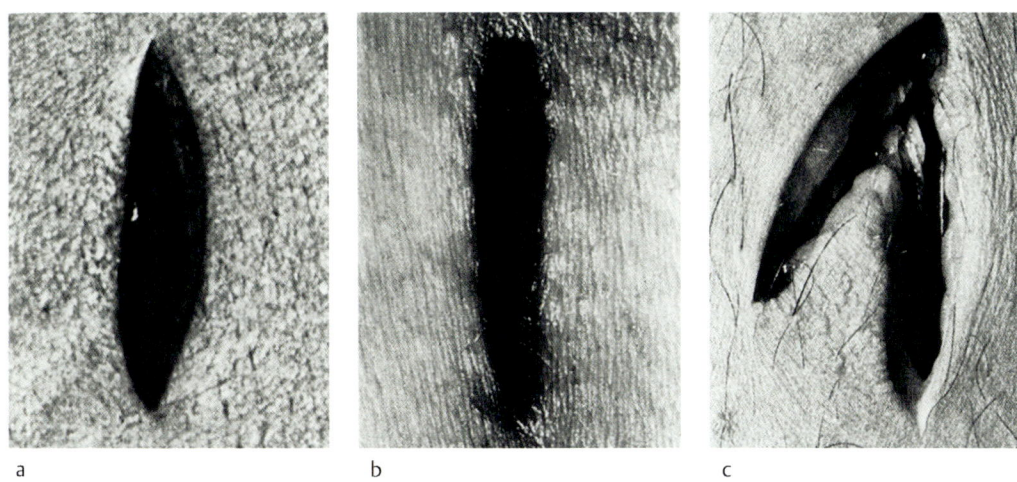

a   b   c

Abb. 2.24 a – Stichverletzung durch ein zweiseitig zugeschliffenes Messer mit zwei spitzen Wundwinkeln; b – Verletzung durch ein Messer mit einem breiten Messerrücken; c – Typische Schwalbenschwanzform nach Drehen des Messers in der Wunde

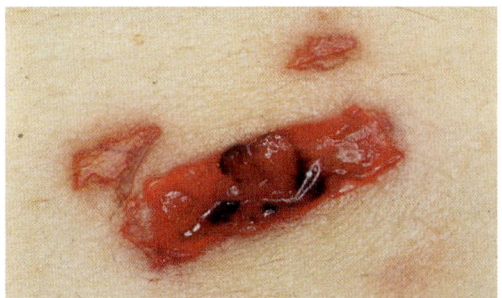

Abb. 2.25 Schaftabdruck oberhalb der Stichwunde. Beide Wundwinkel sind stumpf. Dies deutet darauf hin, dass das Messer bis zum Schaft (also über die Klinge hinaus) eingestochen wurde.

Scherenschnittprinzip: Durch Faltenbildung der Kleidung können durch einen Stich mehrere Beschädigungen der Kleidung resultieren.

Prellmarke: Entsteht durch das Auftreffen des Messerschaftes (s. Abb. 2.25).

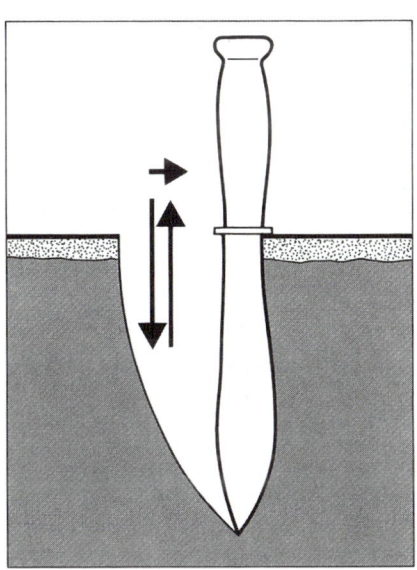

Abb. 2.26 Verlängerung der Einstichwunde durch zusätzliche „schneidende" Bewegung des Stichausführenden

Handlungsfähigkeit: Zeitraum, in dem ein Verletzter noch zu gezielten Aktionen, z. B. Flucht oder Abwehrverhalten, fähig ist.

MERKE

Die Breite der äußerlich sichtbaren Stichwunde stimmt nur selten mit der Klingenbreite überein: Durch eine schneidende Komponente, z. B. beim Herausziehen des Werkzeugs, kann die Hautdurchtrennung länger sein als das Stichwerkzeug breit ist (s. Abb. 2.26).

Der Stichkanal kann länger als die verwendete Klinge sein (z. B. wuchtiger Bauchstich mit Kompression der Bauchhaut; s. Abb. 2.27).

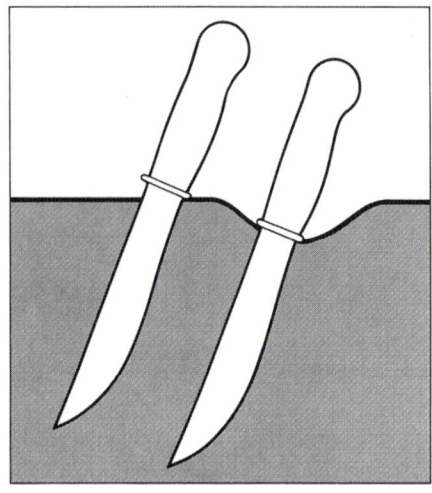

Abb. 2.27 Verlängerung des Stichkanals durch wuchtigen Einstich und Eindrücken des weichen Gewebes

Tab. 2.8 Handlungsfähigkeit bei verschiedenen Verletzungsformen

Verletzung	Zeitdauer der Handlungs-fähigkeit
Verletzung von Halsarterie oder -vene	Kurz, schnell eintretende Bewusstlosigkeit
Vorderhalsschnitte ohne Gefäßverletzungen	Lange (bis zu Stunden)
Herzstich	Je nach Lokalisation (z. B. Verletzung des Reizleitungssystems) und Vorerkrankung (z. B. Verwachsungen mit dem Perikard) wenige Sekunden bis zu 1–2 Stunden
Bauchstich	Je nach Verletzung (Mesenterial-arterienverletzung, Dünndarmschnitt) unterschiedlich, häufig aber kurz (reflektorisches Zusammenbrechen); gute Behandlungsmöglichkeit
Pulsaderschnitte	Lange (bis zu Stunden)

Typische Todesursachen nach scharfer und halbscharfer Gewalteinwirkung: Verbluten, hämorrhagischer Schock, Luftembolie, Blutaspiration, Pneumothorax, sekundäre Komplikationen (Entzündungen).

2.5 Täterschaft, Selbstbeschädigung

Selbstbeschädigung: Typisches Verletzungsbild: Verletzungen liegen an leicht zugänglichen Körperregionen, sind selten tiefgreifend und verlaufen meist gleichförmig und parallelstreifig (s. Abb. 2.28 und Abb. 2.29). Auffällig ist außerdem oft die Diskrepanz zwischen Tatschilderung und Befundbild. Häufiges Motiv: Gewinn von Aufmerksamkeit und Zuwendung.

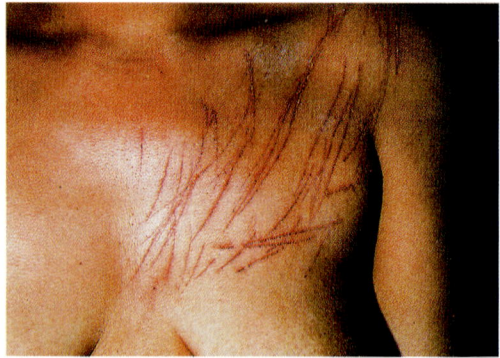

Abb. 2.28 Typische Selbstbeschädigungsform: Im Bereich des linken Brustkorbs finden sich zahlreiche oberflächliche, überwiegend parallel angeordnete Schnittverletzungen.

Fremdbeibringung: Wichtiges Indiz sind Abwehrverletzungen.

Tab. 2.9 Indizien für Selbst- und Fremdbeibringung

Selbstbeibringung	Fremdbeibringung
Oft geringe Stich-/ Schnitttiefe	Vorwiegend große Stich-/Schnitttiefe
Leicht zugängliche Körperregionen	Alle Körperregionen
Systematisch angeordnete Stiche/Schnitte	Unsystematisch verteilte Verletzungen
Entblößte Haut	Kleiderstiche/-schnitte
Keine Verstümmelungen (Ausnahme: Versicherungsbetrug)	Großflächige Wunden auch im Gesicht
Probierschnitte/-stiche (s. Abb. 2.29)	Abwehrverletzungen
Waffe bei der Leiche	Waffe fehlt

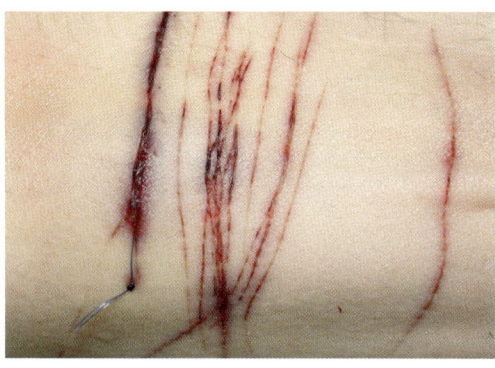

Abb. 2.29 Zahlreiche oberflächliche Schnitte am Unterarm nach Suizidversuch

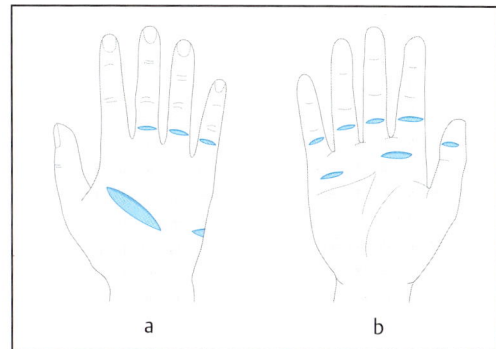

Abb. 2.30 Schematische Darstellung von Abwehrverletzungen:
a – Passive Abwehrverletzungen an der Streckseite der Hände;
b – Aktive Abwehrverletzungen an den Beugeseiten der Hände

MERKE

Passive Abwehrverletzungen liegen an den Streckseiten, aktive Abwehrverletzungen an den Beugeseiten der Arme und Hände (s. Abb. 2.30).

2.6 Verkehrsunfall

Verkehrsunfall: Kollisionsbedingte stumpfe Gewalteinwirkung mit Übertragung eines vom Stoßgeber eingeleiteten Kraftstoßes auf einen Empfänger. Der Kraftstoß bewirkt eine Geschwindigkeitsänderung (Beschleunigung bzw. Verzögerung) und eine Deformation. Die Geschwindigkeitsänderung (Delta V) ist der für die Impulsübertragung auf den Körper wichtigste Parameter. Je größer die Geschwindigkeitsänderung desto schwerer sind die zu erwartenden inneren Verletzungen.

Verletzungsformen: Je nach Unfallart unterschiedlich (s. Tab. 2.10)

Tab. 2.10 Typische Verletzungsformen nach Verkehrsunfall

Unfallart	Typische Verletzungen	Rekonstruktion
Fußgängerunfall	Unterschenkelfrakturen (Messerer-Keil s. Abb. 2.15 und 2.16), Oberschenkelfrakturen	Anfahren (s. Abb. 2.31 a)
	Beckenfrakturen	Aufladen (s. Abb. 2.31 b)
	Schädelfrakturen	Anstoß an Windschutzscheibe oder Holm (s. Abb. 2.31 b)
	Schädelfrakturen	Aufprall auf die Straße (s. Abb. 2.31 c)
	Lackspuren, Glassplitterverletzungen	Anprall ans Auto
Überfahren	Decollement	Überfahren zwischen den Rädern
	Unterbodenschmutz, geformte Prellmarken	Kontakt mit Unterboden des Wagens
	Reifenprofilspuren (s. Abb. 2.14)	Überrollen mit Reifen
Insassenunfall	Gurtmarke (bandförmige Fettgewebeblutungen, s. Abb. 2.32), Rippenfrakturen	Schultergurtverletzungen
	Bauchorganverletzungen	Bauchgurtverletzungen
	Augenverletzungen, Herzkontusionen, Verbrennungen durch heiße Gase	Airbag
	„Schleudertrauma" (Halswirbelsäulen-Distorsion)	Heckkollision
Zweiradunfall	Sattelverletzungen am Gesäß	Gefahren vs. geschoben
	Kinnriemenmarke (s. Abb. 2.33)	Helm getragen?

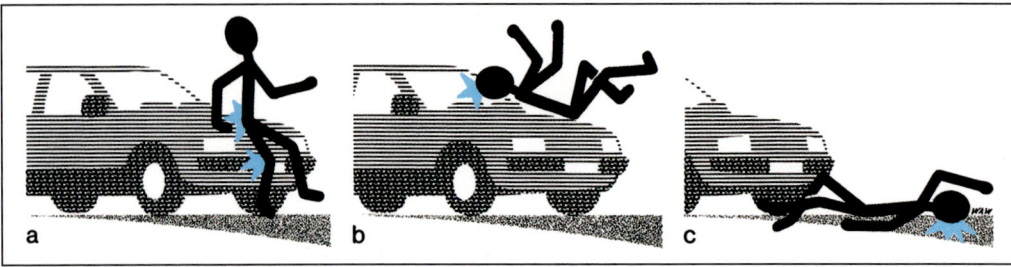

Abb. 2.31 Phasen eines Fußgängerunfalls mit Anfahren (a), Aufladen (b) und Abwerfen des Fußgängers (c). Blau gekennzeichnete Bereiche zeigen den Ort der größten zu erwartenden Gewalteinwirkung

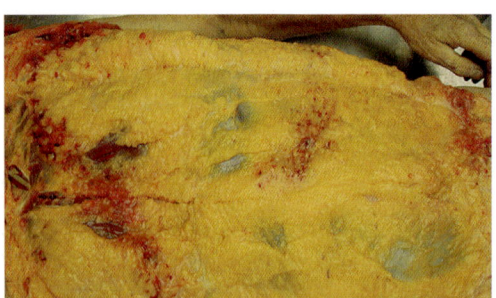

Abb. 2.32 Gurtmarke, Fettgewebepräparation mit typischen Fettgewebeblutungen einem Schultergurtverlauf entsprechend sowie Fettgewebeblutungen im linken Oberbauch durch Bauchgurt bei sog. Submarining

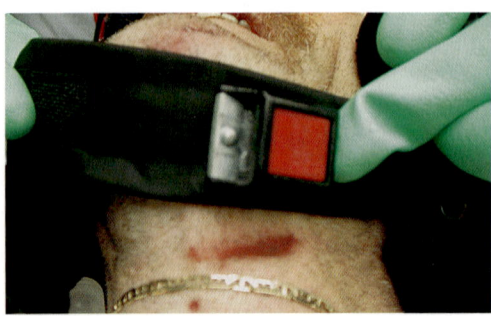

Abb. 2.33 Kinnriemenmarke

> **MERKE**
>
> Die genaue Erhebung, Beschreibung und Fotodokumentation des Verletzungsmusters ist wichtig für die Rekonstruktion des Unfalls unter straf- und zivilrechtlichen Aspekten.

Submarining (Untertauchen): Bei nicht korrekter Lage des Gurtes kommt es zu einem Hochrutschen des Beckengurtes in den Bauchbereich, die Person „taucht" unter dem Gurt weg, woraus schwere in-

nere Verletzungen, v. a. Darm- und Nierenverletzungen sowie Mesenterialeinrisse, resultieren können.

> **MERKE**
>
> Auch bei langer Überlebenszeit muss geprüft werden, ob der Tod Unfallfolge ist (z. B. Pneumonie bei einem unfallbedingt Querschnittgelähmten).

Rekonstruktion der Gehrichtung eines Fußgängers: Messerer-Keil (s. Kap. 2.3.3), Wundtasche an den Unterschenkeln, Beulenversatz an der Fahrzeugfront.

Rekonstruktion der Fahrereigenschaft: Gurtverletzungen, Airbagverletzungen.

2.7 Schussverletzung

Definition: Verletzung durch stumpfe Gewalt (Projektil), mit hoher Geschwindigkeit (> 100 cm/s) aus einer Waffe abgefeuert.

Typische Rekonstruktionsfragen:
→ Schussrichtung: Bestimmung des Winkels zwischen Ein- und Ausschussöffnung (s. Abb. 2.34 und 2.35)
→ Schussentfernung: absoluter Nahschuss, relativer Nahschuss, Fernschuss
→ Schusslückenmorphologie: Einschuss/Ausschuss, Schussformen
→ Schusszahl
→ Waffenart: Sicherstellung der Projektile, Morphologie der Schusswunde

Spurensicherung: Auf der Projektiloberfläche finden sich charakteristische Abdruckspuren des Laufes, die sog. Züge und Felder, die eine Identifizierung der Waffe erlauben, daher sollten alle Spuren asserviert werden. Vorgehen:
→ Hände (evtl. Schmauchspuren) nicht waschen, evtl. in Plastiktüte einpacken!

➡ An Schusswunde zur Schmauchsicherung
– Bei Lebenden: Folienabzug
– Bei Verstorbenen: Exzidat der Wunde
➡ Exzidat (tiefgekühlt) aufbewahren, nicht in Formalin geben!
➡ Projektil trocknen und sichern!
➡ Kleidung sichern!

CAVE

Um die charakteristischen Abdruckspuren (sog. Züge-Felder-Profile) zu erhalten, dürfen Projektile nie mit metallenen Gegenständen in Berührung kommen; zur Asservierung z. B. Plastikpinzetten verwenden!

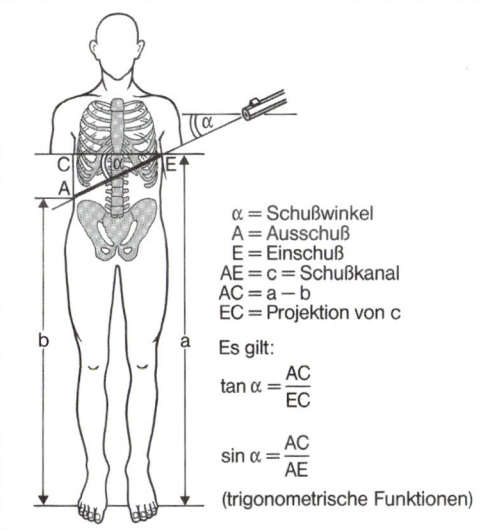

α = Schußwinkel
A = Ausschuß
E = Einschuß
AE = c = Schußkanal
AC = a − b
EC = Projektion von c

Es gilt:

$$\tan \alpha = \frac{AC}{EC}$$

$$\sin \alpha = \frac{AC}{AE}$$

(trigonometrische Funktionen)

Abb. 2.34 Geometrische Berechnung des Schusswinkels aus dem Verlauf des Schusskanals und der Höhe des Ein- und Ausschusses

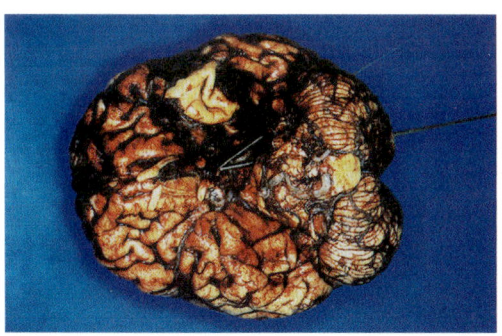

Abb. 2.35 Schusskanalsondierung zur Darstellung der Schusswinkel

2.7.1 Schussentfernungsbestimmung

Absoluter Nahschuss: Schuss mit aufgesetzter Waffe; Merkmale:
➡ Schwärzung des Schusskanals im Anfangsteil
➡ Schmauchhöhle (Auftreibung der Haut durch Pulvergase)
➡ Mehrstrahlig aufgeplatzte Einschussöffnung
➡ Stanzfigur, Stanzmarke (Umriss der Waffenmündung s. Abb. 2.36)
➡ CO-Hb-Bildung in der darunterliegenden Muskulatur

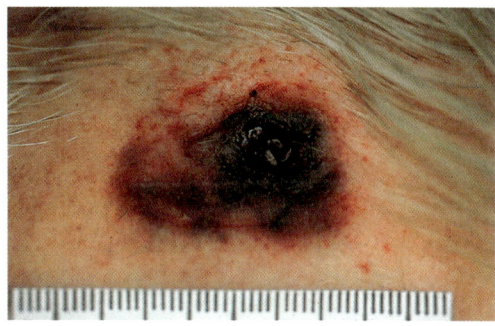

Abb. 2.36 Abdruck der Waffenmündung bei aufgesetzter Waffe

CAVE

Aufgesetzte Schüsse mit Schreckschusswaffen können töten!

Relativer Nahschuss: Schuss mit nicht aufgesetzter Waffe aus 30–150 cm Entfernung je nach Waffenart; Merkmale (allgemeine Nahschusszeichen):
➡ Pulverschmauch an der Kleidung oder auf der Haut (Blei, Barium, Antimon)
➡ Pulvereinsprengungen (bis ca. 70 cm Mündungsabstand; s. Abb. 2.37)

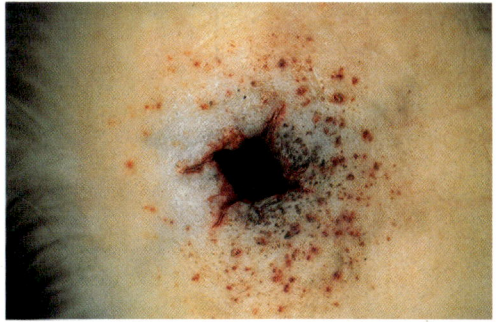

Abb. 2.37 Pulvereinsprengungen in der Umgebung der sternförmig aufgeplatzten Einschusslücke bei relativem Nahschuss

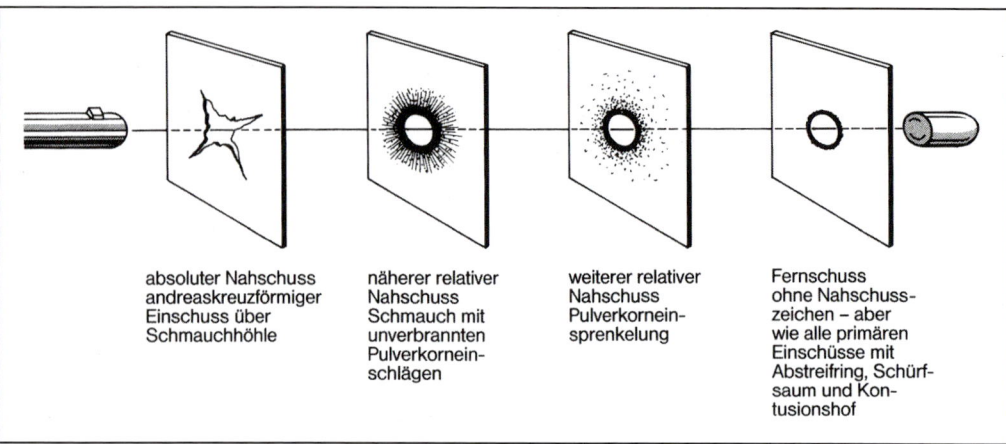

absoluter Nahschuss
andreaskreuzförmiger
Einschuss über
Schmauchhöhle

näherer relativer
Nahschuss
Schmauch mit
unverbrannten
Pulverkornein-
schlägen

weiterer relativer
Nahschuss
Pulverkornein-
sprenkelung

Fernschuss
ohne Nahschuss-
zeichen – aber
wie alle primären
Einschüsse mit
Abstreifring, Schürf-
saum und Kon-
tusionshof

Abb. 2.38 Schematische Darstellung verschiedener Schussentfernungen und deren typisches Erscheinungsbild

→ Nachweis von Zündsubstanz (Blei, Antimon, Barium)

Fernschuss: Schuss ohne Nahschusszeichen. Die Entfernung ist abhängig von Waffenart und Munition: bei kurzläufigen Waffen ab ca. 30 cm, bei langläufigen Waffen ab zu 150 cm.

Schmauchnachweis: Die metallischen Schmauchelemente werden physikalisch-chemisch mittels Rasterelektronenmikroskopie, flammenloser Atomabsorptionsspektrometrie oder Neutronenaktivationsanalyse bestimmt. Der in den USA gebräuchliche Griess-Test weist auf chemischem Wege nur Nitrite nach und wird bei uns wegen seiner geringen Spezifität nur wenig benutzt.

2.7.2 Schusslückenmorphologie

Einschuss und Ausschuss

Tab. 2.11 Unterscheidung Einschuss/Ausschuss

Einschuss	Ausschuss
Schürfsaum bzw. Dehnungsrisse	Rundliche, schlitzförmige oder mehrstrahlige Wunde
Wundränder nicht adaptierbar (Hautdefekt)	Häufig adaptierbare Wundränder
Abstreifring (Schmutzsaum): Rückstände aus dem Lauf und Schmauchbestandteile	
Kontusionshof	

Schussloch, nicht adaptierbarer Gewebedefekt

Abstreifring (schwarz!) (= Schmutzring)

Schürfsaum (= Vertrocknungssaum, braun)

Kontusionshof (rot)

Abb. 2.39 Schematische Darstellung eines Einschusses

Schussformen

Durchschuss: Projektil durchdringt Körper; Ein- und Ausschusslücke vorhanden.

Streifschuss: Häufig großflächige Weichteilwunde, manchmal nur Schürfung.

Steckschuss: Nur Einschuss vorhanden, Projektil im Körper nachweisbar.;

Prellschuss: Aufprall eines matten (langsamen) Geschosses auf den Körper, ohne dass die Haut durchdrungen wird; Quetschung der Haut und des darunter liegenden Gewebes.

Gellerschuss (Syn. Querschläger, Rikochett-Schuss): Während des Fluges abgelenkter Schuss, wodurch sich das Projektil dreht. Ein uncharakteristischer Einschuss ist die Folge.

Krönlein-Schuss: Schuss, bei dem der Schädel gesprengt und das Gehirn vollständig herausgeschleudert wird.

Ringelschuss (Konturschuss): Das Geschoss folgt der Kontur des Knochens, d. h. ein Geschoss, das z. B. auf den Schädel auftrifft, durchdringt den Knochen, wird dann von der Tabula interna an der Ausschussseite abgelenkt und folgt nun der inneren Kontur der Schädelhöhle.

Hydrodynamische Sprengwirkung: Effekt eines Geschosses beim Auftreffen auf Organe mit großem Wassergehalt wie Gehirn, Herz (in der Diastole) und Leber. Es baut sich unter hohem Gewebedruck eine überkalibergroße temporäre Wundhöhle auf, die nach Projektildurchtritt pulsierend zusammenfällt. Da Wasser und wasserhaltige Organe nicht komprimierbar sind, platzen diese Organe auf.

> **MERKE**
>
> Die hydrodynamische Sprengwirkung ist umso größer, je höher die Auftreffgeschwindigkeit des Geschosses und der Wassergehalt des Gewebes ist. Mit zunehmender Induration der Organe – z. B. bei fibrotischem Umbau – sinkt die Sprengwirkung.

2.7.3 Waffenarten
Kurzwaffen: Gesamtlänge unter 60 cm.

Langwaffen: Gesamtlänge über 60 cm: Gewehr, Büchse, Flinte.

Revolver: Kurzläufige Handfeuerwaffe. Rotierende Trommel mit mehreren Patronen. Hülsen werden nicht ausgeworfen.

Pistolen: Kurzläufige Handfeuerwaffe. Mehrschüssig, mit Magazin, selbstladend. Hülsen werden automatisch ausgeworfen.

2.7.4 Geschosstypen:
Vollmantelgeschosse, Teilmantelgeschosse (auch Dum-Dum-Geschosse), Vollgeschosse, Schrotpatronen.

Vollmantelgeschosse: Vollständig ummantelte (meist Kupferlegierungen) Geschosse mit Metallkern. Die Geschosse deformieren sich beim Aufprall nur gering, so dass sie den Köper leicht durchdringen können. Dadurch ergibt sich eine Gefährdung umstehender Personen.

Teilmantelgeschosse: Der Metallkern ist nicht vollständig ummantelt, so dass sich dass Geschoss beim Aufprall, z. B. auf Knochen, leicht deformiert und damit meist im Körper verbleibt. Bei der Jagd sind nur Teilmantelgeschosse zulässig.

Dum-Dum-Geschosse: Zu einer Art Teilmantelgeschosse umgearbeitete Vollmantelgeschosse, z. B. durch Abfeilen der Spitze. Dadurch „taumelt" das Geschoss, zersplittert im Körper und führt zu schwersten inneren Verletzungen. Sie sind heutzutage verboten.

Benannt sind sie nach der indischen Stadt Dum-Dum, in der früher in britischen Munitionsfabriken solche Geschosse für das englische Militär hergestellt wurden.

> **MERKE**
>
> Teilmantelgeschosse und Dum-Dum-Geschosse erzeugen schwerere Verletzungen, da sie sich im Körper aufsplittern und damit einen großen Teil ihrer Energie im Körper abgeben.

Vollgeschoss: Moderne Polizeigeschosse, die aus einem soliden Material (Legierung aus Kupfer und Zink) bestehen. Sie erreichen keine hohen Geschwindigkeiten, platten sich beim Aufprall leicht ab oder zerlegen sich, wobei sie ihre Energie fast vollständig abgeben. Durchschüsse sind daher seltener.

Schrotpatronen: Sie enthalten eine Vielzahl von Metallkügelchen, die von der Treibladung durch einen Filz- oder Plastikbecher getrennt sind und mit einer Plastik- oder Papphülse ummantelt sind.

2.8 Ersticken

2.8.1 Pathophysiologie des Erstickens
Definition: Todeseintritt infolge Unterbrechung der Zufuhr, des Transports oder der Verwertung von Sauerstoff. Es wird zwischen äußerem und innerem Ersticken sowie zwischen Asphyxie und Hypoxie unterschieden.

Ursachen für äußeres Ersticken:
➜ Sauerstoffmangel in der Atemluft (z. B. Höhentod, Plastiktüte über dem Kopf, Tauchunfall)
➜ Verlegung der Atemwege (z. B. Bolus, Knebelung, Aspiration, Ertrinken, Asthmaanfall)
➜ Behinderung der Atemmuskulatur (z. B. Verschüttung, Thoraxkompression)
➜ Gasaustauschstörung (z. B. Lungenerkrankungen)

Ursachen für inneres Ersticken:
➜ Behinderung des Sauerstofftransports im Blut (z. B. CO-Vergiftung, Anämie)

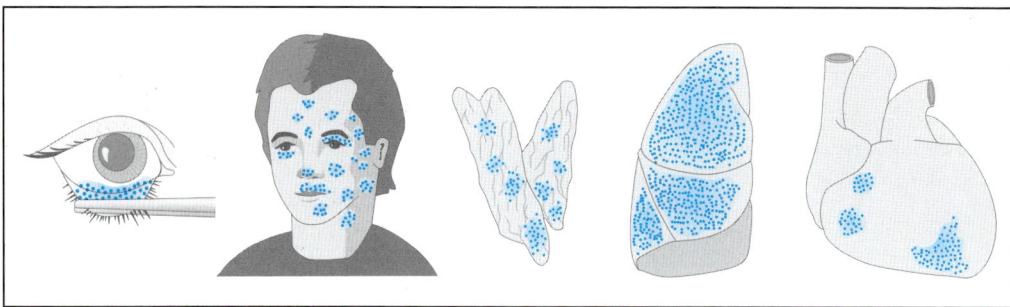

Abb. 2.40 Typische Lokalisation von Erstickungsblutungen

→ Toxische Beeinträchtigung der Zellatmung (z. B. Zyanidvergiftung)

Asphyxie: Erstickungsabläufe **mit CO$_2$-Retention** (z. B. bei Aspiration, Verschüttung). Dabei tritt bei dem Betroffenen eine erhebliche Erstickungsangst auf.

Hypoxie: Erstickungsabläufe **ohne CO$_2$-Retention** (z. B. bei Sauerstoffmangel in großer Höhe). Da bei dieser Form keine Erstickungsangst, sondern manchmal sogar eine Euphorie auftritt, nimmt der Betroffene die Gefahr gar nicht wahr. Eine Hypoxie ist damit unberechenbarer und gefährlicher.

Phasen des Erstickens:
→ Atemnot: Kohlendioxidanstieg → Luftnot, forcierte Atmung, Pulsanstieg
→ Zyanose
→ Erstickungskrämpfe: Sauerstoffmangel Bewusstseinsverlust, Krämpfe, Pulsverlangsamung, Kot- und Urinabgang, Ejakulation
→ Präterminale Atempause: Atemstillstand (Vaguslähmung → erneuter Pulsanstieg)
→ Terminale Atembewegungen (Schnappatmung)

> **MERKE**
>
> Der Erstickungsvorgang kann ca. 4–10 Minuten dauern. Herzaktionen sind aber noch nach 20 Minuten abzuleiten.

Allgemeine Erstickungsbefunde (nur bei äußerem Ersticken, s. auch Abb. 2.40):
→ **Äußere Befunde:** zyanotisches und aufgedunsenes Gesicht; petechiale Blutaustritte in Gesichtshaut, Konjunktiven, Mundschleimhaut (s. Abb. 2.41); dunkelviolette Totenflecke; evtl. Kot- und Urinabgang, Ejakulation, Zungenbiss

→ **Innere Befunde:** petechiale Blutaustritte unter den serösen Häuten der Brustorgane (unter der Pleura; **Tardieu-Flecken**); Rötung und Schwellung der Rachenwand und des Zungengrundes; starke Lungenblähung; blutarme, kontrahierte Milz; flüssiges Leichenblut; Vakuolisierung der Herzmuskelzellen und hydropische Degeneration der Leberepithelien

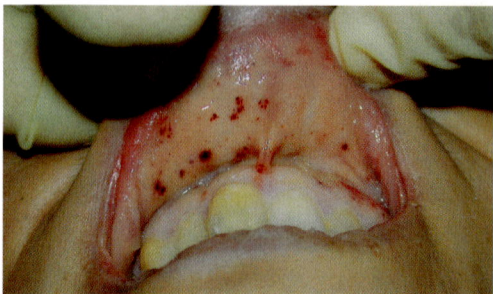

Abb. 2.41 Petechien in der Mundschleimhaut der Oberlippe bei einem Erwürgten

> **MERKE**
>
> Petechien in Gesichtshaut, Augenbindehäuten und Mundschleimhaut entstehen dann, wenn der Blutabfluss vom Kopf behindert, die Blutzufuhr zum Kopf aber nicht unterbrochen wird.

2.8.2 Strangulation: Erhängen, Erdrosseln, Erwürgen

Strangulation: Kompression der Halsweichteile, v. a. der Hals- und Wirbelsäulengefäße. Mit zunehmendem Druck/Zug werden zunächst die Venen (ab ca. 1–2 kg), dann die Arterien (ab ca. 3–4 kg die Halsarterien, ab ca. 15 kg die Wirbelsäulenarterien) komprimiert.

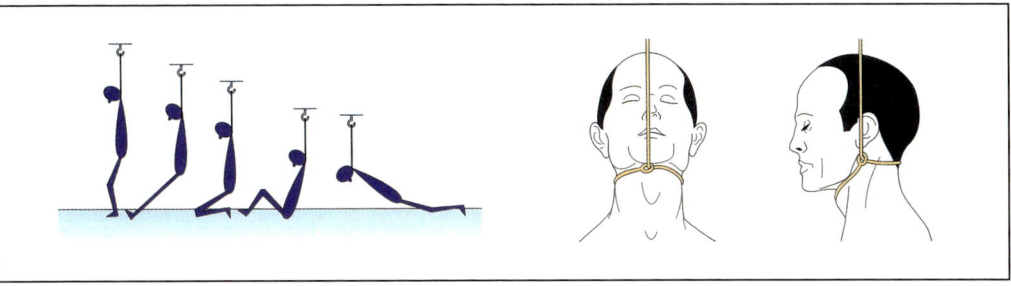

Abb. 2.42 Verschiedene Formen des atypischen Erhängens

Tab. 2.12 Befunde bei der Strangulation

Kompression der	Befund
Venen	Zyanose, Dunsung, Stauungsblutungen
Arterien	Keine Zyanose, keine Stauungsblutungen

CAVE

Wird eine Strangulation überlebt, muss zum Ausschluss einer Kehlkopfverletzung (Fraktur, Hämatom, Ödem) und der damit verbundenen Gefahr einer akuten Atembehinderung unbedingt eine HNO-ärztliche Untersuchung angeschlossen werden!

Autoerotische Handlung: Ein Sauerstoffmangel soll sexuell stimulierend wirken. Gelegentlich wird dies in Form einer dosierten Strangulation eingesetzt. Um eine zum Tode führende Strangulation zu vermeiden, werden z. T. aufwändige Vorrichtungen angebracht. Nicht selten werden auch bizarre Fesselungen unter Einbeziehung der Geschlechtsorgane konstruiert.

Erhängen

Definition: Das Strangwerkzeug, ganz oder teilweise um den Hals gelegt, führt durch den Zug des Eigengewichts des Körpers zur Kompression der Halsweichteile. Das Gewicht allein des Kopfes (ca. 5 kg) reicht aus, um die Halsweichteile zu komprimieren, ein Erhängen in liegender Position ist also möglich.

Typisches Erhängen: Der Strang ist so um den Hals gelegt, dass sein **Aufhängepunkt im Nacken** liegt. Der **Körper hängt frei** in der Schlinge (keine Berührung des Untergrundes). Der vollständige Verschluss aller Halsarterien ist häufig.

Atypisches Erhängen: Alle Erhängungsformen, die die Kriterien des typischen Erhängens nicht erfüllen.

Häufig werden dabei nur die Halsvenen komprimiert, die arterielle Blutzufuhr ist meist noch erhalten (s. Abb. 2.42).

Typische Todesursachen:
→ Unterbrechung der zerebralen Blutversorgung (wesentlichster Pathomechanismus)
→ Verlegung der Atemwege
→ Reizung der Halsnervengeflechte
→ Verletzung der Halswirbelsäule (Genickbruch) mit Schädigung des Halsmarks (sehr selten)

Befunde beim Erhängen:
→ **Äußere Befunde:** Strangmarke; Zwischenkammblutungen bei doppelläufigem Strangwerkzeug (s. Abb. 2.43 und 2.44); dunkelviolette Totenflecke an Händen und Füßen; evtl. Speichelabrinnspur, Zungenbiss, Kot- und Urinabgang, Ejakulation
→ **Innere Befunde:** Zungenbein-/Kehlkopffraktur; Einblutung der Halsweichteile; Erstickungsblutungen unter den serösen Häuten; flüssiges Leichenblut; Einblutung in das vordere Längsband und den Anulus fibrosus der Lendenwirbelsäule (Simon-Blutungen, s. Abb. 2.45); Periostblutungen an den Schlüsselbeinen

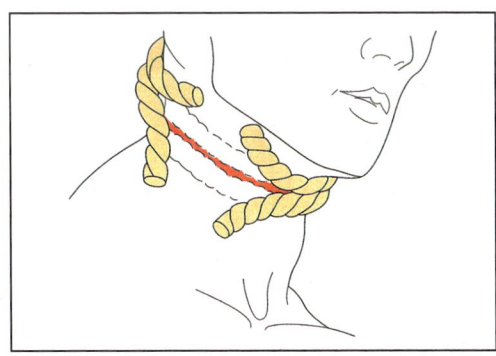

Abb. 2.43 Schematische Darstellung kleiner Blutungen zwischen dem doppelläufigen Strangwerkzeug (sog. Zwischenkammblutung)

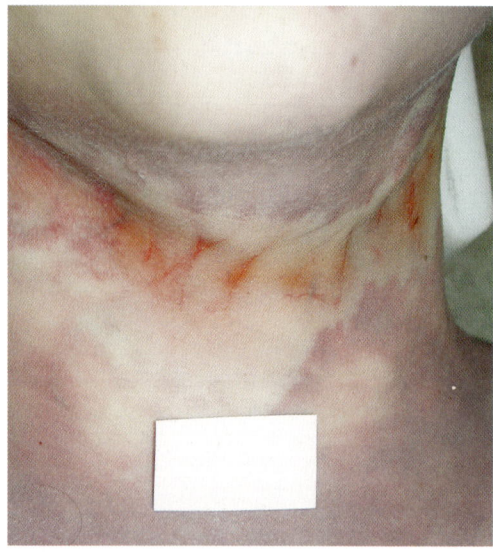

Abb. 2.44 Vertrocknete Strangmerkmale mit Abdruck des Musters der Textur des Strangwerkzeuges

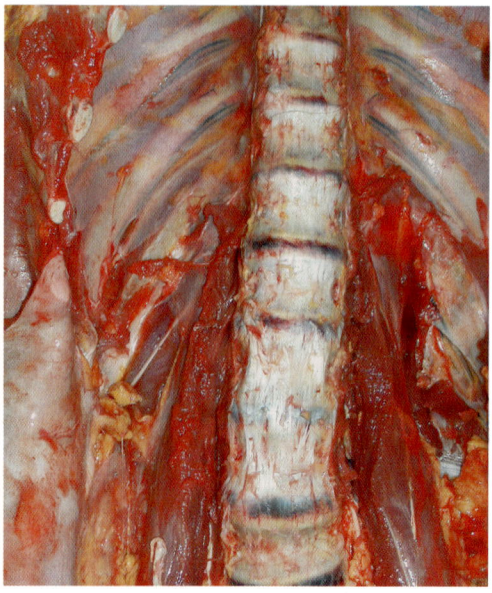

Abb. 2.45 Der Bereich der Zwischenwirbelscheiben ist normalerweise weiß, hier aber wegen Unterblutung dunkel (sog. Simon-Blutungen)

> **MERKE**
>
> Beim typischen Erhängen fehlen äußere Erstickungsbefunde. Beim atypischen Erhängen können ausgeprägte Stauungszeichen vorhanden sein.

> **MERKE**
>
> Ein Speichelabrinnspur kann (mit Vorsicht) als vitales Zeichen gewertet werden.

Erdrosseln

Definition: Das Strangwerkzeug wird zirkulär um den Hals gelegt, das Zuziehen erfolgt manuell.

> **MERKE**
>
> Suizide durch Erdrosseln sind möglich, aber sehr selten.

Typische Todesursachen:
→ Kompression der Halsvenen
→ Verschluss der oberen Atemwege
→ Selten: Reflextod durch Reizung der Karotissinusregion
→ Selten: Verletzungen der Halswirbelsäule

Befunde beim Drosseln:
→ **Äußere Befunde:** Drosselmarke (s. Abb. 2.46); Zyanose im Gesicht; ausgeprägte Stauung mit zahlreichen Petechien (s. Abb. 2.47); evtl. Kot- und Urinabgang, Ejakulation, Zungenbiss
→ **Innere Befunde:** Zungenbein-/Kehlkopffraktur; Einblutungen in die Halsweichteile; Erstickungsblutungen unter den serösen Häuten; flüssiges Leichenblut; blutarme Milz

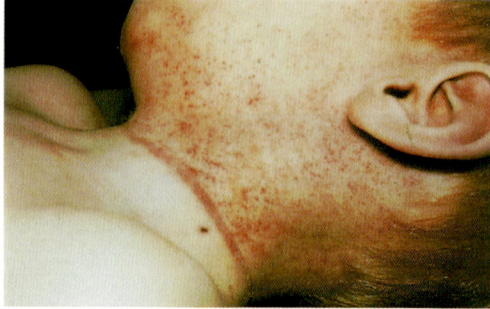

Abb. 2.46 Horizontale Drosselmarke mit petechialen Blutungen in der Haut oberhalb der Drosselmarke

> **MERKE**
>
> Charakteristisch für ein Erdrosseln sind starke Stauungserscheinungen im Kopfbereich.

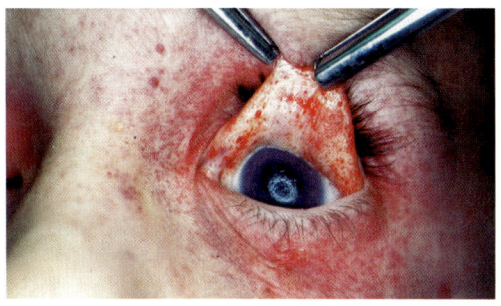

Abb. 2.47 Petechiale Blutungen in der Haut in der Umgebung der Augen und in der Augenbindehaut nach Drosseln

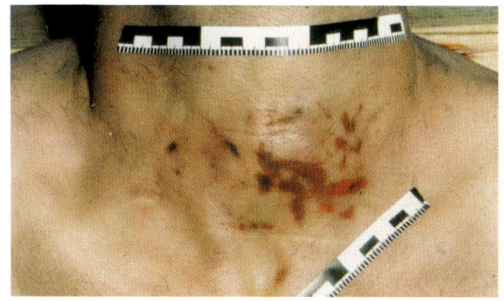

Abb. 2.48 Typische Fingernagelabdruckspuren (Würgemale) am Vorderhals

Erwürgen

Definition: Kompression des Halses mit den Händen.

> **MERKE**
>
> Suizidales Erwürgen ist nicht möglich.

Typische Todesursachen:
→ Kompression der Halsvenen
→ Verschluss der oberen Atemwege

Befunde beim Erwürgen:
→ **Äußere Befunde:** Würgemale (Fingernagelkratzspuren, Fingerdruckspuren) (s. Abb. 2.48); Einblutung in die Halsweichteile; Zyanose im Gesicht; ausgeprägte Stauung mit zahlreichen Petechien; evtl. Kot- und Urinabgang, Ejakulation, Zungenbiss
→ **Innere Befunde:** Zungenbein-/Kehlkopffraktur; flüssiges Leichenblut; blutarme Milz; Erstickungsblutungen unter den serösen Häuten

2.8.3 Tod im Wasser

Ertrinkungstod: Ertrinken ist ein Ersticken infolge Aspiration von Flüssigkeit.

Atypisches Ertrinken: Abgekürzter Ertrinkungsvorgang bei schweren Vorerkrankungen, Intoxikation, Schädel-Hirn-Trauma usw.

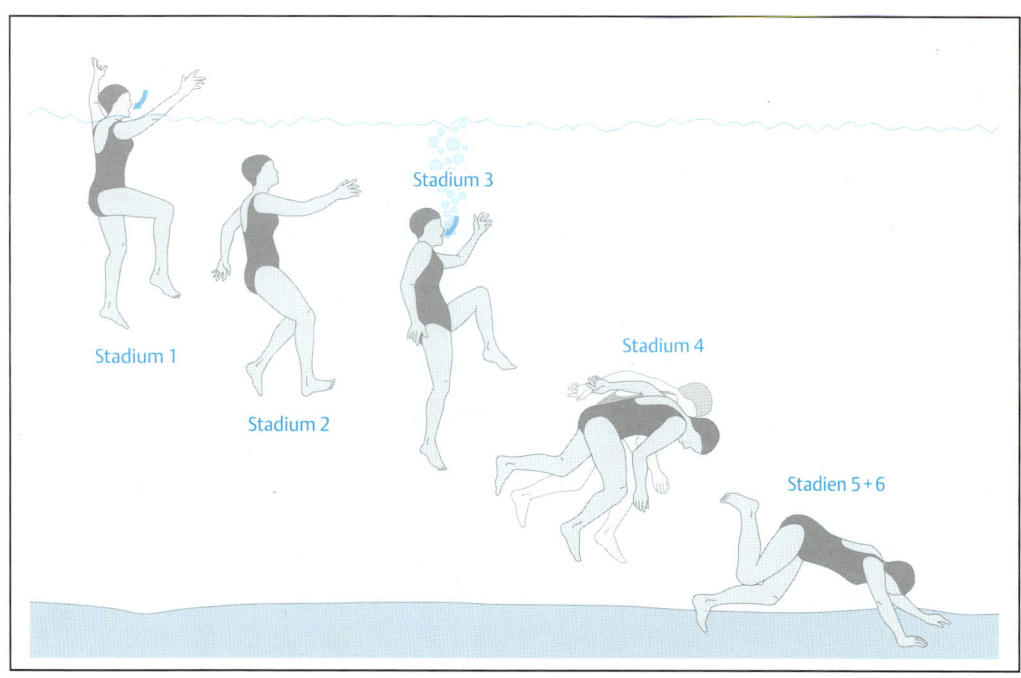

Abb. 2.49 Schematische Darstellung eines typischen Ertrinkungsvorganges

Badetod: Tod im Wasser aus anderer Ursache (z.B. Herzinfarkt).

Ertrinken in Süßwasser: Süßwasser ist gegenüber den Körperflüssigkeiten hypoton; es tritt sofort in die Blutbahn ein und bedingt eine Hämodilution, Hämolyse und Freisetzung von Kalium und Hämoglobin.

Emphysema aquosum = Überblähung der Lunge

Ertrinken in Salzwasser: Salzwasser ist gegenüber den Körperflüssigkeiten hyperton, es kommt zu einer Hämokonzentration, Hyperproteinämie und Anstieg der Serumelektrolyte. Durch Einstrom eiweißreicher Flüssigkeit in die Alveolen kommt es zu einem Lungenödem (Oedema aquosum).

CAVE

Bei jedem Toten im Wasser muss immer auch an eine Leichenbeseitigung im Wasser bei Tötung/Tod außerhalb des Wassers gedacht werden!

Stadien des typischen Ertrinkens: Gesamtdauer ca. 3–5 Minuten (s. Abb. 2.49)
→ Stadium 1: initiale reflektorische tiefe Inspiration
→ Stadium 2: willentliches Atemanhalten unter Wasser (Apnoe)
→ Stadium 3: zwanghafte Atembewegungen (Dyspnoe) bei Reizung des Atemzentrums durch zunehmende CO_2-Retention und Ausbildung eines Schaumpilzes
→ Stadium 4: Krampfstadium mit heftigen Atembewegungen und Bewusstseinsverlust
→ Stadium 5: Apnoe
→ Stadium 6: terminale Schnappatmung

Typische Ertrinkungsbefunde:
→ **Äußere Befunde:** weißlicher Schaumpilz vor Mund, Nase und in den Atemwegen (s. Abb. 2.3 und 2.50)
→ **Innere Befunde:** trockene Lungenblähung (Emphysema aquosum); verwaschene Pleurablutungen, sog. Paltauf-Flecken (s. Abb. 2.51); Sehrt'sche Magenschleimhautrisse; Blutstauung von Nieren und Leber; evtl. blasse, blutarme Milz, verschlucktes Wasser in Magen und Dünndarm

Vitale Zeichen beim Ertrinken: Schaumpilz; Diatomeen (Kieselalgen) in Organen des großen Kreislaufs

Postmortale Veränderungen beim Ertrinken: Waschhaut (s. Abb. 2.52); Treibverletzungen an Händen, Füßen (s. Abb. 2.53), Knien, Stirn (s. Abb. 2.54); Schiffsschraubenverletzungen; Tierfraß

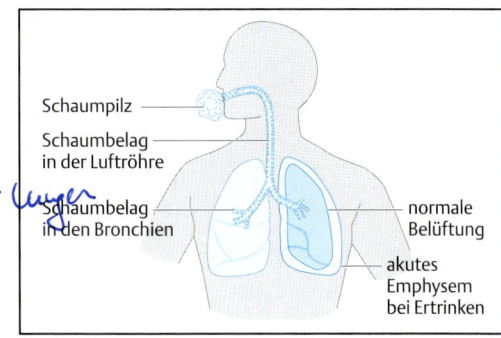

Abb. 2.50 Der Schaumpilz vor Mund, Nase und in den Atemwegen entsteht in der Dyspnoephase durch Verquirlen von eingeatmetem Wasser, Luft und Bronchialschleim. Der zähe Schaum in den Atemwegen bedingt einen Ventilmechanismus, der nur noch Inspiration zulässt; dadurch kommt es zur Lungenüberblähung.

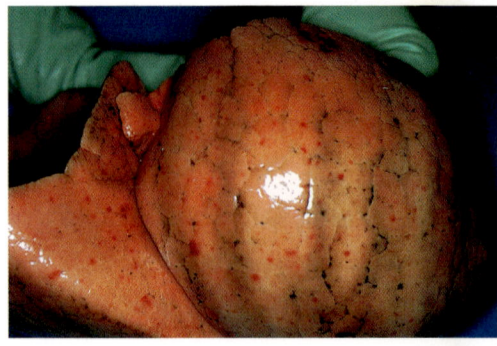

Abb. 2.51 Deutliche trockene Überblähung der Lungen mit verwaschenen subpleuralen Blutungen (Paltauf-Flecken)

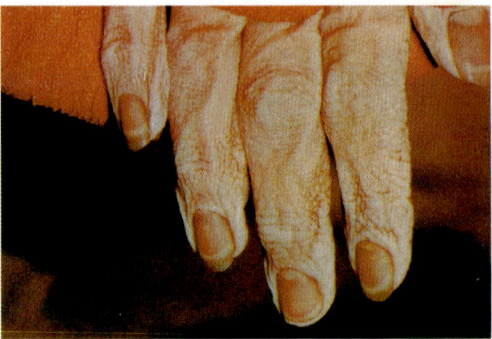

Abb. 2.52 Waschhautbildung an den Händen eines Ertrunkenen

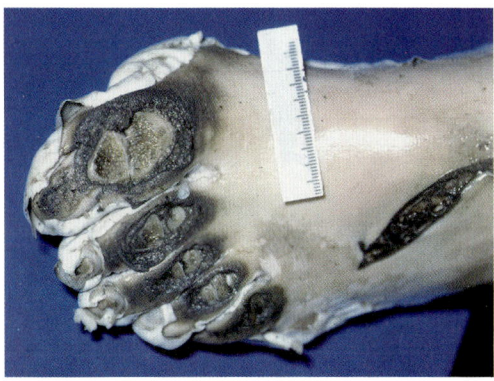

Abb. 2.53 Treibverletzung am linken Fußrücken

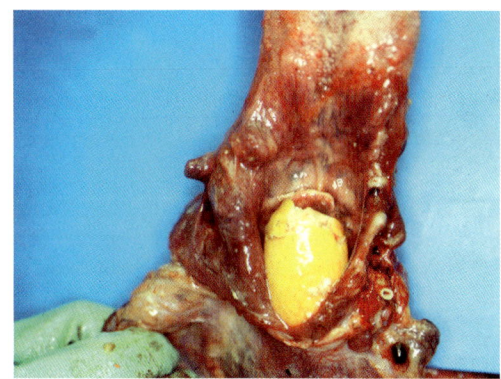

Abb. 2.55 Bolustod. Großer Speisepartikel im Luftröhreneingang

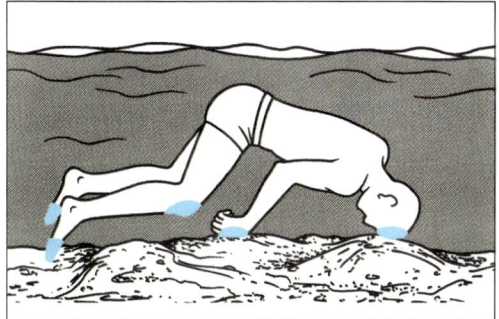

Abb. 2.54 Treibverletzungen an Händen, Füßen, Knien und Stirn durch Entlangschleifen des bäuchlings im Wasser treibenden Körpers

2.8.4 Sonderformen des Erstickens

Perthes-Druckstauung: Ersticken durch Behinderung der Atemexkursion z. B. beim Verschütten mit Kompression des Brustkorbs und Einengung der oberen Thoraxapertur, dadurch Verengung der auf dieser Höhe liegenden Halsgefäße. Typische Befunde: kräftige Zyanose, Dunsung, zahlreiche Stauungsblutungen.

Bolustod: Fremdkörper (z. B. Fleischbrocken) steckt im Eingang der Luftröhre, dadurch Reizung des Nervus laryngeus superior mit reflektorischem Herz-Kreislaufstillstand. Betrifft meist hochgradig Alkoholisierte oder hirnorganisch Geschädigte (s. Abb. 2.55).

> **MERKE**
>
> Der Bolustod ist meist ein Unfalltod. Hinterbliebene haben einen entsprechenden Leistungsanspruch.

2.9 Hitze

Definition: Einwirkung von offenem Feuer, Sonne, heißen Flüssigkeiten oder Gegenständen. Eine Erhöhung der **Körpertemperatur über 41 °C** ist bereits gefährlich.

Hitzschlag: Starke und plötzliche Erhöhung der Körpertemperatur auf Werte bis zu 44 °C mit hypoxischer und direkter Wärmeschädigung verschiedener Organe. Erfolgt die Erwärmung langsamer, kann der Körper besser gegenregulieren. Befunde bei Hitzschlag:

→ Haut und Hirnhäute: Diapedeseblutungen
→ Herzmuskel: Gefäßverquellungen, Nekrosen
→ Zerebrale Symptome: delirante Zustände, klonische Krämpfe bis zu völliger Bewusstlosigkeit und Tod

Sonnenstich: Sonderform des Hitzschlages mit direkter Sonnenbestrahlung des Kopfes als auslösende Ursache.

Schwelbrand: Bei Verbrennung von Kunststoffen entsteht evtl. hochgiftiges **Zyanwasserstoffgas** (Blausäuregas); in Abhängigkeit von der Konzentration kann es innerhalb von Sekunden zur Blockade der Atmungskette (Cytochromoxidase) kommen; dadurch kann sofort der Tod eintreten; dann ist keine Erhöhung des CO-Hb-Wertes mehr zu erwarten.

Vollständige Verbrennung: Zur vollständigen Verbrennung von (erwachsenen) Leichen benötigt man eine gleichbleibende Temperatur von etwa 1000 °C über mindestens eine Stunde. Diese Bedingungen sind in der Regel nur im Krematorium gegeben, so dass auch bei einer Leichenbeseitigung, z. B. in Zentralheizungsöfen, Knochenüberreste zu erwarten sind.

Hitzeschäden an der Haut:
→ Grad 1: Rötung, evtl. Schwellung
→ Grad 2: Blasenbildung
→ Grad 3: Nekrose
→ Grad 4: Verkohlung
Tod bei > 60–70 % Verbrennung der Körperoberfläche

Neuner-Regel: Sie dient zur Abschätzung des Anteiles verbrannter Haut in Prozent bei Erwachsenen (s. Abb. 2.56). Bei Kindern und Säuglingen ist der prozentuale Anteil etwas verschoben.

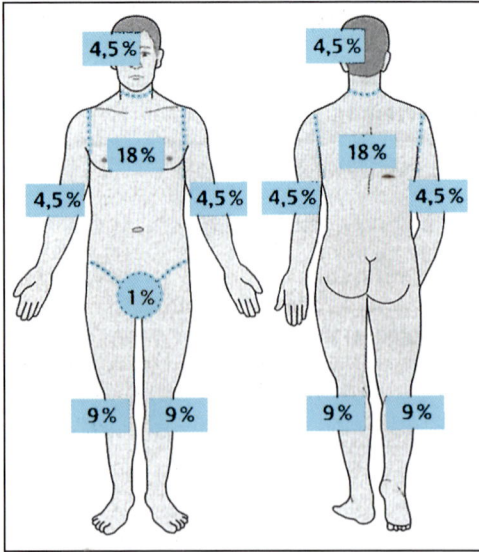

Abb. 2.56 Neuner-Regel

MERKE

Die Intensität der Schädigung durch Hitze ist abhängig von der Art der Hitze (heißes Wasser, offenes Feuer) und der Einwirkzeit. Die Haut kann schon bei Temperaturen über 44 °C geschädigt werden.

Verbrennungskrankheit: Hypovolämischer Schock, akutes Nierenversagen, reflektorischer Ileus, ARDS bei Rauchgasinhalation, katabole Stoffwechsellage, Wundinfektionsgefahr bei fehlender Hautschutzfunktion.

MERKE

Eine Verbrennungskrankheit kann bereits bei Verbrennungen von etwa 15 % der Haut auftreten.

Typische Todesursachen:
→ **Ersticken** durch Einatmung von Rauchgasen
→ Sog. **Verbrennungsschock** (Syn. neurogener Schock, Hitzeschock, hypovolämischer Schock), ausgelöst durch Permeabilitätsstörungen, periphere Gefäßkonstriktion und Elektrolytstörungen
→ **Spätschäden** wie Urämie (Crash-Niere), Schockulzera des Magen-Darmtrakts, Sepsis, Leberschädigung

Vitale Reaktionen bei Brandverletzten: Rußeinatmung in die tiefen Atemwege, verschluckte Rußteilchen im Magen, CO-Hb-Erhöhung auf >10%, große Fettpartikel in der Lunge, Krähenfüße neben den Augenwinkeln (s. Abb. 2.2), Erythem am Rande der Verbrennungen, Brandblasen.

Postmortale Befunde bei Brandverletzten: Fechterstellung der Gliedmaßen (s. Abb. 2.4), epidurales Brandhämatom, Hitzeaufplatzungen der Haut, Gelenk- und Knochensprengungen

2.10 Kälte

Definition Lebensgefährlich ist eine Herabsetzung der Körperkerntemperatur auf ca. **< 27 °C**; bei dieser Temperatur treten Herzrhythmusstörungen bis hin zum Kammerflimmern auf. Eintreten des Todes bei Körperkerntemperatur <25 °C. Gefährlich sind bei entsprechender Kleidung bereits Außentemperaturen von 10 °C.

Phasen der Unterkühlung:
→ „Erregungsphase": Absinken der Körpertemperatur auf ca. 34 °C → erhöhte Erregbarkeit des Kreislauf- und Atemzentrums in der Medulla oblongata und enorm gesteigerter Stoffwechsel → paradoxes Wärmegefühl, das zu Euphorie und zum Ablegen der Kleidung führt (sog. Kälteidiotie)
→ „Abklingende Erregung": Antriebsarmut und Müdigkeit, sich hinlegen, Einnehmen der Schlafhaltung (Embryonalstellung)
→ „Lähmungsphase": Bewusstlosigkeit und Tod

Kälteschäden der Haut:
→ Grad 1: Rötung
→ Grad 2: Blasenbildung
→ Grad 3: Nekrose

Frostbeule (Syn. Pernio): Chronischer Kälteschaden Grad 2 bis 3 an der Haut der Finger oder Zehen.

Tab. 2.13 Befunde bei Erfrorenen

	Vitales Zeichen
Äußere Befunde	
Braunrote Hautverfärbungen über Kniescheiben und Ellenbogen (s. Abb. 2.57)	Ja
Hellrote Totenflecke	Nein
Innere Befunde	
Fleckige Magenschleimhautblutungen (sog. Wischnewski-Flecken) s. Abb. 2.58	Ja
Hellrotes Leichenblut	Nein
Streifige Psoasblutungen	Ja

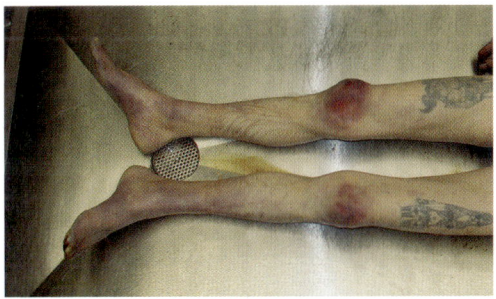

Abb. 2.57 Braunrote Verfärbungen über Kniescheiben eines Erfrorenen

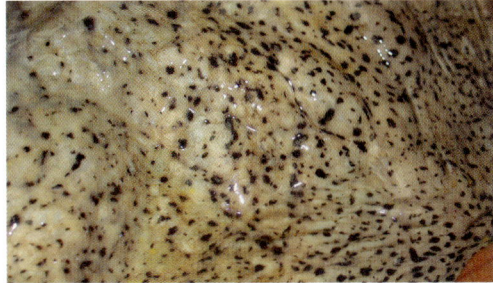

Abb. 2.58 Fleckige Magenschleimhautblutungen bei einem Erfrorenen (sog. Wischnewski-Flecken)

2.11 Elektrischer Strom

Definition: Direkte oder indirekte Stromeinwirkung auf den Körper. Schädigung in Abhängigkeit von Stromweg, Hautwiderstand, Durchströmungszeit, Stromart und Stromstärke. Die Stromstärke (I) ist nach dem Ohm-Gesetz (U = R × I) abhängig von der Spannung (U) und dem Widerstand (R). Der Widerstand wird beim Menschen im wesentlichen durch die Beschaffenheit der Haut beeinflusst (z. B. trockene schwielige Haut: bis 1 Mio. Ohm/cm^2; feuchte Haut: bis zu 15-fach geringer)

Kleinspannung (Schwachstrom): Bis zu 65 V. Ist meist ungefährlich.

Niederspannung: 65 bis zu 1000 V. Haushaltsübliche Wechselspannungen (220 V, 380 V) fallen darunter, sie können lebensgefährlich sein (elektrospezifische Wirkung).

Hoch- und Höchstspannung: Ab 1000 V. Haben häufig schwerste Verbrennungen zur Folge (elektrospezifische Wirkung).

Hochspannungsunfall (> 10 000 Volt): Stromleitung auch ohne direkten Kontakt zur Stromquelle (= Lichtbogen).

> **MERKE**
>
> Neben Stromstärke, Spannung und Widerstand ist auch die Unterscheidung zwischen Gleich- und Wechselstrom von Bedeutung. Wechselstrom mit Frequenzen zwischen 40 und 150 Hz ist besonders gefährlich für die Herz-Reizleitung (ab 25 mA Herzrythmusstörungen; ab 50 mA Kammerflimmern).

Blitzschlag: Stromfluss hauptsächlich über die Haut. Typische Befunde: Zerreißung der Kleidung (s. Abb. 2.59), Schmelzung von Metallteilen (z. B. Reißverschluss), farnkrautartige Blitzfigur an der Haut (s. Abb. 2.60). Bei entferntem Blitzeinschlag und Fortleitung über den Boden kann sich in der Erde ein Spannungstrichter bilden. Durch eine Schrittstellung der Beine kann eine Potentialdiffe-

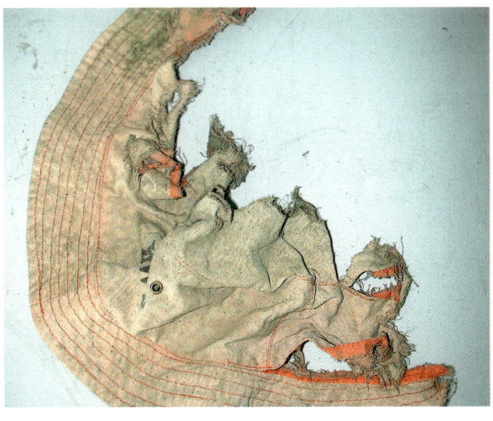

Abb. 2.59 Zerreißung des Hutes nach Blitzschlag

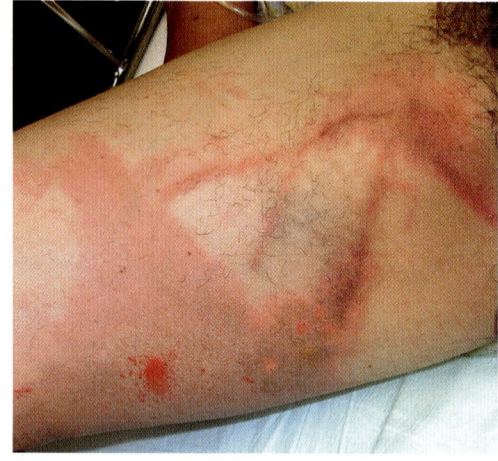

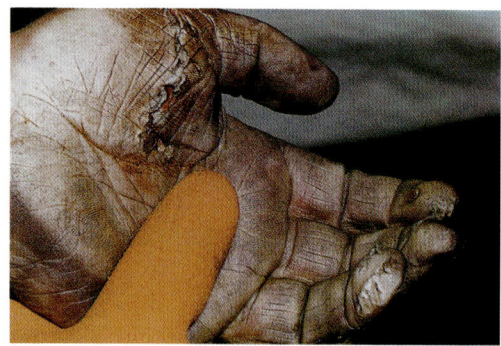

Abb. 2.62 Strommarke in Handinnenfläche und an Fingern

Abb. 2.60 Farnkrautartige Blitzfigur am rechten Oberschenkel

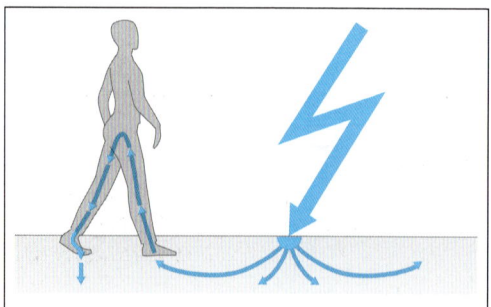

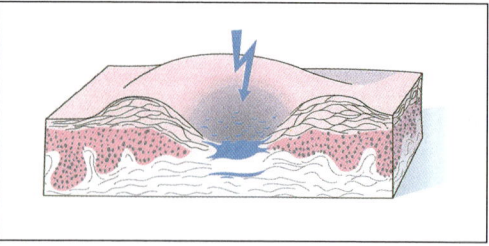

Abb. 2.63 Schematische Darstellung einer Strommarke mit Wall und zentraler Einsenkung

Abb. 2.61 Schematische Darstellung des Schritteffektes bei einem entfernten Blitzeinschlag

renz am Boden abgegriffen werden. Zu einem Stromfluss über das Herz kommt es in der Regel nicht, trotzdem kann der Betroffene zusammenbrechen (s. Abb. 2.61).

Strommarke: Entsteht an der Kontaktstelle des Stromleiters mit dem Organismus. Typisches Aussehen: rundliche Einsenkung der Haut mit blassem porzellanähnlichen Wall. Histologisch Wabenbildung der Hornschicht im Wallbereich, strichförmige Ausziehung der Basalzellkerne und Abhebung der Epidermis von der Kutis (s. Abb. 2.62 und 2.63).

MERKE

Strommarken sind nicht immer vorhanden, sie können auch fehlen oder so klein und uncharakteristisch erscheinen, dass sie als solche nicht mehr erkannt werden.

Beweis für Stromeinwirkung:
→ Histochemisch nachgewiesene scharf begrenzte Metallisation in den Hautanhangsgebilden
→ Punktförmige, metallbeschmauchte, schießscheibenförmige Durchschlagstellen der Haut

CAVE

Bei breitflächem Kontakt sind keine Strommarken zu erkennen.

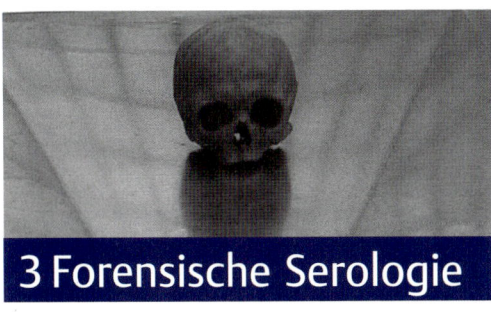

3 Forensische Serologie

3.1 Spurenkunde

Spur: Unter einer Spur versteht man Materialanhaftungen an Täter, Opfer, Tatwerkzeug, am Tatort oder in der näheren Umgebung, die zur Rekonstruktion des Geschehens dienen.

Spurenanalyse: Analyse biologischer Spuren (z. B. Blut, Sperma) mit Feststellung der Spezies- und Geschlechtszugehörigkeit sowie der individualisierenden genetischen Merkmale.

MERKE

Spuren werden mit dem Spurenträger (Unterlage der Spur) gesichert. Ist dies nicht möglich, werden sie abgekratzt oder mit einem sterilen feuchten Watteträger (NaCl, destilliertes Wasser, Alkohol, evtl. auch Leitungswasser) abgenommen. Sekretspuren auf der Haut werden ebenfalls mit einem feuchten Tupfer aufgenommen. Alle Spuren sind trocken zu lagern. Fotodokumentation, detaillierte Beschreibung und exakte Beschriftung sind unverzichtbar.

Wichtige biologische Spuren:
→ Blut
→ Sekrete: Speichel, Sperma, Schweiß, Vaginalsekret
→ Haare
→ Haut- und Gewebepartikel

MERKE

Die Asservierung biologischer Spuren ist häufig Aufgabe eines Arztes, während andere Spuren meist von speziell ausgebildeten Kriminalbeamten gesichert werden. Kleidungsstücke sind – wie jede andere Spur auch – einzeln in Papiertüten oder anderen Behältern (z. B. Faltschachteln) zu verpacken.

Tab. 3.1 Weitere wichtige Spuren

Spur	Hinweis u. a. auf
Fasern, Textilbestandteile	Tatort, Täterbekleidung, Transportmittel (Sitzbezüge, Teppichfasern)
Lack	Unfallrekonstruktion, verursachendes Fahrzeug
Glassplitter	Unfallfahrzeug
Schmierstoffe und Öle	Unfallfahrzeug
Metallsplitter	Tatwerkzeug
Erdschmutz	Tatort, Täter (Erdschmutz unter Fingernägeln)
Wasserproben	Diatomeennachweis, Tatort
Reifen- oder Schuhabdruck	Täter, Tatfahrzeug
Brandbeschleuniger	Brandursache
Schmauch	Schusshand, Tatwaffe

3.1.1 Blut

Blutspurformen: Aus Form und Verteilung von Blutspuren können Rückschlüsse auf das Tatgeschehen gezogen werden. Typische **Blutspurformen** sind (s. Abb. 3.1):
→ Tropfspur
→ Schleuder-/Spritzspur
→ Abrinnspur
→ Wischspur

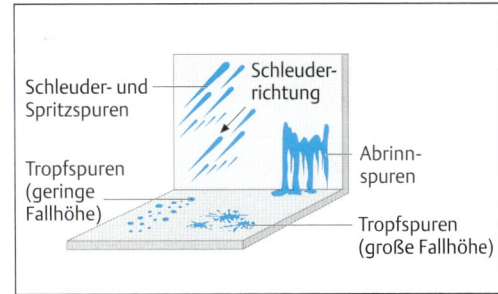

Abb. 3.1 Blutspurformen je nach Fallhöhe und Antragungsart

Asservierung: Aufnahme flüssiger Spuren mit der Pipette; Ausschneiden oder Abkratzen trockener Spuren oder Auflösung der Spuren mit NaCl-Lösung (auch mit Alkohol oder Leitungswasser möglich) und Aufnahme z. B. mit einem Watteträger, anschließend **trockene Lagerung**, z. B. in kleiner Faltschachtel.

Lagerung: Spuren auf Trägern müssen trocken gelagert werden, um Fäulnisveränderungen zu vermeiden. Die Lagerung erfolgt dunkel bei Zimmertemperatur oder tiefgekühlt.

Untersuchungen: Zunächst muss festgestellt werden, ob es sich wirklich um Blut handelt. Danach können bestimmt werden:
→ Spezies (Art)
→ Blutgruppe
→ Geschlechts- und Rassenzugehörigkeit
→ Herkunft des Blutes (z. B. Menstrualblut, Geburtsblut).

Heute ist die **DNA-Analyse** Untersuchungsmethode der Wahl, da man mit ihr Spezies, Blutgruppe, Geschlecht, Rasse und Herkunftsort einfacher nachweisen kann als mit den älteren Methoden (s. u.). Lediglich die Vorproben, mit denen untersucht wird, ob es sich überhaupt um Blut handelt, werden in der Praxis noch angewandt. Wegen der Vollständigkeit werden hier auch noch die älteren Methoden vorgestellt.

Nachweismethoden für Blut

Zunächst muss festgestellt werden, ob es sich bei der verdächtigen Flüssigkeit überhaupt um Blut handelt. Proben darauf:
→ **Unspezifische Vorproben:** Chemilumineszenz, Phenolphtaleinprobe, Wasserstoffsuperoxidprobe
→ **Beweisproben:** Porphyrinprobe, Spektroskopie

Chemilumineszenz: Nach Aufsprühen von Luminol leuchtet Blut im Dunkeln in hellblauer Farbe.

Phenolphthaleinprobe: Das Reaktionsprinzip basiert auf der katalytischen Wirkung des Hämoglobins als Pseudoperoxidase. Blut färbt sich rot an.

Wasserstoffsuperoxidprobe: Nach Benetzen der Spur mit 3%-igem Wasserstoffsuperoxid schäumt Blut.

Porphyrinprobe: Empfindlichste Probe: Blut leuchtet nach Zugabe von konzentrierter Schwefelsäure unter UV-Licht dunkelrot auf.

Spektroskopie: Durch Zusatz von verschiedenen Substanzen (Oxidations- und Reduktionsmittel) kann Hämoglobin anhand der speziellen Absorptionsmaxima nachgewiesen werden.

Speziesnachweis am Blut

Speziesnachweis (Tier/Mensch): Früher üblich Präzipitinreaktion nach Ouchterlony oder Uhlenhuth; heute wird in der Regel eine **DNA-Analyse** durchgeführt.

Präzipitinreaktion nach Ouchterlony: In einem Agargel wird zentral ein Loch für die zu untersuchende Spur ausgestanzt. Darum herum werden in einem Abstand von ca. 5 mm mehrere weitere Löcher für Lösungen artspezifischer Antiseren (z. B. Anti-Mensch, Anti-Rind) ausgehoben. Wenn die Lösungen durch das Gel diffundieren, bildet das zur Spur passende Antiserum mit der Spur eine Präzipitationslinie.

Präzipitinreaktion nach Uhlenhuth: Das Spurenmaterial wird in NaCl-Lösung gebracht, dann auf das Vorhandensein von Eiweiß untersucht. Dabei wird die Laugenflüssigkeit in Kapillarröhrchen mit Sulfosalizylsäure überschichtet. Kommt es zu einer Ausfällung eines weißen Ringes, stellt dies eine positive Reaktion dar. Anschließend werden in gleicher Weise Einzelproben mit Antiseren (z. B. Anti-Mensch, Anti-Schwein) überschichtet. Ein Fällungsring bedeutet eine positive Reaktion.

Blutgruppennachweis an Blutspuren

Blutgruppe: Einteilung des Blutes je nach Oberflächenantigenen der Erythrozyten und Antikörpern im Serum nach verschiedenen Systemen:

Erytrozyten-Systeme:
→ AB0-System: Blutgruppen A, B, AB oder 0
→ Rhesus-/CDE-System: Rhesus-(D-)positiv oder -(d-)negativ
→ MNSs-System: Da die Allelenpaare M/N und S/s miteinander gekoppelt sind und nie durch andere Allele überdeckt werden, eignen sie sich gut zum Vaterschaftsnachweis.

Serum-Systeme:
→ Haptoglobin-System
→ Gc-System

Enzymsysteme:
→ Phosphoglukomutase
→ Glutamat-Pyruvat-Transaminase

DNA-Analyse von Blut
s. Kap. 3.2 Forensische Genetik

Herkunftsort des Blutes

Tab. 3.2 Herkunftsort des Blutes

Herkunftsort	Nachweis
Fetalblut	Alpha1-Fetoprotein oder Hb-F
Mann/Frau	Nachweis von Sexchromatin oder DNA
Menstrualblut	Deciduazellen
Abortblut	Fruchtwasser oder Decidual-partikel

3.1.2 Sekretspuren

Das Auffinden von Sekretspuren ist nicht immer einfach. Eine sorgfältige Untersuchung des Spurenträgers (z. B. Kleidung, Haut) ist notwendig. Spermaspuren sind gut unter der Quarzlampe (450–490 nm) zu erkennen, da sie bläulich fluoreszieren.

Tab. 3.3 Vorkommen von Sekretspuren

Speichel	Schweiß	Sperma, Vaginalsekret
Briefmarken, Zigaretten, Trinkgläser, Kissen, „Knutschfleck", Bissspur, Penis (Oralverkehr)	Kleidungsstücke, Lenkrad, Helminnenseite	Kleidungstücke, Bettzeug, Genitalbereich, Taschentuch, Mundhöhle (Oralverkehr), Kondome

Asservierung: Feuchte Sekretspuren, z. B. auf Kleidungsstücken, sind luftzutrocknen. Angetrocknete Spuren können entweder abgekratzt oder mit einem – am besten mit NaCl-Lösung, im Notfall auch Leitungswasser – befeuchteten sterilen Watteträger abgenommen werden. Die feuchten Watteträger müssen luftgetrocknet werden. Dies erfolgt am besten in speziell dafür hergestellten Faltkartonschachteln, die den Watteträger auch vor Verunreinigungen schützen.

Lagerung: Luftgetrocknet.

Untersuchungen:
➜ **Nachweismethoden** für Speichel, Sperma, Schweiß, Vaginalsekret s. u.
➜ **DNA-Analyse:** Zuordnung der Sekretspuren zum Urheber (z. B. Opfer, Täter, Zeuge) möglich; s. Kap. 3.2 Forensische Genetik.

Nachweismethode für Speichel

Nachweis von Speichel: Amylase-Test (Auflösung der Spur in Natriumacetatlösung; Zugabe von 2%-iger Stärkelösung; anschließend Inkubation; handelt es sich um Speichel, wird nun hinzugefügte Lugol-Lösung nicht blau, da die Stärkelösung von der Speichel-Amylase abgebaut wurde).

Nachweismethoden für Sperma

Nachweis von Spferma:
➜ Vortests:
  – **Saure-Phosphatase-Test:** spezielles Test-Kit zum Nachweis des Enzyms saure Phosphatase, das in erhöhter Konzentration in der Spermaflüssigkeit vorkommt (violette Farbreaktion)
  – **PSA-Test:** Schnelltest zum Nachweis des prostataspezifischen Antigens (PSA) in Sperma und Urin
➜ Nachweis:
  – **Mikroskopischer Spermanachweis:** Ein Ausstrich des Spurensubstrates wird gefärbt (gut geeignet sind Methylenblau oder Säurefuchsin) und histologisch auf Spermien durchsucht (s. Abb. 5.2).

> **MERKE**
>
> Spermienköpfe können noch mehrere Tage nach dem Geschlechtsverkehr nachgewiesen werden.

Nachweismethoden für Vaginalsekret

Nachweis von Vaginalepithelien:
➜ Nachweis glykogenhaltiger Zellen mit Lugol-Lösung (*cave:* auch Urothel ist glykogenhaltig)
➜ Nachweis von DNA von Vaginalepithelien am Penisschaft

Nachweis von AB0-Merkmalen in Sekreten

Sekretoren: Etwa 80% der Bevölkerung besitzen die sog. Sekretor- oder Ausscheidereigenschaft. Diese Menschen scheiden in ihren Sekreten (z. B. Schweiß; Urin Speichel) Blutgruppensubstanzen aus (AB0 oder Substanz H)

3.1.3 Haare

Asservierung und Lagerung: Aufbewahrung von Haaren am besten trocken in einem Papiertütchen.

Speziesnachweis (Mensch/Tier): Das menschliche Haar zeigt mikroskopisch einen anderen Aufbau als Tierhaar. **Beim Menschen ist der Markstrang schmal, die Rinde breit**, bei Tieren dagegen der Markstrang breit, die Rinde schmal.

Blutgruppenbestimmung: Nachweis der Blutgruppe in der Haarwurzel.

Geschlechtsbestimmung: Nachweis des Sexchromatins in der Haarwurzel.

Bestimmung der Körperregion: Barthaare und Schamhaare sind häufig dicker als Kopfhaare.

DNA-Analyse: Nachweis von genomischer DNA in der **Haarwurzel** in der Anagenphase; telogene Haare enthalten nur mitochondriale DNA.

Substanznachweis: Z. B. chronischer Medikamenten- und Betäubungsmittelkonsum. Dazu muss ein Strang Haare direkt an der Kopfhaut abgeschnitten werden. Chemische und physikalische Veränderungen, wie Färben oder Dauerwelle, können das Ergebnis beeinflussen.

3.1.4 Haut- und Gewebepartikel

Vorkommen: Fingernägel, Tatwaffe, Würgemale usw.

Asservierung und Lagerung: Abnahme mit einem Watteträger. Fingernagelschmutz lässt sich am besten durch sehr kurzes Abschneiden der Fingernägel sichern. Trockene Lagerung.

Untersuchungen: Mikroskopischer Nachweis, DNA-Analyse.

3.2 Forensische Genetik

3.2.1 Aufgabenbereiche

Aufgaben: Untersuchung von Erbmerkmalen zur
→ Identifizierung von lebenden Personen oder Leichen
→ Individualisierung biologischer Spuren und Zuordnung zum Spurenleger (Spurenanalyse)
→ Abstammungsbegutachtung

Identifizierung: Feststellung der Identität einer lebenden oder verstorbenen Person, Zusammenführung von Leichenteilen.

Spurenanalyse: Analyse biologischer Spuren (z. B. Blut, Sperma, Speichel) mit Feststellung der Spezies- und Geschlechtszugehörigkeit sowie der individualisierenden genetischen Merkmale.

Abstammungsbegutachtung: Klärung unbekannter Abstammung von Personen (Vaterschaftsgutachten, Fälle strittiger Mutterschaft). Rechtliche Grundlage der Feststellung einer **Vaterschaft:** § 1600c BGB (Bürgerliches Gesetzbuch): Hierin heißt es, dass „…

derjenige als Vater festzustellen ist, der das Kind gezeugt hat".

Historie der angewandten Untersuchungsmethoden:
→ Bis Ende der 1970er Jahre: „Klassische Blutgruppenbestimmung" (AB0-, Rhesus-System)
→ Seit Beginn der 1980er Jahre: DNA-Analyse

3.2.2 DNA-Analyse

Grundlagen

Das äußere Erscheinungsbild eines Organismus wird als Phänotyp bezeichnet. Der Phänotyp wird durch den Genotyp und Umwelteinflüsse beeinflusst. Der Genotyp basiert auf Genen, die auf den Chromosomen des Zellkerns lokalisiert sind.

Der Mensch ist ein Organismus mit einem **diploiden Chromosomensatz**, d. h. jedes Chromosom kommt im Zellkern zweimal vor. Ein Chromosom hat man von der Mutter geerbt, das zweite, dazu homologe vom Vater. Auf zwei homologen Chromosomen sind jeweils am gleichen **Genort** (Genlocus) die gleichen Gene lokalisiert. Diese beiden Gene können identisch oder leicht unterschiedlich sein. Ein Gen und seine abgewandelte Formen werden als **Allele** (Zustandsformen) eines Gens bezeichnet. Sind beide Allele identisch, ist man bzgl. dieses Gens **homozygot**; sind die beiden Allele unterschiedlich, ist man bzgl. dieses Gens **heterozygot**.

In einer Population gibt es häufig viele verschiedene Allele eines Gens. Diese multiplen Allele sind die Ursache der Vielfältigkeit eines Gens (sog. genetischer Polymorphismus). Jedes Einzelindividuum besitzt maximal zwei dieser vielen Allele eines jeden Gens, eine Ursache für seine Individualität.

Arten der Vererbung:
→ **Dominanter Erbgang:** Bei einem dominant vererbten Merkmal muss nur eines der beiden Allele für diese Merkmal kodieren, es setzt sich auch im heterozygoten Zustand durch. Das zweite Allel kommt nicht zur Ausprägung.
→ **Rezessiver Erbgang:** Rezessiv vererbte Merkmale können sich phänotypisch nur im homozygoten Zustand ausprägen.
→ **Kodominanter Erbgang:** Liegt ein Gen in zwei Allelen vor (heterozygot) und kommen beide Allele zu phänotypischer Ausprägung, handelt es sich um einen kodominanten Erbgang.
→ **Intermediärer Erbgang:** Vermischen sich im Phänotyp die Merkmale der Eltern, spricht man von intermedären Erbgang.

Vererbungsregeln: Gregor Mendel analysierte die Vererbung einzelner Merkmale anhand von Erbsen und entwickelte die Uniformitäts- und Spaltungsregel.

Uniformitätsregel: Eltern mit homozygoten, aber unterschiedlichen Merkmalen haben Kinder die bzgl. dieses Merkmals genotypisch identisch (uniform) sind.

Spaltungsregel: Eltern mit heterozygoten, aber gleichem Merkmal haben Kinder, die zu 50 % heterozygot wie ihre Eltern sind. Je 25 % sind homozygot bzgl. des betrachteten Merkmals.

Beispiel für Vererbungsregeln (z. B. bei der Kreuzung von Erbsen)

Eltern (Allele)	AA	BB		
	Uniformitätsregel			
F1-Generation (Allele)	AB	AB		
	Spaltungsregel			
F2-Generation (Allele)	AA	AB	AB	BB

DNA-Analyse

Grundvoraussetzungen für die DNA-Analyse:
1. **Genetische Verschiedenartigkeit** und dadurch Unterscheidbarkeit der Individuen auf Basis von verschiedenartigen Stellen des Genoms (Genorten).
2. Identifizierung eines Menschen anhand geringster Mengen biologischen Materials vorausgesetzt man hat von diesem Menschen **Vergleichsmaterial**.

MERKE

Bei der Probenentnahme zu Identifizierungszwecken ist eine zuverlässige Identitätssicherung mit eindeutiger Probenbeschriftung notwendig.

Untersuchungsmaterial: Jede Zelle besitzt das vollständige Erbmaterial. Daher kann prinzipiell jedes Material, welches Zellen enthält, für die genetische Untersuchung herangezogen werden. Bei Lebenden wird zum Zwecke der Identifizierung oder Abstammungsbegutachtung meist ein **Mundschleimhautabstrich** angefertigt. Die üblichen DNA-Untersuchungen unter forensischen Aspekten untersuchen nur den **nichtkodierenden DNA-Anteil, die sog.** Short-Tandem-Repeats (STRs).

Short-Tandem-Repeats (STRs): DNA-Polymorphismen, die zur PCR-Analyse besonders gut geeignet sind. Merkmale:
→ Es handelt sich um **nichtkodierende DNA-Fragmente** (Introns, Pseudogene) unterschiedlicher Länge.
→ Sie besitzen eine unterschiedlich große Anzahl hintereinander liegender, 2–6 Basenpaare langer **repetitiver Einheiten** (z. B. …CAGGCAGGCAGG…)
→ Einzelne STR-Fragmente sind kurz (ca. 100–350 Basenpaare).
→ STRs sind auch bei weitgehender Zerstörung der DNA (z. B. bei autolytischem oder altem Untersuchungsmaterial) zu gewinnen.

Beispiele für DNA-Gewinnung aus:
→ **EDTA-Blut:** Isolierung der Leukozyten, Lyse mit Proteinkinase K, Fällung mit gesättigter NaCl-Lösung, Zentrifugation
→ **Spurenmaterial:** Auflösung in Aqua dest. und Zentrifugation, Zusatz von Chelex-100-Suspension und Proteinkinase K, Inkubation, Kochen im Wasserbad , Zentrifugation

Vervielfältigung von STRs mit der Polymerase-Ketten-Reaktion (PCR) und Erstellung eines DNA-Profils: Die PCR ist ein automatisiertes In-vitro-Verfahren zur DNA-Vervielfältigung eines definierten DNA-Bereichs. Diese Abschnitte werden **millionenfach vervielfältigt**. In der Regel entstehen dabei unterschiedlich lange DNA-Sequenzen, die **längenabhängig elektrophoretisch** aufgetrennt werden. Dabei entsteht ein **individualtypisches Muster**, das als **DNA-Profil** bezeichnet wird und absolut individuell ist (Ausnahme eineiige Zwillinge).

MERKE

Für die PCR benötigt man nur kleinste DNA-Mengen (ca. 50–100 pg = z. B. eine Blutmenge von weniger als einem mm^3 oder wenige Epithelzellen der Mundschleimhaut).

Vorteile der DNA-Analyse anhand von STRs:
→ Datenschutz durch Analyse von nichtkodierenden DNA-Abschnitten
→ Bekannter Erbgang, einfache Erbregel
→ Eignung für jedes zellhaltige Material

MERKE

Bei Spuren mit nur geringem Gehalt an nukleärer DNA (z. B. Knochen, Zähne, stark fäulnisveränderte Spuren, wurzellose Haare) werden mitochondriale und/oder Y-chromosomale DNA untersucht.

Mitochondriale DNA: Maternal vererbte DNA, die nicht mit der Kern-DNA identisch ist und in den Mitochondrien lokalisiert ist.

Y-chromosomale DNA: Das Y-Chromosom ist nur einmal vorhanden und wird als Ganzes vom Vater an die Söhne vererbt. Besonders wertvoll bei der Spurenanalyse von Mischspuren mit Überschuss an weiblicher DNA (z. B. Vergewaltigungsdelikten).

Vervielfältigung mitochondrialer und Y-chromosomaler DNA mittels PCR und Ermittlung der Basenfolge mittels DNA-Sequenzierung: Zunächst wird die DNA mittels PCR vervielfältigt. Danach wird mit Hilfe der DNA-Sequenzierung die Basenfolge in diesem DNA-Abschnitt bestimmt. Bei der DNA-Sequenzierung wird zu dem zu sequenzierenden DNA-Abschnitt komplementär ein DNA-Strang in vitro synthetisiert. Dabei wird unter die normalen Desoxynukleotide auch ein bestimmter Anteil chemisch modifizierter und unterschiedlich fluoreszenzmarkierter Nukleotide gemischt (z. B. A = gelb, T = grün, G = blau, C = rot). Wird ein solches markiertes Nukleotid in den synthetisierten DNA-Strang eingebaut, kommt es zum Kettenabbruch. Nach Auftragen der so synthetisierten unterschiedliche langen DNA-Produkte auf ein Gel, können die Markierungen und damit auch die Sequenz der DNA durch Fluoreszierung abgelesen werden.

Allgemeiner Nachteil der DNA-Analyse: Gefahr der Kontamination mit fremder menschlicher oder bakterieller DNA, daher:
→ Sauberes und diszipliniertes Arbeiten
→ Nichtberühren von Spuren
→ Tragen von Mundschutz und Einmalhandschuhen

DNA-Analyse-Datei: 1998 wurde beim Bundeskriminalamt in Wiesbaden eine DNA-Analyse-Datei etabliert, die auf **8 STR-Systemen** (s. u.) basiert. Die gesetzliche Grundlage bildet das DNA-Identitätsfeststellungsgesetz § 81g StPO. Erfasst werden zum Zwecke der Identitätsfeststellung in künftigen Strafverfahren:
→ Nicht zugeordnete (anonyme) Spuren von Sexual-, Gewalt- und Eigentumsdelikten
→ Auf richterliche Anordnung zugeordnete Spuren Beschuldigter/Verurteilter, bei denen zukünftig Strafverfahren (Tötung, gefährliche Körperverletzung, Sexualstraftaten, Einbruch, Erpressung) zu erwarten sind
Nicht erfasst werden:
→ Daten von Kindern
→ Daten aus Massengentests zur Aufklärung spektakulärer Tötungs- und Sexualverbrechen.

STR-Systeme der DNA-Analyse-Datei: Es existieren zwei Systeme:
→ **Namensgebung nach benachbarten identifizierten Genen**, z. B. VWA = Von Willebrandt-Faktor-Genlocus, TH01 = Thyrosin-Hydroxylase-Gen + Intron 01
→ **Namensgebung nach der chromosomalen Lokalisation** bestehend aus D (für DNA) + Nr. des Chromosoms + S (für Single-Kopie) + Ordnungszahl entsprechend der Reihenfolge der Entdeckung auf diesem Chromosom, z. B. D18S51 = Chromosom 18, entdeckter Genlocus 51

Die einzelnen Allele in einem STR-System werden nach der Anzahl der repetitiven Einheiten angegeben. So bedeutet D18S51 16/18, dass die auf dem Chromosom 18 an Genlocus 51 zugehörige repetitive Einheit (AGAA) auf dem von einem Elternteil geerbten Chromosom 18 16-mal, auf dem vom anderen Elternteil geerbten Chromosom 18 18-mal vorkommt.

Grundlage der biostatistischen Berechnung: Berechnung der Plausibilität (Likelyhood Ratio). Ihr liegt ein Hypothesenvergleich zugrunde, wobei die Hypothesen (Spur stammt vom Tatverdächtigen oder einer anderen Person) in einem Wahrscheinlichkeitsverhältnis zueinander gesetzt werden. Die Berechnung der Plausibilität basiert auf der Vorkommenshäufigkeit der Merkmale (Allele) in der Bevölkerung (Populationsfrequenz).

> **MERKE**
>
> Allelhäufigkeiten zeigen zwischen unterschiedlichen ethnischen Hauptgruppen (Asiaten, Schwarzafrikaner, weißhäutige Europäer = Kaukasier) signifikante Unterschiede, die bei der biostatistischen Berechnung der Übereinstimmungshäufigkeiten eines Tatverdächtigen zu berücksichtigen ist.

Biostatische Berechnungen: In der DNA-Analyse-Datei wird für jedes STR-System der Genotyp (also die beiden Allele) gespeichert, z. B. D18S51 16/18.
→ Für jedes einzelne Allel ist die Häufigkeit seines Vorkommens bekannt, so dass man die Wahrscheinlichkeit des Zusammentreffens zweier Allele berechnen kann, z. B. D18S51 16/18 = 1/50.
→ Für mehrere STR-Systeme wird diese Wahrscheinlichkeiten miteinander multipliziert, z. B. 1/50 (D18S51) × 1/20 (VWA 15/17) × 1/10 (TH01 6/9.3) = 10000. Diese Konstellation tritt also mit einer Wahrscheinlichkeit von 1 : 10000 auf.

Tab. 3.4 Beispiel für Vaterschaftseinschluss oder -ausschluss

	Allelhäufigkeit			
Untersuchtes STR-System	Kind	Mutter	Putativvater	Ergebnis
TH01	7/8	8/9.3	6/9.3	Ausschluss
TH01	6/9.3	6/7	7/9.3	Einschluss

→ Aus 8 STR-Systemen der DNA-Analyse-Datei lassen sich so in der Regel Häufigkeiten ermitteln, die bei 1 : mehreren Milliarden liegen. Eine Gutachtenaussage einer DNA-Analyse kann somit lauten: „Die untersuchte DNA der Spur ist mit der des Opfers identisch. Die Häufigkeit dieser Merkmalskombination kommt in der Bevölkerung mit einer Wahrscheinlichkeit von 1 : 2,5 Milliarden vor."

3.2.3 Vaterschaftsabklärung

Bis Mitte der 1990er Jahre wurden zur Vaterschaftsfeststellung Blutgruppengutachten erstellt, die heute aber weitgehend durch Abstammungsgutachten auf DNA-Basis ersetzt worden sind.

Vorteile der Abstammungsgutachten auf DNA-Basis:
→ Das Kind muss nicht mehr – wie bei der Bestimmung der klassischen Blutgruppensysteme – 8 Monate alt sein. Eine Vaterschaftsuntersuchung kann direkt nach der Geburt erfolgen.
→ Es können mehr Allele (Merkmale) untersucht werden: Die biostatistische Aussagekraft wird dadurch deutlich höher.
→ Untersuchung auch von sog. Defizienzfällen, in denen der Putativvater verstorben oder nicht mehr auffindbar ist (hier dann Untersuchung von Eltern oder Geschwistern der fehlenden Person).

Material: DNA-haltiges Material von Mutter, Kind und Putativvater, meist Wangenschleimhautabstrich.

Identifikation: Ausweis, Foto, Fingerabdruck.

Vaterschaftsausschluss/-einschluss: Beim Abstammungsgutachten geht man so vor, dass die Mutter als sicher gilt und somit auch Erbmerkmale der Mutter beim Kind auftreten müssen. Die übrigen Merkmale müssen vom Erzeuger stammen. Hat der von der Mutter angegebene Mann diese Merkmale nicht, wird er zwangsläufig als Erzeuger des Kindes ausgeschlossen. Um dies mit Sicherheit gewährleisten zu können, müssen diese Ausschlüsse durch mehrere STR-Systeme bestätigt werden. Kann ein Mann als Erzeuger des Kindes nicht ausgeschlossen werden, so wird eine biostatistische Wahrscheinlichkeit seiner Vaterschaft angegeben.

> **MERKE**
>
> Im Falle einer Einschluss-Konstellation kann nie mit 100%-iger Sicherheit festgestellt werden, dass es sich um den Vater (oder die vermutete Person) handelt. Es kann nur von einer Wahrscheinlichkeit gesprochen werden.

Vaterschaftswahrscheinlichkeit: Gemäß Bundesgerichtsentscheid gilt die Vaterschaft ab einem Wert von 99,9% als gesichert. Unter Anwendung der DNA-Technik werden sogar Werte von mehr als 99,999% erreicht. Damit gilt die Vaterschaft als praktisch erwiesen.

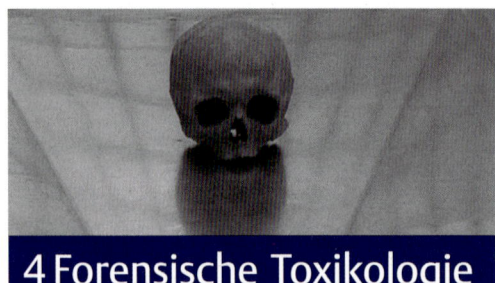

4 Forensische Toxikologie

Hauptaufgabengebiet: Nachweis von Giften im Körper, in Körperflüssigkeiten und in anderen Spuren sowie ihre Beurteilung.

4.1 Rechtsgrundlagen

Tab. 4.1 Relevante Rechtsbegriffe

Paragraph	Delikt
§ 223 StGB	Körperverletzung
§ 224 StGB	Gefährliche Körperverletzung (z. B. durch Messer, Giftbeibringung)
§ 330a StGB	Schwere Gefährdung durch Freisetzen von Giften
§ 91 StPO	Untersuchung von Leichen, Leichteilen und Spuren bei Vergiftungsverdacht

4.2 Giftaufnahme, Giftbeibringung und Giftnachweis

Wege der Giftaufnahme: oral, Injektion (intravenös, intraarteriell), Bisse, Stiche, intranasal, inhalativ, transdermal, rektal, lokal.

Tab. 4.2 Formen der Giftaufnahme/Giftbeibringung

Art der Giftaufnahme/ Giftbeibringung	Beispiele
Absichtliche Selbstbeibringung	Missbrauch/Abhängigkeit Selbstbeschädigung Suizid
Absichtliche Fremdbeibringung	Vorsätzliche Schädigung Münchhausen-by-proxy-Syndrom Mord
Unfall	Kindliche Neugier Verwechslung Falsche Verschreibung Unfall im Haushalt Unfall an der Arbeitsstelle

Gewerbliche Vergiftung: Schädigung durch Stoffe, die man bei der Ausübung seines Berufes verarbeitet oder denen man dabei ausgesetzt ist.

> **MERKE**
>
> Es besteht eine Meldepflicht bei gewerblichen Vergiftungen und bei Vergiftungen mit Haushaltsprodukten.

Die **Wirksamkeit** und damit auch die **Toxizität** eines Stoffes sind abhängig von:
→ Löslichkeit
→ Dosis (Satz von Paracelsus, s. Merke)
→ Konzentration am Wirkort
→ Art und Dauer: akute oder chronische Zufuhr (Stoffkumulation, Wirkungskumulation)
→ Aufnahmeweg (enteral/parenteral/lokal)
→ individueller Vulnerabilität (Alter, Geschlecht, Rasse, Gewicht, Enzympolymorphismen und -defekte, Gewöhnung, Krankheit)

> **MERKE**
>
> Satz von Paracelsus: Alle Dinge sind Gift. Und nichts ist ohne Gift. Allein die Dosis macht, dass ein Ding kein Gift ist.

Haber-Regel: Die Wirkung von Substanzen hängt ab von der Einwirkzeit und der Dosis bzw. Konzentration. Für eine bestimmte Wirkung einer Substanz kann das **Produkt aus Konzentration und Einwirkzeit** als annähernd konstant angesehen werden (s. Abb. 4.1). Dabei gilt für einige Stoffe, dass unter-

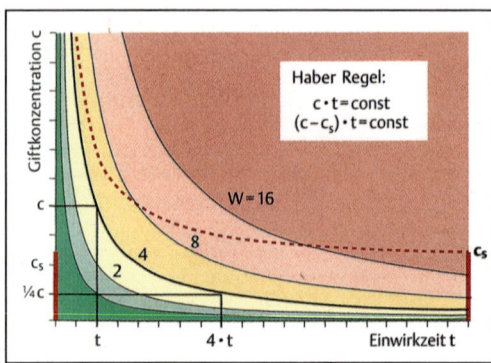

Abb. 4.1 Haber-Regel (Erläuterung: Eine Wirkung W – im Diagramm mit der willkürlichen Intensität 4 angegeben – entsteht durch Gift bei einer bestimmten Einwirkzeit t der Konzentration c. Die gleiche Wirkung lässt sich durch eine 4-fach längere Einwirkzeit mit einem Viertel der Konzentration oder bei 4-facher Konzentration in einem Viertel der Zeit erreichen. Für Stoffe mit Wirkschwelle kann unterhalb der Schwellenkonzentration c_s keine Wirkung mehr ausgelöst werden.)

halb einer bestimmte Konzentration durch sie auch nach beliebig langer Einwirkzeit keine Wirkung mehr auszulösen ist. Diese Konzentration bezeichnet man als **Schwellenkonzentration**.

Wichtigste toxikologische Nachweisverfahren:
→ **Chromatographie:** Verfahren, das die Auftrennung eines Stoffgemisches durch unterschiedliche Verteilung seiner Einzelbestandteile zwischen einer stationären und einer mobilen Phase erlaubt. Die Probe wird in der mobilen Phase (Gas oder Flüssigkeit) gelöst und über die stationäre Phase (meist Trennsäule) bewegt. Aufgrund von Wechselwirkungen zwischen den Stoffkomponenten und der stationären Phase halten sich die Substanzen verschieden lange an der stationären Phase auf und legen in der gleichen Zeit unterschiedliche Strecken zurück. Legen alle Stoffkomponenten den gleichen Weg zurück, können sie zu verschiedenen Zeiten am Ende der Trennstrecke erfasst werden.
→ **Immunochemie:** Bei immunochemischen Verfahren werden bestimmte Stoffe oder spezifische Molekülstrukturen durch speziell hergestellte Antikörper gebunden. Durch Markierung der Antikörper (z.B. radioaktiv oder durch ein Enzym) wird die Reaktion sichtbar (Bande) oder messbar (Counts, Farbreaktion) gemacht.
→ **Photometrie:** Ein Teil des Lichtstrahles wird bei Durchgang durch die flüssige Probe geschwächt. Dabei wird die Eigenfärbung der Probe oder die Färbung der Probe nach Zugabe geeigneter Nachweisreagenzien ausgenutzt.

Immunochemische Schnelltests: Für Urin- und Serumuntersuchung verfügbar; Nachweis der gängigsten Drogen wie Cannabis, Kokain, Amphetamine und Opiate innerhalb von Minuten (s. Abb. 4.2); Verfahren sind aber nicht beweissicher, da falsch positive und falsch negative Ergebnisse möglich sind, sie stark störanfällig sind und keine Angaben zur Konzentration der nachgewiesenen Stoffe zulassen.

> **MERKE**
>
> Nur aus den Konzentrationen im Blut ist ein Rückschluss auf den Grad der Beeinträchtigung möglich.

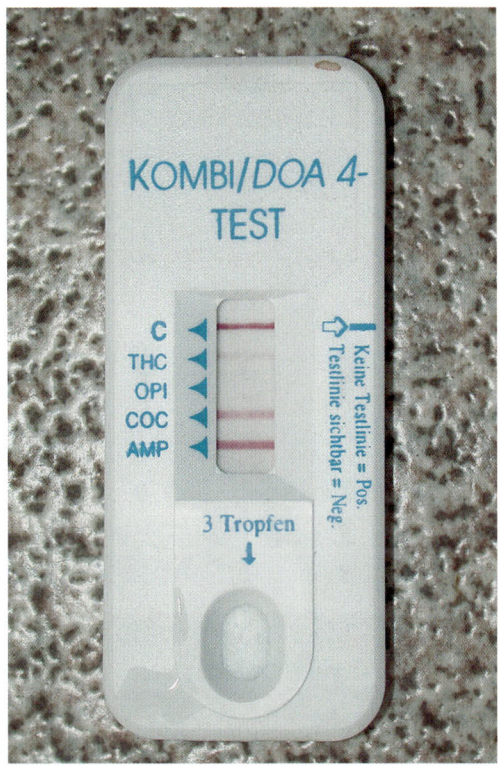

Abb. 4.2 Immunologischer Vortest im Urin (Als nachgewiesen gelten die Stoffe, an deren Stelle **keine** Bande sichtbar wird.)

Tab. 4.3 Geeignete Nachweismedien für toxikologische Untersuchungen und zeitliche Nachweisbarkeitsgrenzen von Substanzen

Medium	Substanz	Zeitraum, in dem Substanz nachgewiesen werden kann
Urin	Konsumnachweis (akut bis subakut), meist nur Stoffwechselprodukte	Ein bis mehrere Tage (bei Cannabis auch mehrere Wochen)
Blut	Konsumnachweis (akut), Muttersubstanz und Stoffwechselprodukte	Wenige Stunden bis wenige Tage
Nägel	Muttersubstanz	Monate
Haare	Muttersubstanz	Wochen bis Monate
Haut	Muttersubstanz	Wenige Tage bis wenige Wochen

Tab. 4.4 Bei Exhumierung zeitliche Nachweisbarkeitsgrenzen verschiedener Substanzen

Stoff	Nachweisbarkeit bei Exhumierung
Narkosegase und Lösungsmittel	Kaum möglich, da nur sehr kurz postmortal nachweisbar
Kohlenmonoxid	Monate
Metallgifte (Arsen, Thallium, Blei), Schlafmittel	Jahre

Die Wahl des Untersuchungsmaterials richtet sich nach der Fragestellung. Wichtig ist die Absprache mit dem untersuchenden Toxikologen.

Tab. 4.5 Toxikologische Asservate bei entsprechender Fallkonstellation oder Fragestellung

Fallkonstellation/ Fragestellung	Asservat
Bei Lebenden	Blut, Urin, Mageninhalt, Haare
Bei Obduktionen	Sämtliche Körperflüssigkeiten, Gewebeproben, Haare, Spuren
Bei Exhumierungen	Sämtliche Körperflüssigkeiten, Gewebeproben, Haare, Spuren, Erdproben
Bei Metallvergiftungen	Haare, Haut, Nägel, Stuhl

Verschiede Stoffe verströmen einen charakteristischen **Geruch**, der sie verrät.

CAVE

Der Geruchsinn darf bei einer Obduktion nicht beeinträchtig sein!

Tab. 4.6 Geruchsqualitäten verschiedener Substanzen

Geruch	Substanz
Knoblauchartig	Parathion (E 605), Phosphor-, Selen- und Tellurverbindungen, Arsenwasserstoff
Bittermandelartig	Blausäure, Zyanide, Nitrobenzol
Aromatisch	Alkohol, Lösungsmittel, ätherische Öle

CAVE

Ein fehlender Foetor ex ore schließt eine Alkoholintoxikation nicht aus!

Nicht nur der Geruch, auch **andere Befunde** können bei der Obduktion wichtige Hinweise auf die eingenommene Substanz geben.

Warnfarbe: Spezieller Farbzusatz zu einer Substanz, um diese als gefährlich zu kennzeichnen (s. Abb. 4.3).

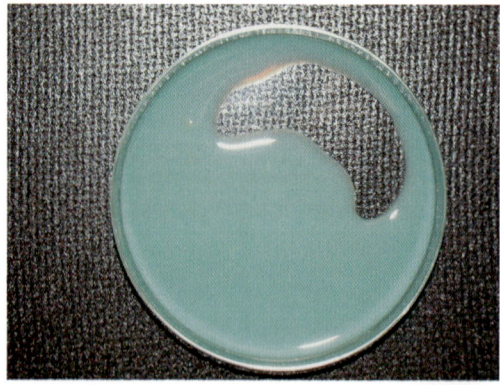

Abb. 4.3 Mit blauer Warnfarbe versehene gefährliche Substanz

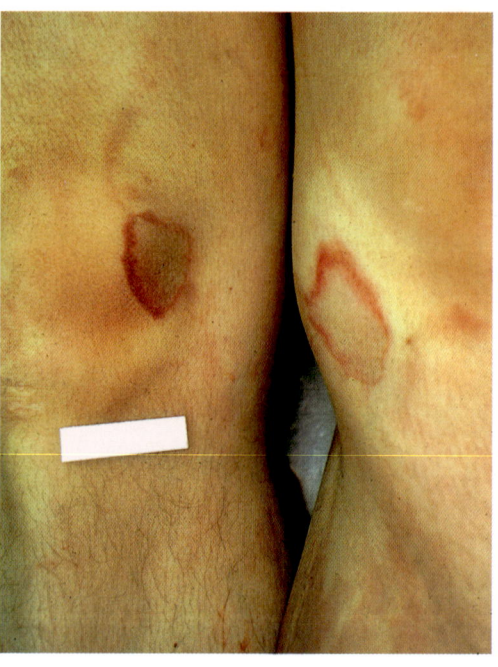

Abb. 4.4 Beginnende Blasenbildung (Holzer-Blasen) an den Knieinnenseiten bei Barbituratintoxikation

Tab. 4.7 Weitere charakteristische Befundmuster bei verschiedenen Vergiftungen

Befund/Symptom	Substanz
Hellrote Totenflecke	Kohlenmonoxid, Blausäure, Zyanide (Differenzial-diagnose: Kälte)
Graublaue Totenflecke	Methämoglobinbildner, Syn. Hämiglobinbildner (z.B. Sulfonamide, Phenacetine, Anilin[derivate], Nitrobenzol, Nitrate, Nitrite, Kalium-/Natrium-chlorat)
Blaue Warnfarbe der Substanz	Parathion (E 605), Flunitrazepam
Violette Warnfarbe der Substanz	Thallium
Gelb-orange Warnfarbe der Substanz	Oxydemeton-methyl (Metasystox)
Weite Pupillen zu Lebzeiten	Atropin, Skopolamin, Kokain
Enge Pupillen zu Lebzeiten	Parathion (E 605), Opiate, Thallium
Schneller Todeseintritt	Blausäure, Paraquat, Zyanide
Schaumpilz	Opiatintoxikation (Differenzialdiagnose: Ertrinken)
Verätzungen im Mund und oberen Gastrointesti-naltrakt	Paraquat, Säuren, Laugen
Holzer-Blasen (s. Abb. 4.4)	Barbiturate
Weiße Querstreifungen an Finger- und Zehennägeln (Mees-Nagelbänder; s. Abb. 4.5)	Thallium, Arsen
Basophile Tüpfelung der Erythrozyten	Blei
Haarausfall	Thallium, Quecksilber
Melanose, Hyperkeratose	Arsenik
Agonale Krämpfe	Strychnin, Zyanide
Dunkler Saum am Zahnfleisch (s. Abb. 4.6)	Blei, Quecksilber

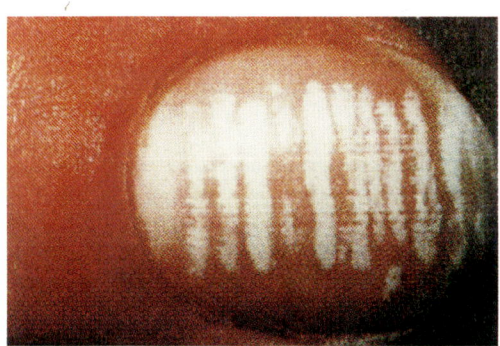

Abb. 4.5 Mees-Nagelbänder bei Thallium- oder Arsenintoxikation

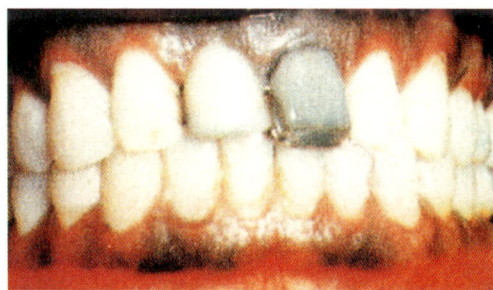

Abb. 4.6 Bleisaum am Zahnfleischrand

4.3 Akute Vergiftungen

Akute Vergiftung: Vergiftung, die in unmittelbarem zeitlichen Zusammenhang nach Verabreichung einer toxischen Dosis steht.

4.3.1 Kohlenmonoxid (CO)

Eigenschaften: Farb-, geschmack- und geruchloses Gas; 12%iges Gemisch von CO und Sauerstoff ist explosiv.

Vorkommen: Entsteht bei unvollständiger Verbrennung von organischem Material, z.B. bei ungenügender Luftzufuhr (alter Gasdurchlauferhitzer).

> **MERKE**
>
> Auch bei Fahrzeugen mit Katalysatoren sind die Abgase CO-haltig.

> **CAVE**
>
> Wird ein Raum mit einer offenen Flamme beheizt (Badezimmer, Wohnwagen), ist immer mit einer CO-Vergiftung zu rechnen!

Wirkweise: Bis zu 300-mal größere Affinität zu Hämoglobin (Hb) als Sauerstoff, dadurch Verdrängung des Sauerstoffs vom Hämoglobin und Gefahr des inneren Erstickens (s. Kap. 2.9.1); Halbwertszeit: 2–3 Stunden.

Tab. 4.8 Symptome bei CO-Vergiftung in Abhängigkeit von der CO-Hb-Konzentration

CO-Hb-Kon-zentration	Symptome/Befunde
< 10 %	Physiologisch bei Rauchern
< 20 %	Keine wesentliche Wirkung
20–40 %	Kopfschmerzen, Übelkeit, Brechreiz, Schwindel, Konzentrationsschwäche
40–50 %	Bewusstseinsstörung, Bewusstlosigkeit
> 50 %	Akute Lebensgefahr

Obduktionsbefunde:
→ Hellrote Totenflecke
→ Hellrote Fingernagelbetten
→ Lachsrote Muskulatur
→ Flüssiges, hellrotes Leichenblut

4.3.2 Kohlendioxid (CO_2)

Eigenschaften: Geruchloses, farbloses Gas mit hohem spezifischem Gewicht.

Vorkommen: Entsteht bei Verbrennung kohlenstoffhaltiger Verbindungen sowie bei Gärungs- und Zersetzungsprozessen. Aufgrund seines hohen spezifischen Gewichts, Anreicherung in tiefer gelegenen Räumen (z. B. Silos, Weinkeller, Brunnen, Bergwerke).

> **CAVE**
>
> Bei Rettungsversuchen an Eigensicherung denken und für Sauerstoffzufuhr sorgen!

Wirkweise: Respiratorische Azidose, Erregung des Atemzentrums über Chemorezeptoren.

Tab. 4.9 Symptome bei CO_2-Vergiftung in Abhängigkeit von der CO_2-Konzentration in der Atemluft

CO_2-Konzentration in der Atemluft	Symptome
> 6 %	Kopfschmerzen, Schwindel, Benommenheit, Reizbarkeit
> 10 %	Atemnot, Krämpfe, Bewusstlosigkeit
< 12 %	Tod durch Ersticken

Obduktionsbefunde: Allgemeine Erstickungsbefunde (s. Kap. 2.9.1).

4.3.3 Ausgewählte Pflanzenschutzmittel und Herbizide
Parathion (E 605)

Eigenschaften:
→ Gehört zu den Organophosphaten (Syn. Phosphorsäureester, Alkylphosphate)
→ Flüssigkeit, die sehr leicht verdampft
→ Äußerst toxisch für Insekten und Warmblüter; nicht toxisch für Pflanzen
→ In reinem Zustand fast farblos, im Handel erhältlich mit blauer Warnfarbe
→ Stechender knoblauchartiger Geruch

Vorkommen: In Pflanzenschutzmitteln.

Wirkweise: Hemmung der Acetylcholinesterase führt zu endogener Acetylcholinvergiftung mit Übererregung der cholinergen postganglionären Synapsen im Bereich des vegetativen Nervensystems und der Motoneurone.

Symptome: Schweißausbruch, Speichelfluss, Übelkeit, Erbrechen, Schwäche, tonisch-klonische Krämpfe, Abdominalkrämpfe mit Kot- und Urinabgang, Sehstörungen mit extrem verengten Pupillen, Bronchospasmus, Dyspnoe, Parästhesien, Tremor, psychische Störungen, Bewusstlosigkeit.

Antidot: Atropin

Obduktionsbefunde:
→ Blaue Farbe im Mageninhalt
→ Knoblauchartiger Geruch

Paraquat und Diquat

Eigenschaften:
→ Bipyridinium-Verbindungen
→ Kristalliner Feststoff bzw. Pulver
→ Geruchlos
→ Hellgelbe Farbe
→ Wirkt ätzend (schon kleinste Dosen verursachen Brand- und Ätzwunden bei Berührung, v. a. an den Schleimhäuten)
→ Sehr schnell wirkendes Gift; schon kleinste Mengen sind tödlich

Vorkommen: In Herbiziden (Unkrautvernichtungsmittel).

Wirkweise: Bilden Peroxide (Sauerstoffradikale), die für die zellschädigende Wirkung verantwortlich gemacht werden.

Symptome: Verätzungen in Mund, Rachen, Speiseröhre; Übelkeit; Erbrechen; Darmkoliken; hämorrhagische Durchfälle; Leber- und Nierenschädigung; therapieresistentes Lungenödem; Tod durch Ateminsuffizienz.
Tod evtl. auch erst nach bis zu 10 Tagen durch zunehmende Lungenfibrose.

Obduktionsbefunde: Verätzungen in Mund, Rachen, Speiseröhre.

Oxydemeton-methyl (Metasystox)

Eigenschaften: Flüssiger, farb- und geruchloser Stoff. Im Handel mit gelb-orange Warnfarbe versehen.

Vorkommen: In Insektiziden.

Wirkweise: Hemmung der Acetylcholinesterasebildung führt zu endogener Acetylcholinvergiftung (s. Parathionvergiftung).

Symptome: Ähnlich wie bei Parathionvergiftung.

Obduktionsbefunde: Gelb-orange Warnfarbe am Mund.

4.3.4 Zyanide

Giftig sind **Blausäure** (Zyanwasserstoff, HCN) und ihre Salze **Zyankali** (Kaliumzyanid, KCN) und **Natriumzyanid** (NaCN).

Eigenschaften: Farbloses Gas mit typischem Bittermandelgeruch. Sehr schnell wirkendes Gift.

> **CAVE**
>
> Nur etwa 20–50% aller Menschen können – genetisch bedingt – den Bittermandelgeruch wahrnehmen!

Vorkommen: Entstehung von Blausäure beim Verschwelen stickstoffhaltiger Kunststoffe (z. B. Wohnungsbrand) und im Zigarettenrauch.

> **MERKE**
>
> Bei Wohnungsbrandleichen muss bei niedrigen CO-Hb-Konzentrationen auch an eine Zyanid-Vergiftung gedacht werden.

Wirkweise: Blockade der Zytochromoxidase, dadurch inneres Ersticken (s. Kap. 2.9.1).

Symptome:
→ Bei niedriger Dosierung (< 1 mg/kg KG): Krämpfe, Atemnot, Schwindel, Erbrechen, Tachykardie, Tod erst nach Minuten bis zu einer Stunde
→ Bei hoher Dosierung (1–2 mg/kg KG): Tod in Sekunden, evtl. Krämpfe

Antidot: Natriumthiosulfat, 4-Dimethylaminophenol

Obduktionsbefunde:
→ Hell- bis kirschrote Totenflecke
→ Bittermandelgeruch
→ Kolliquationsnekrosen

4.3.5 Alkaloide
Atropin und Skopolamin

Eigenschaften: Farbloser fester Stoff. Halluzinogen.

Vorkommen und Aufnahme: In Engelstrompete, Tollkirsche, Stechapfel. Die Pflanzen werden meist in frischer oder getrockneter Form als Tee getrunken, seltener gegessen oder geraucht.
Außerdem Anwendung in der Medizin als Parasympatholytikum (z. B. in Augentropfen als Mydriatikum). Versehentliche Überdosierung oder Applikation in der Medizin.

Wirkweise: Kompetitive Verdrängung des Acetylcholins, daher vorwiegend parasympatholytische Effekte.

Symptome: Halluzinationen; Delir; trockene Haut; Mundtrockenheit; Durstgefühl; weite Pupillen; Hyperthermie; motorische Unruhe; Tachykardie; zentrale Exzitation, die in Somnolenz und Atemlähmung übergehen und schließlich zum Tode führen kann.

Antidot: Physostigmin.

Obduktionsbefunde: Uncharakteristisch, evtl. innere Erstickungsbefunde.

Strychnin

Eigenschaften: Farbloses, sehr bitteres Pulver.

Vorkommen: Brechnusssamen, Ignatiusbohne. Früher Verwendung als Kräftigungs- oder Stärkungsmittel. Dass es Heroin oder Kokain beigemischt werde, ist eher eine hartnäckige Legende.

Wirkweise: Der Neurotransmitter Glycin hemmt die Erregungsübertragung im Rückenmark; er wird durch Strychnin von seinem Rezeptor verdrängt, ohne dass dessen Wirkung ausgelöst werden, es kommt zu Übererregung mit Krämpfen.

Symptome: Atemnot, Zittern/Zucken der Muskeln, schwere Krämpfe.

Obduktionsbefunde: Uncharakteristisch.

Nikotin

Eigenschaften: Farblose ölige Flüssigkeit, die sich bei Luftkontakt braun verfärbt. Letale Dosis ab 50 mg (ca. 5 Zigaretten) bei oraler Aufnahme. Gute Resorption auch durch die Haut.

Vorkommen: In Tabakpflanze.

Wirkweise: Aktivierung von Sympathikus, Parasympathikus und Nebennierenrinde sowie Freisetzung von Vasopressin.

Symptome: Schweißausbruch; Schwindel; Erbrechen; Diarrhö; zunächst Tachykardie, danach Bradykardie und Krämpfe bis hin zum Tod.

Obduktionsbefunde: Uncharakteristisch.

4.3.6 Ethanol

Vorkommen: In alkoholischen Getränken und Desinfektionsmitteln.

Wirkweise: Noch nicht ganz geklärt; u. a. Beeinflussung von Dopamin-, Opiat- und Adrenorezeptoren, Membranlipiden, Membranproteinen.

Tab. 4.10 Symptome in Abhängigkeit von der Blutalkoholkonzentration (stark abhängig auch von der Gewöhnung)

Blutalkoholkonzentration	Symptome
< 2‰	Aufmerksamkeitsdefizit, Euphorie, Enthemmung, Ataxie, Vasodilatation
2–3‰	Zusätzlich Erbrechen, Doppelbilder, Nystagmus, Krämpfe, Atemdepression, Einschränkungen der Vigilanz bis hin zum Koma
> 3‰	Störungen der zentralen Regulation mit Hypothermie, Hypoxie, Hypoglykämie, Atemdepression, Kreislaufversagen, Bewusstseinsverlust, Tod

Obduktionsbefunde:
→ Alkoholgeruch
→ Hirnödem
→ Hyperämie der Organe

4.3.7 Schadstoffe im Haushalt (Lösungsmittel)

> **CAVE**
>
> Bei unklaren Krankheitszuständen bei Kindern immer auch an eine Lösungsmittelvergiftung denken!

Tenside (z. B. Fettsäuren-Natriumsalze)

Vorkommen: In allen Waschmitteln.

Wirkweise: Verminderung der Oberflächenspannung.

Symptome: Die Systemtoxizität ist gering. Nach oraler Aufnahme Übelkeit und Erbrechen, bei Inhalation aber durch Schaumbildung schwere Atemstörungen mit Erstickungsgefahr.

Therapie: Flüssigkeitsgabe, Verabreichung von Entschäumern (z. B. Sab simplex).

Nach Einnahme von Tensiden kein Erbrechen auslösen. Aspirationsgefahr!

Wasserlösliche organische Lösungsmittel (z. B. Azeton, Ethanol, Isopropanol)

Vorkommen: In Reinigungs- und Pflegemitteln.

Symptome: Psychomotorische Erregung, Ataxie, Gleichgewichtsstörungen, Übelkeit, Erbrechen.

Therapie: Symptomatisch.

Wasserunlösliche organische Lösungsmittel (z. B. Benzin, Toluol)

Vorkommen: In Spezialreinigern.

Symptome: Schon in kleinen Dosen toxisch mit zentral-nervösen Symptomen.

Therapie: Symptomatisch.

Alkalische Lösungsmittel (z. B. Natriumkarbonat, Natronlauge)

Vorkommen: Allzweckreiniger, Geschirrspülmittel.

Symptome: Reizungen der Schleimhäute, Verätzungen auch im oberen Gastrointestinaltrakt.

Therapie: Viel Flüssigkeit.

Saure Lösungsmittel (z. B. Zitronen-, Ameisen-, Salzsäure)

Vorkommen: In WC-Reinigern und Entkalkungsmitteln.

Symptome: Reizungen der Schleimhäute, Verätzungen im oberen Gastrointestinaltrakt.

Therapie: Viel Flüssigkeit.

Treibgase (z. B. Propan, Butan, Isobutan)

Vorkommen: Grill- und Backofensprays.

Symptome: Bei Inhalation Reizung der Atemwege, Schwindel, Erbrechen.

Therapie: Frischluftzufuhr.

Paraffine und Petroliumfraktionen

Vorkommen: Lampenöle.

Lampenöle können von Kindern mit Getränken verwechselt werden!

Symptome: Gefahr der Inhalation mit Aspiration und nachfolgender Pneumonie.

Therapie: Symptomatisch.

4.3.8 Barbiturate

Vorkommen: Früher Schlafmittel; z. Zt. nur noch Verwendung als Narkosemittel (Thiopental) und Antiepileptikum (Phenobarbital).

Wirkweise: Sie verstärken wahrscheinlich die GABA-induzierte Hemmwirkung auf Neurone und interagieren mit Adenosinrezeptoren im ZNS.

Symptome: Starke Sedierung; evtl. Tod durch Atemlähmung.

Obduktionsbefunde:
→ Blasenbildung (Holzer-Blasen, s. Abb. 4.4) an Aufliegestellen
→ Tablettenreste im Magen

4.3.9 Diphenhydramin

Vorkommen: In rezeptfreien Schlafmitteln.

Wirkweise: Ist ein Antihistaminikum mit anticholinergen und antiserotoninergen Eigenschaften.

Symptome: Stark sedierend; evtl. Tod durch Atemlähmung.

Häufig geht dem Einschlafen ein Exzitationsstadium voraus.

Obduktionsbefunde: Uncharakteristisch, evtl. Tablettenreste im Magen.

4.3.10 Insulin

Vorkommen: Subkutane oder intravenöse Medikation bei Diabetes mellitus, kurz (3–4h), mittellang (<24h) oder lang (24–36h) wirksam.

Wirkweise: Schleusung von Glukose aus dem Blut in die Zelle; bei Überdosierung Gefahr der Hypoglykämie.

Symptome: Bewusstlosigkeit und Tod.

Antidot: Glukose.

Obduktionsbefunde: Uncharakteristisch; Einstichstellen.

4.3.11 K. o.-Tropfen

Definition: Stoffe, die unauffällig verdeckt verabreicht werden können und schnell zur Bewusstseinstrübung oder Willenlosigkeit führen, möglichst mit Aufhebung oder Störung des Erinnerungsvermögens. Sie werden meist alkoholischen Getränken zugesetzt.

Typische Wirkstoffe: Kurzzeit-Benzodiazepine, Antihistaminika, Gammahydroxybutyrat, Neuroleptika (z. B. Haloperidol), Kurzzeitnarkotika (z. B. Ketanest).

> **MERKE**
>
> Bei Verdacht auf Einsatz von K. o.-Tropfen immer Blut- und Urinprobe sichern.

4.4 Chronische Vergiftungen und Latenzgifte

Chronische Vergiftung: Verabreichung von multiplen nicht letalen Dosen eines Giftes.

Latenzgift: Viele Gifte führen erst nach einer Latenzzeit zum Tode. Dabei kann die Latenzzeit wenige Stunden, aber auch Tage bis Monate betragen.

4.4.1 Knollenblätterpilz

Wirkweise: Giftige Inhaltsstoffe sind die **Latenzgifte Amatoxine und Phallotoxine**; Amatoxine hemmen die DNA-abhängige RNA-Polymerase II; Phallotoxine binden an das Aktin der Zellmembran und führen so zur Zellschädigung.

Symptome: Nach einer Latenz von ca. 12 Stunden Bauchkrämpfe, blutige Brechdurchfälle, Exsikkose, evtl. Tod. Sonst beschwerdefreies Intervall und nach 4–7 Tagen Leberinsuffizienz, zerebrale Störungen; Tod durch Urämie oder Leberausfallskoma.

Therapie: Symptomatisch, Hämodialyse (Hämoperfusion).

Obduktionsbefunde: Gelbe Leberdystrophie.

4.4.2 Methanol

Vorkommen: In unzureichend destillierten Alkoholika (v. a. selbstgebrannte Schnäpse) und in vergällten Substanzen (z. B. Lösungsmittel, Brennspiritus).

Wirkweise: Meist chronische Vergiftung; Kumulation der giftigen Methanolderivate Formaldehyd und Ameisensäure im Blut.

Symptome:
→ Nach **akuter Vergiftung** treten folgende Symptome nach einer Latenz von ca. 20 Stunden auf: Rausch, Übelkeit, Sehstörungen bis zur Erblindung, Bewusstlosigkeit, Atemlähmung.
→ Bei **chronischer Vergiftung** finden sich: Kopfschmerzen, Sehstörungen bis zur Erblindung, Polyneuropathien.

Obduktionsbefunde: Uncharakteristisch.

4.4.3 Thallium

Eigenschaften: Schwermetall; farb- und geruchloses weißes Pulver meist mit violetter Warnfarbe.

Wirkweise: Latenzgift; wahrscheinlich allgemeines Zellgift, Blockade von Transportvorgänge an der Zellmembran, Anreicherung in Mitochondrien.

Symptome:
→ Nach **akuter Vergiftung** treten folgende Symptome mit einer Latenz von ca. 2 Tagen auf: Schweißausbruch, Speichelfluss, Übelkeit, Erbrechen, Schwäche, tonisch-klonische Krämpfe, Abdominalkrämpfe mit Kot- und Urinabgang, Sehstörungen mit verengten Pupillen, Bronchospasmus, Dyspnoe, Parästhesien, Tremor, psychische Störungen, Bewusstlosigkeit. Nach 2–3 Wochen Höhepunkt des Vergiftungsbildes.
→ Bei **chronischer Vergiftung** finden sich ähnliche Symptome wie bei der akuten Vergiftung, zusätzlich häufig Polyneuropathien, schwere Sehstörungen, Haarausfall und nach 4–8 Wochen weiße Querstreifen an Finger- und Zehennägeln (Mees-Nagelbänder, s. Abb. 4.5).

Obduktionsbefunde: Uncharakteristisch, evtl. Mees-Nagelbänder, Haarausfall.

4.4.4 Arsen

Eigenschaften: Elementares Arsen ist nicht giftig, nur seine Verbindungen, das weiße geschmack- und geruchlose Pulver Arsenik (As_2O_3) und das knoblauchartig riechende Gas Arsenwasserstoff (AsH_3). Klassisches Mordgift.

Vorkommen: Arsenhaltige Verbindungen werden z. B. in der Farb-, Computer- und Glasindustrie verwendet.

Wirkweise: Bindung an Sulfhydrylgruppen (SH-Gruppen), dadurch Behinderung von vielen Enzymfunktionen.

Symptome:
→ Bei **akuter Vergiftung** treten folgende Symptome nach einer Latenz von ca. 30 Minuten auf: Kopf- und Bauchschmerzen, massive Durchfälle, Krämpfe, Tachykardie, Hypotonie, Exsikkose. Der Tod tritt innerhalb von 24 Stunden ein.
→ Bei **chronischer Vergiftung** finden sich: Polyneuropathie, Melanose, Hyperkeratose, weiße Querstreifungen an Finger- und Zehennägeln (Mees-Nagelbänder, s. Abb. 4.4).

Obduktionsbefunde:
→ Bei **akuter Vergiftung**: uncharakteristisch; evtl. Zeichen einer Exsikkose, Schwellung/Rötung der Magenschleimhaut.
→ Bei **chronischer Vergiftung**: Melanose, Hyperkeratose, Mees-Nagelbänder.

4.4.5 Blei

Eigenschaften: Leicht verformbares Schwermetall.

Vorkommen: Alte Wasserleitungen, Trinkgefäße.

Wirkweise: Eingriff in die Hämsynthese und Blockierung des Abbaus von Delta-Aminolävulinsäure und Koproporphyrin III.

Symptome:
→ Bei **akuter Vergiftung** (sehr selten) treten folgende Symptome: Bauchschmerzen („Bleikoliken"), Durchfälle, Parästhesien.
→ Bei **chronischer Vergiftung** finden sich: basophile Tüpfelung der Erythrozyten, Bleisaum am Zahnfleisch (s. Abb. 4.6), Nervenschädigungen, Nephritis, Porphyrinurie, Kachexie.

Obduktionsbefunde:
→ Bei **akuter Vergiftung**: evtl. Entzündung der Magen- und Darmschleimhaut.
→ Bei **chronischer Vergiftung**: Bleisaum am Zahnfleischrand, evtl. Schrumpfniere und Ikterus.

4.4.6 Quecksilber

Eigenschaften: Sehr giftiges Schmermetall, besonders gefährlich sind Quecksilberdämpfe.

Vorkommen: Alte Thermometer, Elektrotechnik, Zubereitung von Dentalamalgam.

Wirkweise: Bindung an Sulfhydrylgruppen (SH-Gruppen), dadurch Behinderung von vielen Enzymfunktionen.

Symptome:
→ Bei **akuter Vergiftung** treten folgende Symptome bereits am ersten Tag auf: Bauchschmerzen, Durchfälle, lokale Verätzungen bei oraler Aufnahme, Metallgeschmack, psychische Veränderungen.
→ Bei chronischer Vergiftung finden sich: ulzeröse Stomatitis, Quecksilbersaum am Zahnfleischrand, Nervenschädigungen, Haarausfall, Nephritis, Porphyrinurie, Kachexie.

Obduktionsbefunde:
→ Bei **akuter Vergiftung** (orale Aufnahme): lokale Verätzungen
→ Bei **chronischer Vergiftung**: Haar- und Zahnausfall, Quecksilbersaum am Zahnfleischrand, Kachexie.

4.5 Rauschgifte

4.5.1 Gängige Drogen
s. Tabelle 4.11.

CAVE

Bei Verdacht auf Body-Packing (intrakorporaler Drogentransport) muss bei Ruptur des Transportmediums mit akuten, meist letalen Vergiftungen gerechnet werden!

4.5.2 Pilze
Viele Pilze gehören zu den ältesten dem Menschen bekannten halluzinogen Drogen. Häufig konsumiert wird der Fliegenpilz, der sehr gefährliche Substanzen enthält, die besonders bei falscher Zubereitung zu starken Vergiftungserscheinungen führen können. Wird er allerdings richtig zubereitet und dosiert, darf er durchaus als halluzinogene Droge gelten.

Muscimolhaltige Pilze (z. B. Fliegenpilz, Pantherpilz)

Wirkweise: Aktivierung von $GABA_A$-Rezeptoren mit Auslösung eines hemmenden Signals.

Symptome: Nach ca. 0,5–2 Stunden Sekretionssteigerung, Ataxie, Psychosen, dann Erregungszustand mit Krämpfen, Sehstörungen und Halluzinationen bis hin zum Koma.

Therapie: Erbrechen, Aktivkohle, ansonsten symptomatisch.

Obduktionsbefunde: Uncharakteristisch.

Tab. 4.11 Übersicht über gängige Drogen und deren Wirkung

Drogenart	Opiate	Kokain	Cannabis	Halluzinogene	Amphetamine
Beispiele	Morphin, Opium, Codein, Heroin, Methadon	Kokainhydrochlorid, Crack (Kokainbase)	Marihuana (1), Haschisch (2)	LSD (Lysergsäurediethylamid)	Amphetamin, Methamphetamin = MDMA (3,4-Methylendioxy-methamphetamin, Ecstasy), MDA (3,4-Methylendioxyamphetamin), MDEA (3,4-Methylendioxyethylamphetamin)
Aussehen	Heroin: graubräunliches Pulver	Weißes, bitteres Pulver	Getrockneter Pflanzenspross (1), bräunliches, süßliches Harz (2)		Weißes Pulver
„Straßenform"			Zu Platten gepresst (2)	Tabletten, Löschpapier	Tabletten, Pulver
Vorkommen	Unreife Kapseln des Schlafmohns; synthetisch als Methadon	Kokablätter	Blütenstände, Blätter, Stängel (1) und Harz (2) der Hanfpflanze	Halbsynthetisches Mutterkorn-Alkaloid	Synthetisch, Medikament bei ADHS (Aufmerksamkeitsdefizitsyndrom-Hyperaktivität) Doping
Applikationsart	Schnupfen, Injektion	Schnupfen, Injektion, Inhalation	Rauchen, selten oral	Oral	Oral, selten Injektion
Nachweiszeitraum	Blut < 24 h, Urin < 3 d	Blut < 24 h, Urin < 8 d	Blut 4–8 h, Urin bei chronischem Konsum Wochen	Blut sehr kurz, Urin < 5 d	Blut < 24 h, Urin < 2 d
Gewünschte Wirkung	Euphoriegefühl, psychische und physische Schmerzfreiheit, zur Vermeidung des Entzugssyndroms	Mehr intellektuelle Euphorie, verstärktes Selbstwert-, Omnipotenzgefühl, Antriebssteigerung	Sedative Wirkung mit verändertem optischen und akustischen Erleben, Realitätsfilter	Veränderungen von Raum-, Zeit- und Körperwahrnehmung	Antriebssteigerung, geänderte Stimmung und Gefühlserleben (MDMA)
Toxische Risiken bei Überdosierung	Bewusstseinsverlust, Atemlähmung, Letalitätsrisiko	Krampfanfälle, Atemlähmung, Herzstillstand, Letalitätsrisiko	Akute Psychosen, keine direkt lebensbedrohlichen Risiken belegt	Indirekte Risiken durch Situationsverkennung, Horrortrip	Hyperthermie, Krampfanfälle, Letalitätsrisiko
Typische Befunde	Enge Pupillen, Narbenstraßen	Evtl. Hirnblutung, Koronarthrombose	Gerötete Augen		Evtl. Körperzittern

Übersicht über gängige Drogen und deren Wirkung (Fortsetzung)

Drogenart	Opiate	Kokain	Cannabis	Halluzinogene	Amphetamine
Abhängigkeitspotenzial	Hoch, rasche psychische und physische Abhängigkeit	Hoch, sehr rasche psychische Abhängigkeit und Abstinenzsyndrome	Mittelgradig, psychische Abhängigkeit bei chronischem Konsum	Mittelgradig, psychische Abhängigkeit	Hoch, psychische Abhängigkeit
Folgen chronischen Konsums	Toleranz (Wirkverlust bei kurzfristig wiederholter Aufnahme), Entzugssyndrom, Polytoxikomanie, Persönlichkeitszerfall	Toleranz, Gewichtsverlust, halluzinatorische Psychosen, Verfolgungswahn, Persönlichkeitszerfall, Polytoxikomanie	Geringe Toleranz bei Persönlichkeitsveränderung, toxische Psychosen bei sehr starkem Konsum, Raucherschäden	Geringer/kein Toleranzeffekt, Wesensveränderungen, toxische Psychosen	Toleranz, Gewichtsverlust, toxische Psychosen mit Wesensänderung, Aggressivität, Verfolgungswahn, ZNS-Schäden

Muscarinhaltige Pilze (z. B. Risspilz, Fliegenpilz)

Wirkweise: Bindet an cholinerge Synapsen des parasympathischen Anteils des vegetativen Nervensystems und löst, wie Azetylcholin, postsynaptische Aktionspotenziale aus. Da Muscarin im Gegensatz zum Azetylcholin nicht von der Azetylcholinesterase gespalten werden kann, kommt es zu einer Dauererregung der parasympathischen Zielorgane.

Symptome: Nach ca. 0,5–2 Stunden Sekretionssteigerung, dann Gastroenteritis, Sehstörungen, Bradykardie, Bronchospasmus mit Atemnot. Der Verzehr von ca. 50 g dieser Pilze ist tödlich.

Therapie: Atropingabe.

Obduktionsbefunde: evtl. gelbe Leberdystrophie.

Psilocybinhaltige Pilze (z. B. Spitzkegeliger Kahlkopf)

Wirkweise: Noch nicht ganz erforscht. Psilocybin ist verwandt mit dem Neurotransmitter 5-Hydroxytryptamin (Serotonin) und wirkt auch auf das Dopaminsystem.

Symptome: Toxische Psychose ähnlich wie bei LSD.

Therapie: Symptomatisch, Rausch hält nicht lange an.

Claviceps purpurea (Mutterkornpilz)

Wirkweise: Enthält Mutterkorn-Alkaloide, die die psychoaktive und giftige Wirkungen bedingen. Zur Berauschung wird Mutterkorn fast nie eingenommen, da gewisse Inhaltstoffe zu gefährlichen Durchblutungsstörungen führen.

Symptome: Halluzinationen; Darmkrämpfe; Durchblutungsstörungen, die bis zum Absterben der Finger führen können.

Therapie: Symptomatisch.

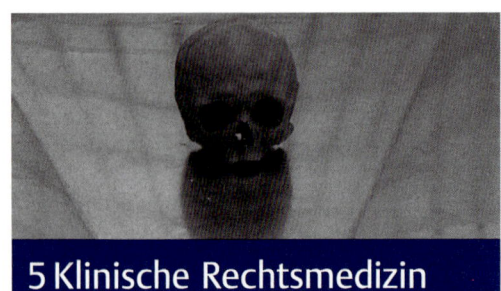

5 Klinische Rechtsmedizin

Die Untersuchung Lebender, die Opfer einer Straftat wurden, gehört nicht nur zu den Aufgaben eines Rechtsmediziners. Jeder klinische Arzt kann in die Situation kommen, Erwachsene oder Kinder untersuchen zu müssen, bei denen sich der Verdacht auf eine Fremdeinwirkung ergibt. Dabei obliegt es dem Arzt, die Verletzungen objektiv zu dokumentieren. Anamnestische Aussagen sollten bei der Beurteilung keine zu große Rolle einnehmen und eigene Rückschlüsse müssen kritisch überdacht werden, wenn sie an Ermittlungsbehörden weitergegeben werden. Sind die Ermittlungsbehörden informiert und besteht ausreichender Tatverdacht, so kann bei dem Beschuldigten eine Untersuchung gemäß § 81 StPO angeordnet werden. Bei Verwertung der Krankenunterlagen ist die Entbindung von der ärztlichen Schweigepflicht einzuholen (s. a. Seite 83).

§ 81 StPO: Körperliche Untersuchung von Beschuldigten: Eine körperliche Untersuchung und die Blutentnahme beim Beschuldigten darf zur Feststellung von Tatsachen angeordnet werden, die für das Verfahren von Bedeutung sind. Zu diesem Zweck sind Entnahmen von Blutproben und andere körperliche Eingriffe, die von einem Arzt nach den Regeln der ärztlichen Kunst zu Untersuchungszwecken vorgenommen werden, ohne Einwilligung des Beschuldigten zulässig, wenn kein Nachteil für seine Gesundheit zu befürchten ist. Sie können ggf. auch mit Gewalt durchgesetzt werden.

§ 81c StPO: Untersuchung anderer Personen: Andere Personen als Beschuldigte dürfen ohne ihre Einwilligung untersucht werden, wenn kein Nachteil für ihre Gesundheit zu befürchten ist.

> **MERKE:**
>
> Zur Dokumentation von Verletzungsbefunden gehören Angaben zur Art, zur Lokalisation und zur Ausdehnung der Verletzung. Wenn möglich ist der Befund zu fotografieren.

5.1 Sexualdelikte

Sexualdelikte sind Straftaten gegen die sexuelle Selbstbestimmung eines Menschen. Zu ihnen zählen der sexuelle Missbrauch, die sexuelle Nötigung und die Vergewaltigung. Ärztliche Aufgaben sind dabei die Untersuchung und Therapie von Verletzungen aber auch die Verletzungsdokumentation und Maßnahmen zur Beweissicherung.

> **MERKE:**
>
> Sexualdelikte sind Eingriffe in die sexuelle Selbstbestimmung eines Menschen.

5.1.1 Rechtliche Grundlagen

§ 174 StGB: Sexueller Missbrauch von Schutzbefohlenen: Wer sexuelle Handlungen an einer Person unter sechzehn Jahren, die ihm zur Erziehung, zur Ausbildung oder zur Betreuung in der Lebensführung anvertraut ist, an einer Person unter achtzehn Jahren, die ihm zur Erziehung, zur Ausbildung oder zur Betreuung in der Lebensführung anvertraut oder im Rahmen eines Dienst- oder Arbeitsverhältnisses untergeordnet ist, unter Missbrauch einer mit dem Erziehungs- Ausbildungs-, Betreuungs-, Dienst- oder Arbeitsverhältnis verbundenen Abhängigkeit oder an seinem noch nicht achtzehn Jahre alten leiblichen oder angenommenen Kind vornimmt oder an sich von dem Schutzbefohlenen vornehmen lässt, wird mit Freiheitsstrafe bis zu fünf Jahren oder mit Geldstrafe bestraft.

§ 174a StGB: Sexueller Missbrauch von Gefangenen, behördlich Verwahrten oder Kranken und Hilfsbedürftigen in Einrichtungen: (1) Wer sexuelle Handlungen an einer gefangenen oder auf behördliche Anordnung verwahrten Person, die ihm zur Erziehung, Ausbildung, Beaufsichtigung oder Betreuung anvertraut ist unter Missbrauch seiner Stellung vornimmt oder an sich von der gefangenen oder verwahrten Person vornehmen lässt, wird mit Freiheitsstrafe bis zu fünf Jahren oder mit Geldstrafe bestraft.
(2) Ebenso wird bestraft, wer eine Person, die in einer Einrichtung für kranke oder hilfsbedürftige Menschen stationär aufgenommen und ihm zur Beaufsichtigung oder Betreuung anvertraut ist, dadurch missbraucht, dass er unter Ausnutzung der Krankheit oder Hilfsbedürftigkeit dieser Person sexuelle Handlungen an ihr vornimmt oder an sich von ihr vornehmen lässt.

Tab. 5.1 Anderes abnormes geschlechtliches Verhalten

Verhalten	Erklärung	Rechtliche Konsequenzen
Sodomie	Sexuelle Handlungen an Tieren	Evtl. Verstoß gegen das Tierschutzgesetz
Nekrophilie	Sexuelle Handlungen an Leichen	Evtl. Störung der Totenruhe
Exhibitionistische Handlung	Entblößen der Geschlechtsteile in der Öffentlichkeit evtl. mit Masturbation	§ 183 StGB, wird in der Regel nur auf Antrag verfolgt
Pädophilie	Sexuelle Neigungen zu Kindern	Nicht nur sexuelle Handlungen gegenüber Kindern sind strafbar. Auch die Verbreitung, der Erwerb und der Besitz von kinderpornographischen Schriften ist unter strenge Strafen gestellt (§ 184 StGB)
Voyeurismus	Sexuelle Befriedigung durch „Zusehen"	Evtl. Verfolgung als Beleidigung
Sadismus, Masochismus	Erleben sexueller Lust oder Befriedigung durch Erdulden oder Zufügen von Demütigung, Unterdrückung und Schmerz	Bei gegenseitiger Zustimmung erlaubt, solange dabei keine schweren Straftaten wie Mord geschehen

§ 174c StGB: Sexueller Missbrauch unter Ausnutzung eines Beratungs-, Behandlungs-, oder Betreuungsverhältnisses: (1) Wer sexuelle Handlungen an einer Person, die ihm wegen einer geistigen oder seelischen Krankheit oder Behinderung einschließlich einer Suchtkrankheit zur Beratung, Behandlung oder Betreuung anvertraut ist unter Missbrauch des Beratungs- Behandlungs- oder Betreuungsverhältnisses vornimmt oder an sich ihr vornehmen lässt, wird mit Freiheitsstrafe bis zu fünf Jahren oder mit Geldstrafe bestraft.

(2) Ebenso wird bestraft, wer sexuelle Handlungen an einer Person, die ihm zur psychotherapeutischen Behandlung anvertraut ist, unter Missbrauch des Behandlungsverhältnisses vornimmt oder an sich von ihr vornehmen lässt.

§ 176 StGB: Sexueller Missbrauch von Kindern:

(1) Wer sexuelle Handlungen an einer Person unter 14 Jahren (Kind) vornimmt oder an sich von dem Kind vornehmen lässt, wird mit Freiheitsstrafe von sechs Monaten bis zu zehn Jahren, in minder schweren Fällen mit Freiheitsstrafe bis zu fünf Jahren oder mit Geldstrafe bestraft.

(2) Ebenso wird bestraft, wer ein Kind dazu bestimmt, dass es sexuelle Handlungen an einem Dritten vornimmt oder von einem Dritten an sich vornehmen lässt.

(3) Mit Freiheitsstrafe bis zu fünf Jahren oder mit Geldstrafe wird bestraft, wer

1. sexuelle Handlungen vor einem Kind vornimmt,
2. ein Kind dazu bestimmt, dass es sexuelle Handlungen an sich vornimmt, oder

3. auf ein Kind durch Vorzeigen pornographischer Abbildungen oder Darstellungen, durch Abspielen von Tonträgern pornographischen Inhalts oder durch entsprechende Reden einwirkt.

§ 177 StGB: Sexuelle Nötigung, Vergewaltigung

(1) Wer eine andere Person mit Gewalt, durch Drohung mit gegenwärtiger Gefahr für Leib oder Leben oder unter Ausnutzen einer Lage, in der das Opfer der Einwirkung des Täters schutzlos ausgeliefert ist, nötigt, sexuelle Handlungen

1. des Täters oder
2. einer dritten Person an sich zu dulden oder an
3. dem Täter oder
4. einer dritten Person

vorzunehmen, wird mit Freiheitsstrafe nicht unter einem Jahr bestraft.

(2) In minder schweren Fällen ist die Strafe Freiheitsstrafe von sechs Monaten bis zu fünf Jahren.

(3) In besonders schweren Fällen ist die Strafe Freiheitsstrafe nicht unter zwei Jahren. Ein besonders schwerer Fall liegt in der Regel vor, wenn

1. der Täter mit dem Opfer den Beischlaf vollzieht oder ähnliche sexuelle Handlungen an dem Opfer vornimmt, die dieses besonders erniedrigen, insbesondere, wenn sie mit einem Eindringen in den Körper verbunden sind (Vergewaltigung),

2. die Tat von mehreren gemeinschaftlich begangen wird oder

3. der Täter das Opfer bei der Tat körperlich schwer misshandelt oder es durch die Tat in die Gefahr des Todes oder einer schweren Gesundheitsschädigung bringt.

(4) Verursacht der Täter durch die Tat leichtfertig den Tod des Opfers, so ist die Strafe Freiheitsstrafe nicht unter fünf Jahren.

§ 179 StGB: Sexueller Missbrauch widerstandsunfähiger Personen: (1) Wer eine andere Person, die
1. wegen einer krankhaften seelischen Störung, wegen einer tiefgreifenden Bewusstseinsstörung, wegen Schwachsinns oder einer schweren anderen seelischen Störung oder
2. körperlich
zum Widerstand unfähig ist, dadurch missbraucht, dass er unter Ausnutzung der Widerstandsunfähigkeit sexuelle Handlungen an ihr vornimmt oder an sich von ihr vornehmen lässt, wird mit Freiheitsstrafe bis zu fünf Jahren oder mit Geldstrafe bestraft.

5.1.2 Körperliche Untersuchung nach Sexualdelikten

§ 81 d StPO: Körperliche Untersuchung einer Frau: Wird das Schamgefühl einer Frau verletzt, wird die körperliche Untersuchung einer Frau oder einem Arzt übertragen. Eine andere Frau oder ein Angehöriger kann zugelassen werden.

> **MERKE:**
> Die Untersuchung beinhaltet immer eine vollständige körperliche Untersuchung. Bei Verdacht auf Gewalteinwirkung gegen die sexuelle Selbstbestimmung ist bei Mädchen und Frauen auch eine gynäkologische Untersuchung angezeigt, bei Jungen und Männern kann eine urologische Untersuchung sinnvoll sein. Einfühlsames Verhalten ist wichtig.

Die körperliche Untersuchung muss beinhalten:
➜ Dokumentation der Verletzungsbefunde mit Beschreibung der Verletzungen, Fotos, evtl. Skizzen
➜ Fachgerechte Spurensicherungsmaßnahmen in Kooperation mit der Polizei

Dokumentation von Verletzungsbefunden: Eine fachgerechte Dokumentation beinhaltet eine ausführliche **Beschreibung** der Verletzungen, wenn möglich mit **Fotos** und Anfertigung von **Skizzen**. Auch die **Kleidung** muss besichtigt werden.

Typische Verletzungsformen bei Sexualdelikten:
➜ **Genitale Verletzungen:** Schleimhautrötungen, Kratzwunden an der Vulva, Überdehnungsrisse zwischen großen und kleinen Labien (Via falsa), Überdehnungsrisse im Dammbereich und evtl. am After, Defloration (selten)

➜ **Extragenitale Verletzungen:** Hämatome/Kratzwunden an Oberschenkelinnenseiten, Gesäß, Hüfte, Rücken; Griffspuren; Bissmarken; Saugmarken („Knutschflecke"; Abstriche für DNA!); Fingernägel („Schmutz" sichern!); Würgemale; Schluckbeschwerden; Heiserkeit; petechiale Blutungen

> **MERKE:**
> Nur in 50% der gesicherten Vergewaltigungen können überhaupt Verletzungen festgestellt werden. Wenn Verletzungen vorhanden sind, liegen diese meist außerhalb der Genitalregion.

> **CAVE:**
> Da auch eine Falschanzeige in Betracht kommt, muss immer auf Hinweise für Selbstbeschädigung geachtet werden!

Typische Gründe für eine Falschanzeige:
➜ Rache
➜ Erklärung für langes, dem Partner nicht erklärbares Wegbleiben
➜ Vertuschen eines Seitensprunges

Spezielle Befunde bei sexuellem Missbrauch von Kindern: Auch hier sollte die Untersuchung nicht auf die Genitalregion beschränkt bleiben. Besonderes Augenmerk sollte auf Ohrmuschel, Kopf, Augenlider und Mundregion (z. B. Einrisse des Lippenbändchens) gerichtet werden.

> **MERKE:**
> Deflorationsverletzungen reichen bis zum Hymenrand.

> **CAVE:**
> Hochverdächtig auf sexuellen Missbrauch sind Analfissuren zwischen 5 und 7 Uhr!

Verletzungen sind auch im Kindesalter selten. Oberflächliche Verletzungen können im Kindesalter in wenigen Stunden verheilt sein. Daher sollten sie schnellstens begutachtet werden.

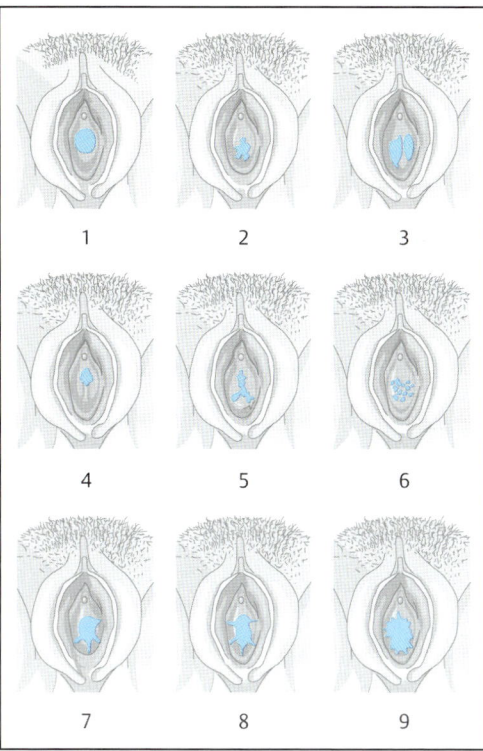

Abb. 5.1 (1)–(6) Anatomische Varianten des Hymens, (7) und (8) frische Deflorationsverletzungen (die Risse reichen bis zum Hymenrand), (9) myrtenblattförmige Reste eines zerstörten Hymens nach Trauma, aber auch nach Geburt (sog. Carunculae hymenales myrtiformes)

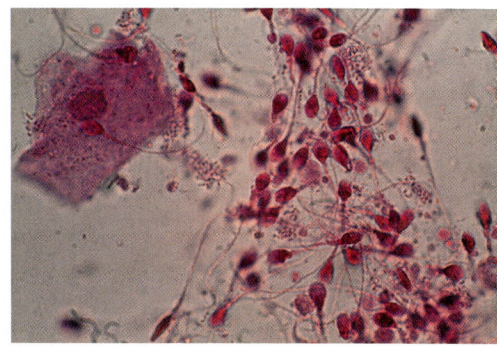

Abb. 5.2 Mikroskopischer Spermanachweis

5.1.3 Asservierung von Spuren

Die ärztliche Sicherung von biologischen Spuren umfasst die Asservierung von Spermaspuren, Speichelspuren, Schleimhautepithelien und Haaren (gerade Fremdhaare). Weitere spurenkundliche Maßnahmen werden in der Regel durch die Polizei vorgenommen.

> **MERKE:**
> Eine wichtige Untersuchung zur Identifizierung eines Tatverdächtigen ist die DNA-Untersuchung.

Tab. 5.2 Befunde bei kindlichem sexuellem Missbrauch, Wertigkeit (Beweiswert) und Differenzialdiagnosen

Befunde	Mit Beweiswert	Differenzialdiagnose
Anale Einblutungen und Fissuren	Nein	„Natürliche" Fissuren
Kondylome, Chlamydien, Trichomonaden, Herpes genitalis	Nein	Perinatale Infektion, Anstecken an Familienmitgliedern
Unspezifische Entzündungen von Scheide/ Vulva oder Penis	Nein	Hygienemangel, Fremdkörper
Auffälliges Hymen	Nein	Anatomische Varianten des Hymens (s. Abb. 5.1)
Dilatation des Afterschließmuskels	Nein	Reflex
Frische Deflorationsverletzungen (s. Abb. 5.1)	Ja	Sturzverletzungen, Selbstmanipulation
Alte Deflorationsverletzungen	Ja	Anomalien
Spermanachweis (s. Abb. 5.2)	Ja	
Geschlechtskrankheiten: Syphilis, Gonorrhö	Ja	

Checkliste zur Spurensicherung bei Sexualdelikten an Frauen und Mädchen nach K. M. Stein

Tgb.-Nr.:_____/____   Untersuchungsnummer:_____/____   Datum:_____/____

Spurensicherung / Spurenasservierung

Lehrbuch

64

_____

| Familienname | | Vorname | | Geburtsdatum |

asserviert?	wann?	von wem?		Verbleib?
ja ☐ nein☐		Polizei Rechtsmed.	**Kleidung** (Falls seit dem Vorfall kein Kleidungswechsel durchgeführt worden ist). Kleidung immer getrennt verpacken. Erst Oberkörper, dann Unterkörper. Kleidung in Papiertüten geben und mit Etiketten beschriften.	
ja ☐ nein ☐		Polizei Rechtsmed.	**Fingernägel** Zur Sicherung von Fremdgewebespuren und/oder Fasern Fingernägel kurz abschneiden bzw. abschneiden lassen und nach rechter und linker Hand getrennt aufsammeln, in Plastiktüte geben und mit Etikett beschriften.	
ja ☐ nein☐		Polizei Frauenarzt Rechtsmed.	**Tampon/Binden oder Slipeinlagen** bitte getrennt in einen Din-A-5 Briefumschlag (braun) geben und mit Etikett beschriften.	
ja ☐ nein☐		Frauenarzt	Nativabstrich für **Spermatozoen** bitte sofort begutachten vorhanden: ja ☐ nein☐ wenn ja, beweglich: ja ☐ nein☐	
ja ☐ nein☐ ja ☐ nein☐ ja ☐ nein☐		Frauenarzt	**Watteträger** (wenn möglich mind. 2) aus dem • **Scheidenvorhof** • **hinteren Scheidengewölbe** • **Gebärmutterhalskanal** Zum Trocknen und Verpacken in die Faltschachtel geben. Faltschachtel mit Lokalisation der Spurenabnahme und mit Etikett beschriften.	
ja ☐ nein☐ ja ☐ nein☐		Frauenarzt	Fixierte Abstriche (PAP) aus dem • **hinteren Scheidengewölbe** • **Gebärmutterhalskanal** Mit Bleistift beschriften.	
ja ☐ nein☐		Frauenarzt	Abstriche für bakteriologische Untersuchungen zum Ausschluss bestehender Infektionen.	
ja ☐ nein☐		Frauenarzt	**Schwangerschaftstest;** **Ergebnis: positiv ☐ negativ ☐**	
ja ☐ nein☐		Frauenarzt Rechtsmed.	**Schamhaarproben** (bei Fremdtätern oder wenn GV abgestritten wird) 1. Schamhaare mit Einmalkamm auskämmen und zusammen mit dem Einmalkamm in eine kleine Plastiktüte geben. 2. wenn sich Schamhaare auskämmen ließen ca. 5 Schamhaare auszupfen bzw. auszupfen lassen und in eine kleine Plastiktüte geben; 3. dann Vergleichsschamhaare abschneiden	
ja ☐ nein☐ ja ☐ nein☐ ja ☐ nein☐ ja ☐ nein☐ ja ☐ nein☐		Polizei Frauenarzt Rechtsmed.	**Blutproben** • **7,5 ml EDTA Blut** (rotes Röhrchen) für **Blutgruppen**- und/oder **BAK**-bestimmungen. **ACHTUNG zur Desinfektion kein alkoholhaltiges Spray benutzen. <u>Datum und Uhrzeit der Abnahme protokollieren.</u>** • **7,5 ml EDTA Blut** (rotes Röhrchen) für **Drogen-/Medikamentenanalyse.** • **10 ml Serum** (weißes Röhrchen) für **HIV I + II** (Einwilligungserklärung auf dem Anforderungsboden) und **Hepatitis B.** • **10 ml Serum** (weißes Röhrchen) für **TPHA** und **Clamydienantikörper**bestimmung. • **Urinprobe bei Drogen- Medikamentenkonsum**	

Abhängig vom Tatgeschehen

ja ☐ nein☐		Polizei Frauenarzt Rechtsmed.	**Spermaspuren oder Speichelspuren am Körper** Verdächtige Spuren am Körper mit einem sterilen, mit NaCl angefeuchteten Watteträger abnehmen und zum Trocknen und Verpacken in die Faltschachtel geben. Faltschachtel mit Lokalisation der Spurenabnahme und mit Etikett beschriften.	
ja ☐ nein☐ ja ☐ nein☐		Polizei Frauenarzt Rechtsmed.	Eventuell **Watteträger** (wenn möglich 2) aus dem • **Mundvorhof oder Wangenschleimhaut** • **Rektum** Zum Trocknen und Verpacken in die Faltschachtel geben. Faltschachtel mit Lokalisation der Spurenabnahme und mit Etikett beschriften.	

sonstiges: _____

_____

_____

Tab. 5.3 Asservate beim Opfer

Asservat	Untersuchung auf	Asservierung
Ejakulatverdächtige Spuren auf der Haut	Sperma, DNA	Steriler feuchter Watteträger
Fremdblut	DNA	Steriler feuchter Watteträger
Speichelantragungen	DNA	Steriler feuchter Watteträger
Abstriche aus Scheidengewölbe, Mundhöhle, After	Sperma, DNA	Steriler Watteträger
Ausstriche von den Abstrichen	Spermanachweis oder Lycopodium (Pulver, das als Gleitmittel dient) bei Kondomgebrauch	Objektträger
Blut- und Urinprobe	Toxikologie, Serologie, HIV, Schwangerschaft, DNA	Gekühlt lagern, evtl. einfrieren
Auskämmen von Schamhaaren	DNA	Steriler Kamm, in Papiertüte
Tampon, Binde	DNA, Sperma	Briefumschlag
Fingernägel	DNA	In Papiertüte
Kleidungsstücke	Fasern, Sekretspuren, Körperzellen	Getrennt verpackt

Tab. 5.4 Asservate beim Tatverdächtigen

Asservat	Untersuchung auf	Asservierung
Abstriche vom Penis (Kranzfurche, Schaft)	Vaginalepithelien	Steriler feuchter Watteträger
Blut- und Urinprobe	Toxikologie, Serologie, HIV, DNA	Gekühlt lagern, evtl. einfrieren
Kleidungsstücke	Fasern, Sekretspuren, Körperzellen	Getrennt verpackt

MERKE:

Gerade Sekret- und Blutspuren sind schnell verloren, wenn sie nicht so früh wie möglich asserviert werden. Feuchte Asservate müssen luftgetrocknet werden.

Tab. 5.5 Grobes Raster zur zeitlichen Nachweisbarkeit von Spermien

Spur	Spermien
Vaginal	bis zu 48 Stunden
Anal	bis zu 24 Stunden
Oral	bis zu 12 Stunden
Leiche	evtl. Monate

5.2 Kindesmisshandlung

Definition: Einwirkung auf das Kind, durch die das körperliche Wohlbefinden des Kindes erheblich beeinträchtigt wird. Dazu gehören auch körperliche oder seelische Misshandlung, sexueller Missbrauch und Vernachlässigung.

Bei der Untersuchung von Verletzungen bei Kindern muss immer auch an eine Misshandlung oder einen Missbrauch gedacht werden. Ergeben sich bei der Untersuchung von verletzten Kindern Verdachtsmomente für das Vorliegen einer Misshandlung oder eines Missbrauchs, so hat der Arzt die Verletzungen nicht nur zu dokumentieren, zu behandeln und Beweissicherungsmaßnahmen zu treffen, er muss auch entscheiden, welche Behörden er verständigt und ob er Anzeige erstattet. Dies hat nicht selten zur Folge, dass das Kind und eventuell vorhandene Geschwisterkinder aus der Familie herausgenommen werden. Kleinkinder zwischen 2 und 4 Jahren gelten ebenso wie entwicklungsgestörte und behinderte Kinder als besonders gefährdet.

Tab. 5.6 Typische Misshandlungsformen und mögliche Verletzungsbefunde

Misshandlungsform	Mögliche Verletzungsmuster	Typische radiologische Befunde
Schütteltrauma	Keine Weichteilverletzung am Schädel, aber evtl. Griffspuren an Armen, Beinen oder Thorax; retinale Blutungen	Evtl. subdurales Hämatom, Weichteilödem, subperiostale Blutung oder Periostverkalkungen der langen Röhrenknochen
Gewaltsames Füttern	Mundschleimhautverletzungen, Hämatome an Unterkiefer und Kinn	
Kräftiges Ziehen an den Extremitäten	Hämatome an den Knöcheln	Epiphysenablösung
Fallenlassen	Flächenhafte Hämatome, Frakturen	
Gegen die Wand werfen	Schädelfrakturen, flächenhafte Hämatome	
Tritte	Stumpfes Bauchtrauma, Rippenfrakturen, Schuhsohlenprofilabdrücke	Rippenfrakturen
Schläge mit der flachen Hand	Geformte Hämatome im Gesicht, Trommelfellverletzungen, retroaurikuläre Hämatome	
Überstrecken bzw. Überdehnen der Gelenke	Evtl. Griffspuren	Metaphysenkantenabbruch (Corner-Sign)
Stockschläge	Doppelstriemen	
Kräftiges Zupacken	Griffspuren an Armen oder Thorax, Rippenfrakturen	Weichteilödem, subperiostale Blutung oder Periostverkalkungen der langen Röhrenknochen, Rippenfrakturen

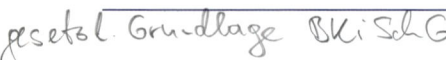
gesetzl. Grundlage BKiSchG

MERKE:

Bei Verdacht auf Kindesmisshandlung kann der Arzt nach Abwägung der Rechtsgüter die Schweigepflicht zugunsten des höherwertigen Rechtsgutes (Gesundheit des Kindes) durchbrechen und Anzeige erstatten (§ 34 StGB: Rechtfertigender Notstand). *7alt*

Allgemeine hochverdächtige Hinweise: Diskrepanz zwischen Verletzungsbefund und anamnestischen Angaben, buntes Verletzungsbild: Vielzahl an Verletzungen, unterschiedliches Verletzungsalter, atypische Lokalisation, Rippenfrakturen im Säuglingsalter, Hautdefekte, Brand- und Bisswunden, Hämatome hinter den Ohrmuscheln.

Vorgehensweise: Es muss immer eine Ganzkörperuntersuchung stattfinden. Auf typische Misshandlungsformen (siehe Tabelle 5.6) ist zu achten. Eine radiologische Untersuchung kann insbesondere bei Verdacht auf Fraktur und wiederholte Misshandlung indiziert sein. Differenzialdiagnostisch muss immer ein Unfallgeschehen berücksichtigt werden.

MERKE:

Sturzbedingte Verletzungen liegen häufig an Unterschenkeln, Knien, Ellenbogen, Nase, Stirn und Hinterkopf, während Verletzungen an den Ohren, im Scheitelbereich, an den Augen und am Mund sowie am Rücken und den Unterarmen auf eine Misshandlung hindeuten.

MERKE:

Hochverdächtig auf eine Kindesmisshandlung sind zahlreiche unterschiedlich alte Verletzungen (sowohl Hämatome als auch Knochenbrüche) und/oder Blutungen am Augenhintergrund (Netzhautblutungen).

Typische radiologische Befunde: Weichteilödem, subperiostale Blutungen bzw. Verkalkungen, Metaphysen-Kantenabbrüche (s. Abb. 5.3), alte und frische Frakturen, Schädelfrakturen, Rippenfrakturen (s. Abb. 5.4 und Abb. 5.5).

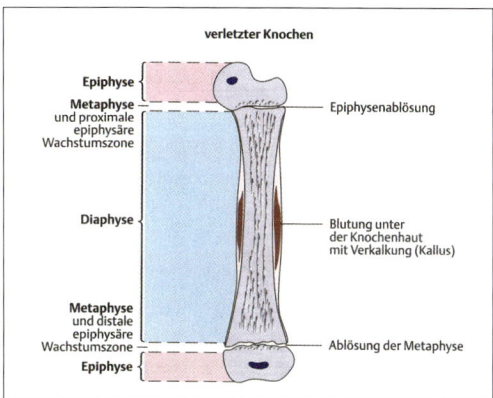

Abb. 5.3 Schematische Darstellung einer Epiphysen- und Metaphysenablösung sowie von Verkalkungen als Folge von subperiostalen Blutungen nach Kindesmisshandlung

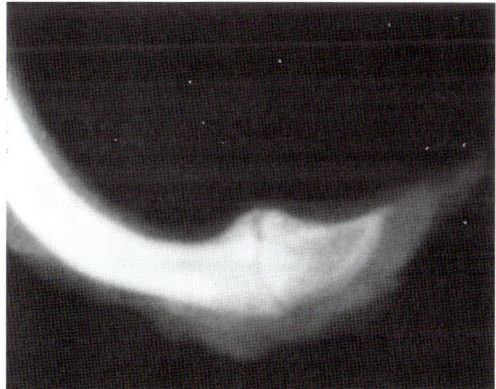

Abb. 5.4 Mit Kallusbildung verheilte Rippenfraktur mit frischem Frakturspalt (zweizeitiges Trauma)

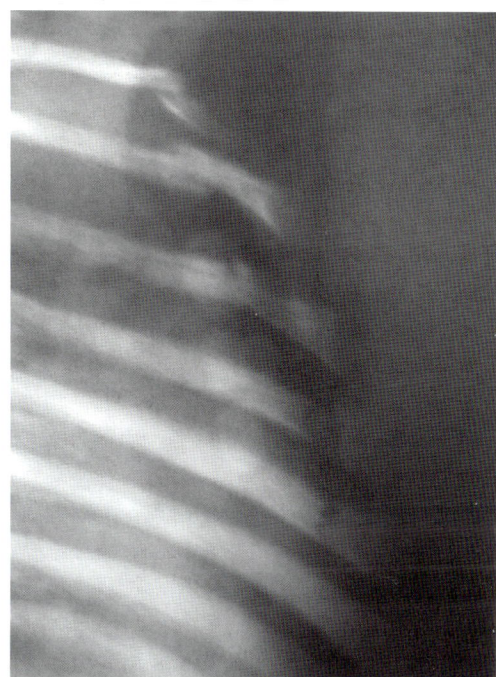

Abb. 5.5 Frische Rippenserienfraktur der Rippen 2 bis 6

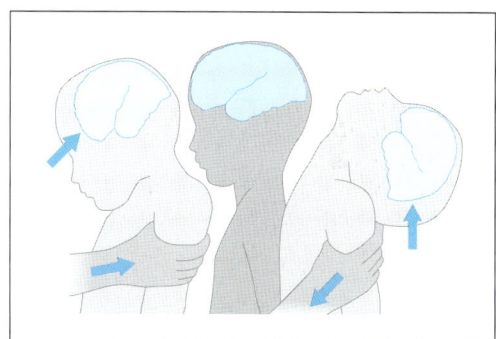

Abb. 5.6 Schütteltrauma beim Kind

Thermische Verletzungen: Verletzungen durch Verbrühen oder Verbrennen können auch absichtlich zugefügt worden sein. Speziell bei gleichmäßiger Verletzungstiefe, scharfer Abgrenzung zur gesunden Haut und bei handschuh- oder sockenartigen Verletzungen sowie bei Verletzungen im Gesicht ohne Abrinnspuren ist an eine Misshandlung zu denken.

Schütteltrauma: Das meist schreiende Kind wird an den Armen, den Beinen oder dem Brustkorb gepackt und geschüttelt (s. Abb. 5.6). Dabei können **subperiostale Blutungen** an beiden Humeri und Fermora entstehen. Es kommt zum Vor- und Zurückschleudern des Kopfes, den das Kind kaum halten kann. Das Gehirn folgt der Bewegung in der Kopfhöhle etwas zeitverzögert; evtl. **Brückenvenenabrisse** zwischen Sinus sagittalis und weicher Hirnhaut mit der Folge

tödlich endender subduraler Blutungen. Typisch ist auch eine Zerrung am Sehnerv mit **Retina- und Glaskörperblutungen** (s. Abb. 5.7).
Wenn nicht der **Tod** eintritt, können **bleibende Schäden** resultieren, z. B. in Form symptomatischer zerebraler Anfälle.

MERKE:

Eine augenärztliche Untersuchung bei Verdacht auf Kindesmisshandlung ist unerlässlich.

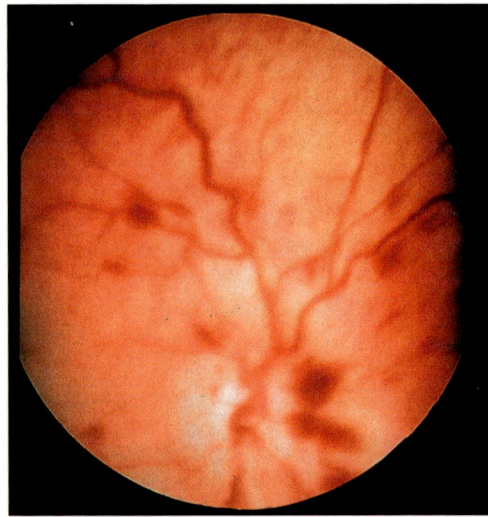

Abb. 5.7 Typische Retinablutungen nach Schütteltrauma

Tin-Ear-Syndrom: Variante des Schütteltraumas, ausgelöst durch eine heftige Ohrfeige mit resultierender rotierender Akzelleration des Kopfes.

Caffey-Syndrom: Kombination aus chronischen subduralen Hämatomen und (multiplen) Frakturen der langen Röhrenknochen als Folge von Misshandlungen.

Battered-Child-Syndrom: Mehrere und unterschiedlich alte Verletzungen, insbesondere an atypischen Stellen, als Folge von Misshandlungen durch die Eltern.

Münchhausen-Syndrom: Neurotische Fehlhaltung von Patienten, die durch falsche anamnestische Angaben und Schilderungen nicht vorhandener Symptome eine Behandlung oder u. U. auch Operationen erreichen wollen.

Münchhausen-by-proxy-Syndrom: Eltern lösen bei ihren Kindern künstlich Krankheitssymptome aus und suchen dann ärztliche Hilfe auf. Typisch ist eine häufige Vorstellung der Kinder meist in verschiedenen Kliniken, beschriebene Symptome sind nicht mehr vorhanden, eine Erkrankung kann nicht diagnostiziert werden. Sehr gefährlich für das Kind, da nicht selten zu giftigen Substanzen gegriffen wird, um Krankheitssymptome auszulösen.

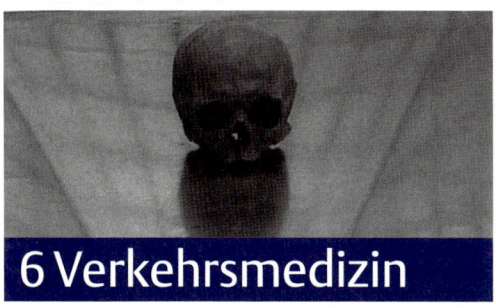

6 Verkehrsmedizin

6.1 Fahreignung und Fahrtüchtigkeit

Fahreignung (Syn. Fahrtauglichkeit): Gemäß § 2 Abs. 4 StVG (Straßenverkehrsgesetz) ist derjenige zum Führen eines Fahrzeuges geeignet, der die notwendigen geistigen und körperlichen Anforderungen erfüllt und nicht erheblich oder wiederholt gegen verkehrsrechtliche Vorschriften oder Strafgesetzen verstoßen hat.

> **MERKE**
>
> Die Fahrtauglichkeit kann durch eine Reihe körperlicher und geistiger Mängel (z. B. Erkrankungen, chronische Einnahme von Medikamenten oder sonstigen toxischen Substanzen) eingeschränkt oder aufgehoben sein.

Beispiele für Fahruntauglichkeit:
- ➜ Bis zu 3 Monate nach einem Schädel-Hirn-Trauma
- ➜ Anfallsleiden (z. B. Epilepsie), wenn keine 1-jährige Anfallsfreiheit nachgewiesen ist
- ➜ Endogene Psychosen, schwere Persönlichkeitsstörungen
- ➜ Arterielle Hypertonie: ständiger diastolischer Wert > 140 mmHg
- ➜ Nach Herzinfarkt in Abhängigkeit von der Führerscheinklasse 3–6 Monate oder 5 Jahre
- ➜ Diabetes mellitus mit Neigung zu schweren Stoffwechselentgleisungen
- ➜ Suchtmittelabhängigkeit

Fahrtüchtigkeit: Aktuelle Fähigkeit, sein Fahrzeug mit der erforderlichen Sicherheit und Aufmerksamkeit situationsangepasst im Straßenverkehr zu führen.

> **MERKE**
>
> Alkohol, Drogen, Medikamente und Erkrankungen können die aktuelle Fahrtüchtigkeit beeinflussen.

Beispiel: Ein Mensch, der unter einer Grippe mit hohem Fieber und Kopfschmerzen leidet, besitzt zwar die Fahrtauglichkeit, ist aber aktuell nicht fahrtüchtig. Ein Mensch, der selten Alkohol trinkt, wegen eines festlichen Anlasses jedoch Alkohol in einer Menge trinkt, die zu einer Blutalkoholkonzentration von 1,1‰ führt, ist ebenfalls zwar fahrtauglich, aktuell aber nicht fahrtüchtig. Ein nachgewiesen aktuell alkoholabhängiger Mensch ist dagegen nicht fahrtauglich.

Ärztliche Aufklärung: Fahreignung und Fahrtüchtigkeit können durch eine Einnahme von Medikamenten, durch eine Behandlungsmaßnahme oder durch eine akute oder chronische Erkrankung eingeschränkt sein. Ein Arzt hat die Pflicht, seinen Patienten darüber aufzuklären. Am besten ist es, diese Aufklärung in den Krankenakten zu dokumentieren.

Ärztliche Schweigepflicht: Der behandelnde Arzt unterliegt der ärztlichen Schweigepflicht. Er hat allerdings die Pflicht, seinen Patienten über die sich aus dessen Krankheit bezüglich der Fahreignung und Fahrtüchtigkeit ergebenden Risiken aufzuklären. Ist der Patient trotzdem uneinsichtig und fährt weiter, kann der Arzt die Schweigepflicht gemäß **§ 34 StGB (rechtfertigender Notstand)** brechen. Eine Meldepflicht besteht aber nicht.

Medizinisch-psychologische Untersuchung (MPU, sog. Idiotentest): Untersuchung zur Beurteilung der Fahreignung, insbesondere bei Verdacht auf Abhängigkeit oder missbräuchliche Einnahme von Alkohol, Betäubungsmitteln oder psychoaktiv wirkenden Arzneimitteln. Kern der Untersuchung ist eine medizinische Untersuchung und die Überprüfung der psychophysischen Leistungsfähigkeit. Neben einer **körperlichen Untersuchung** werden bei Verdacht auf Alkoholabhängigkeit auch **Laboruntersuchungen** unter Berücksichtigung der Alkoholmarker durchgeführt: Leberwerte, CDT, MCV. Bei Verdacht auf Drogenabhängigkeit kann auch eine **Urin- oder Haaranalyse** durchgeführt werden.

> **MERKE**
>
> Zur Wiedererlangung des Führerscheines wird eine MPU u. a. dann verlangt, wenn der Betroffene sein Fahrzeug mit einer Blutalkoholkonzentration von 1,6‰ oder mehr geführt hat.

6.2 Alkohol und Drogen im Straßenverkehr

6.2.1 Rechtliche Grundlagen

§ 315c StGB: Gefährdung des Straßenverkehrs, d. h. wer unter Einfluss berauschender Mittel oder aufgrund eines körperlichen oder geistigen Mangels ein Fahrzeug führt und dadurch Leib und Leben eines Anderen gefährdet, wird mit Geldstrafe oder Freiheitsstrafe bis zu 5 Jahren bestraft.

§ 323a StGB: Vollrausch: Wer sich fahrlässig oder vorsätzlich durch berauschende Mittel in einen Rausch versetzt, wird mit Freiheitsstrafe bis zu 5 Jahren bestraft, wenn er in diesem Zustand eine rechtswidrige Tat begeht und ihretwegen nicht bestraft werden kann, weil er infolge des Rausches schuldunfähig war.

§ 24a StVG: Bei Überschreitung der 0,5‰-Grenze oder Nachweis von Cannabis, Heroin, Morphin, Kokain, Amphetamin und Designer-Amphetaminen im Blut ohne verkehrsauffälliges Verhalten handelt es sich um eine Ordnungswidrigkeit, die mit einer Geldbuße belegt werden kann.

CAVE

Wird ein Medikament oder eine Droge nur im Urin nachgewiesen, reicht dies nicht aus, um eine aktuelle Beeinflussung durch diese Substanz zu beweisen. Beweisend ist erst das Ergebnis der Blutprobe!

Tab. 6.1 Promillegrenzen im Straßenverkehr

Promillegrenze	Delikt
0,3‰/0,5‰	Gefahrengrenzwert
ab 0,5‰	Ordnungswidrigkeit (§ 24a StVG)
ab 1,1‰	Absolute Fahruntüchtigkeit
ab 1,6‰	Absolute Fahruntüchtigkeit für Fahrradfahrer

Gefahrengrenzwert: Ab **0,5‰** sind bei allen Menschen gravierende Beeinträchtigungen der Fahrtüchtigkeit festzustellen, und zwar unabhängig davon, ob sie sich subjektiv noch fahrtüchtig fühlen oder nicht. Zahlreiche Urteile des Bundesgerichtshofes machen deutlich, dass auch schon eine Blutalkoholkonzentration (BAK) von **0,3‰** zur Annahme von Fahruntüchtigkeit berechtigen, und zwar dann, wenn es zu einem verkehrsauffälligen Verhalten (z.B. Unfall, Fahren bei Dunkelheit ohne eingeschaltetes Licht, zu schnelles oder zu langsames Fahren) kommt. In einem solchen Fall kann unter Umständen auch die Fahrerlaubnis entzogen werden, obwohl der BAK-Wert „nur" 0,3‰ betragen hat.

MERKE

Ab einer Blutalkoholkonzentrationen von 0,3‰ kann bei einem erheblichen, eindeutig auf den Alkohol zurückführbaren Fahrfehler der Führerschein entzogen werden.

Ordnungswidrigkeit: Kann kein verkehrsauffälliges Verhalten festgestellt werden, gilt das Fahren mit 0,5‰ als Ordnungswidrigkeit und kann mit Geldbuße bestraft werden.

Absolute Fahruntüchtigkeit: Grenzwert, ab dem grundsätzlich ohne weitere Anzeichen eine Fahruntüchtigkeit gegeben ist und somit niemand mehr mit einem PKW fahren darf.

6.2.2 Alkoholstoffwechsel

Alkoholstoffwechsel: Oral aufgenommener Alkohol wird zu 80% im **Dünndarm**, zu 20% im **Magen** resorbiert. Die **Resorption** ist spätestens **2 Stunden nach Trinkende** abgeschlossen. Ca. 90% des Alkohols werden in der Leber über 2 verschiedene Stoffwechselwege abgebaut:

→ Ein Teil wird durch das Enzym **Alkoholdehydrogenase (ADH)** zu Azetaldehyd und dann durch die Azetaldehyddehydrogenase zu Azetat verbrannt. Da beide Schritte NAD$^+$ als Koenzyme benötigen, ist das System sättigbar, was zu einer linearen Abbaukinetik führt.

→ Ein weiteres System in der Leber, das **MEOS** (Mikrosomales ethanoloxidierendes System), baut den Alkohol ebenfalls zu Azetat ab. Dieses System ist abhängig von NADPH und nicht sättigbar.

Der sehr geringe Rest des Alkohols wird **über Atmung, Schweiß und Urin ausgeschieden**. Die Abbaugeschwindigkeit wird daher v. a. durch die ADH limitiert. Auch eine forcierte Atmung und starkes Schwitzen bei schwerer körperlicher Arbeit können die **Elimination nicht** wesentlich **beschleunigen**. Ein schweres Trauma oder ein Schockzustand können die **Resorption** der aufgenommenen Alkoholmenge dagegen **verzögern**.

Alkoholabbau: Mindestens 0,1‰, wahrscheinlich 0,15‰ und maximal 0,2‰ pro Stunde.

Der Alkoholabbau beginnt schon mit Trinkbeginn!

Diffusionssturz: Nach großer Alkoholaufnahme in kurzer Zeit (Sturztrunk) kann der Blutalkoholgehalt durch die erhebliche Anflutung aus dem Magen-Darmtrakt kurzfristig wesentlich höher sein als der Alkohol, der sich im Gewebe verteilt. Daraus resultiert eine kurzzeitig hohe Blutalkoholkonzentration mit nachfolgendem starkem Absinken der Blutalkoholkurve, welches ebenso nur sehr kurz anhält.

Restalkohol: Nach Nachtruhe zurückgebliebene Alkoholmenge im Körper nach vorangegangener Alkoholaufnahme. Die Rechtssprechung verlangt, dass der Kraftfahrer den Restalkohol bei der „Eigenprüfung" seiner Fahrtüchtigkeit einkalkuliert und sich dementsprechend verhalten muss.

Rückrechnung: Die **Rückrechnung** auf die BAK zum Tatzeitpunkt aus dem Ergebnis einer Blutentnahme erfolgt **„in dubio pro reo"** (im Zweifel für den Angeklagten):
→ Bei Fragen der Fahrtüchtigkeit mit 0,1‰/h, um die BAK möglichst niedrig zu halten.
→ Bei Fragen der Schuldfähigkeit mit 0,2‰/h, um eine möglichst hohe BAK zu erreichen.

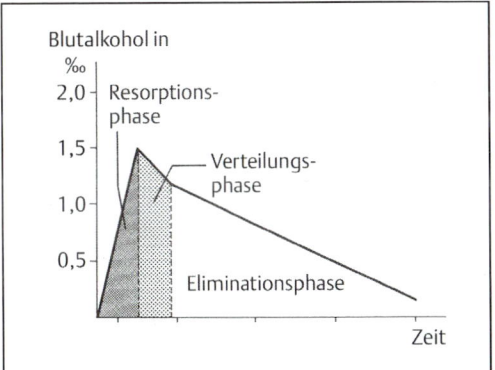

Abb. 6.1 Idealisierte Blutalkoholkurve nach einmaliger Aufnahme von Alkohol (Während in der Resorptionsphase mehr Alkohol resorbiert als eleminiert wird, kommt es in der Verteilungsphase zu einem allmählichen Ausgleich zwischen Resorption und Abbau.)

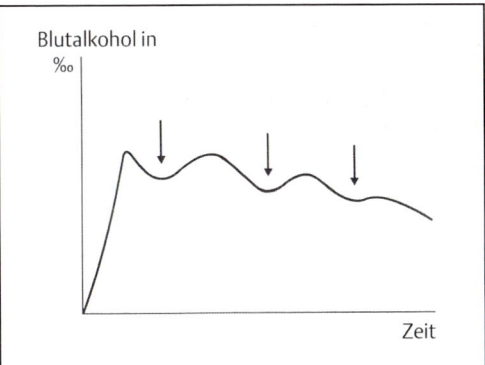

Abb. 6.2 „Realistischere" Blutalkoholkurve nach mehrfacher Alkoholaufnahme in der Eliminationsphase. Die Pfeile deuten den Zeitpunkt der erneuten Alkoholaufnahme an

Resorptionsdefizit: Ein Teil des konsumierten Alkohols wird anscheinend nicht resorbiert; dieses Resorptionsdefizit liegt zwischen 10% und 30% (wahrscheinlichster Wert: **20%**).

Verteilungsfaktor: Aufgrund des unterschiedlichen prozentualen Fett- und Wasseranteils des Körpers der beiden Geschlechter wird in Abhängigkeit von der Körperstatur bei der Berechnung der BAK ein Verteilungsfaktor (r) von **0,7 beim Mann** und **0,6 bei der Frau** angenommen.

Die Berechnung der BAK aus Trinkmengenangaben erfolgt nach der Widmark-Formel.

Widmark-Formel: $A = c \times p \times r$
A = im Körper vorhandene Alkoholmenge in g (= Vol.% des aufgenommenen Stoffes × 0,8)
c = Alkoholkonzentration in Promille
p = Körpergewicht in Kilogramm
r = Verteilungsfaktor im Körper

Bei der Berechnung der Alkoholmenge (in g) muss man die aufgenommene Alkoholmenge in Gewichtsprozent (Gew.%) kennen. Aufgrund des spezifischen Gewichtes des Alkohols gilt: Gewichtsprozent (Gew.%) = Volumenprozent (Vol.%) × 0,8, d.h. 1 Vol.% entsprechen ca. 0,8 Gew.% bzw. 0,8 g Alkohol.

Tab. 6.2 Durchschnittlicher Alkoholgehalt einzelner Getränke

Alkoholart	Vol.% Alkohol (ca.)	Alkohol- menge in g
Bier, 1l	5 Vol.%	40g
Wein, 1l	10 Vol.%	80g
Schnaps, 100ml	40 Vol.%	32g

6.2.3 Alkoholwirkung

Die wichtigsten Wirkungen des Alkohols spielen sich im **ZNS** ab. Dort werden hemmende Neurone supprimiert, was die alkoholbedingte Enthemmung mit Erregungszuständen im Rausch erklärt. Die Alkoholwirkung ist stark von der **individuellen Gewöhnung und Alkoholtoleranz** abhängig. Die nachfolgende Auflistung ist daher nur als sehr grobe Einteilung zu interpretieren.

Tab. 6.3 Grobe Einteilung der Stadien der Trunkenheit

BAK in ‰	Stadium der Trunkenheit
0–1,5‰	Leichte Trunkenheit
1,5–2,5‰	Mittlere Trunkenheit
2,5–3,0‰	Schwere Trunkenheit
> 3‰	Schwerste Trunkenheit mit unmittelbarer Lebensgefahr

Pathologischer Rausch (sehr selten): Die vitale Erregung und die Bewusstseinsstörung setzen rasch und anfallsartig ein und erreichen sofort eine starke Ausprägung. Häufig sind auch Halluzinationen und Desorientiertheit. Am Ende steht ein narkotischer Schlaf, es besteht eine vollständige Amnesie. Die BAK ist meist niedrig, betroffen sind meist hirnorganisch Geschädigte.

Alkoholbedingte Amnesie: Schon bei niedrigen Alkoholkonzentrationen können Erinnerungslücken auftreten. Eine vollständige Amnesie über einen längeren Zeitraum ist durch eine Alkoholisierung alleine nicht ausreichend erklärt. Sollte sie vorliegen, müssen zusätzliche Faktoren (z.B. Einnahme anderer berauschender Mittel (Drogen), Schädel-Hirn-Trauma) in Betracht gezogen werden.

Alkoholvergiftung: Symptome einer Alkoholvergiftung sind Hyperventilation, psychomotorische Erregungszustände, Koordinations- oder Sehstörungen. Bei sehr hohen Konzentrationen kommt es zu einer **Unterdrückung des aktivierenden Systems** der Formatio reticularis mit Schlafinduktion, Koma, Ateminsuffizienz und schließlich Tod.
Therapie: Symptomatisch mit intensivmedizinischer Überwachung, evtl. Beatmung.

Alkoholentzugssyndrom: Dauer in der Regel 3–5 Tage, bei Einsetzen eines Delirium tremens auch länger. Beginn häufig mit innerer Unruhe, Dysphorie, Depression, Tremor, Übelkeit, Appetitlosigkeit und Schweißausbruch, aber auch epileptiformen Krämpfen. Später auch Desorientierung. Letalität bis zu 4%.
Therapie: Clomethiazol oder Benzodiazepine, evtl. Haloperidol und Carbamazepin.

Delirium tremens: Schweres Stadium des Entzugssyndroms mit schwerer psychomotorischer Unruhe, optischen, akustischen und taktilen Halluzinationen. Endet häufig in einem Terminalschlaf.
Therapie bei schweren Formen: Clomethiazol oder Benzodiazepine und Neuroleptika (Chlorprothixen, Butyrophenon), intensivmedizinische Überwachung.

Marker für chronischen Alkoholmissbrauch:
→ γ-GT (Gamma-Glutamyl-Transferase)
→ MCV (mittleres korpuskuläres Volumen der Erythrozyten)
→ Methanol
→ CDT (carbohydratdefizientes Transferrin)

6.2.4 Alkoholnachweis

Bestimmung des Blutalkohols
Der Nachweis erfolgt heute im Wesentlichen durch **Gaschromatographie** und enzymatische Bestimmung (**ADH-Verfahren**). Seltener kommt noch das **Widmark-Verfahren** zur Anwendung.

Tab. 6.4 Nachweisverfahren für Alkohol

Verfahren	Spezifität
Gaschromatographische Verfahren	Spezifisch für unterschiedliche Alkohole
ADH	Alkohol-, nicht ethanolspezifisch
Widmark-Verfahren	Nicht alkoholspezifisch

Gaschromatographie: Erhitzung des Serums in einem dicht verschlossenen Gefäß auf 60 °C. Zwischen dem Serum und der Gasphase bildet sich ein Gleichgewicht, wobei die Alkoholkonzentration in der Gasphase proportional zur Konzentration in der Flüssigkeit ist. Mit einem Trägergas wird ein Teil der Gasphase auf eine Trennsäule gebracht und detektiert. Mit ihr können verschiedene Alkohole aufgetrennt werden.

ADH-Verfahren: Das Enzym ADH oxidiert Alkohol zu Azetaldehyd. Der frei werdende Sauerstoff wird vom Koenzym NAD^+ aufgenommen. Dabei entsteht NADH, welches Licht bei einer anderen Wellenlänge absorbiert als NAD^+. Dies kann photometrisch bestimmt werden.

Widmark-Verfahren: Titrationsmethode unter Verwendung von Dichromschwefelsäure.

Nachtrunkbehauptung: Nicht selten macht der Beschuldigte, gerade in Fällen von Unfallflucht, geltend, dass er erst nach dem Unfall Alkohol getrunken hat, nicht vor dem Unfall. Durch eine Begleitstoffanalyse oder „Doppelentnahme" (s. u.) kann versucht werden, diese Behauptung zu stützen oder zu widerlegen.

Begleitstoffanalyse: Nachweis von Begleitstoffen im Alkohol, z. B. bei Nachtrunkbehauptung. Jedes Getränk enthält nicht nur Ethanol, sondern zahlreiche andere Zusätze, sog. Begleitstoffe, die u. a. auch für den typischen Geschmack verantwortlich sind.

Typische Begleitstoffe: Methanol, Propanol-1, Butanol-1, Butanol-2, Isobutanol, 2-Methylbutanol.

Doppelentnahme: Eine „Doppelentnahme" (= zweite Blutentnahme innerhalb von 30 Minuten) ist notwendig, wenn der Beschuldigte einen Nachtrunk geltend macht. Hat tatsächlich ein Nachtrunk stattgefunden, würde man in der zweiten Blutprobe theoretisch eine höhere Blutalkoholkonzentration unter der Voraussetzung erwarten, dass der „nachgetrunkene" Alkohol zum Zeitpunkt der ersten Blutentnahme noch nicht vollständig resorbiert gewesen war. (Dies ist eine theoretische Annahme, die in der Praxis nur selten so eintritt.)

Bestimmung des Atemalkohols

Atemalkoholtest: Er gilt in Deutschland seit April 1998 als beweissicheres Instrument, um Kraftfahrer des verbotenen hohen Alkoholkonsums (Verstöße gegen §§ 24a StVG und 315c StGB) zu überführen. Zugelassen aber nur für Alkoholmengen, die im Bereich einer Ordnungswidrigkeit liegen, also zwischen 0,25 mg Ethanol/l Ausatemluft (BAK 0,5‰) und 0,5045 mg Ethanol/l Ausatemluft (BAK 1,09‰). Ethanol erscheint in geringen Mengen in der Ausatemluft. Das Verhältnis zwischen Atemalkohol und Blutalkohol liegt zwischen 1 : 1700 und 1 : 2500, im Mittel bei 1 : 2100. Die ausgeatmete Luft wird durch

ein Mundstück in das Messgerät geführt. Mit zwei voneinander unabhängigen Messsystemen (Infrarot- und elektrochemisches Messverfahren) wird die Ethanolkonzentration festgestellt. Um ein gültiges Ergebnis zu erreichen, muss das **Mindestvolumen** überschritten sein, der **Mindestfluss** darf während der Dauer der Probenabgabe nicht unterschritten werden und die **Mindestexspirationsdauer** muss eingehalten werden. Die Einhaltung der Mindestwerte wird geräteseitig überwacht. Werden sie nicht erreicht, erfolgt automatisch die Annullierung der Messung.

Derzeit wird bei der Polizei das Gerät **Alcotest** 7110 Evidential eingesetzt. Dieser Test hat aber nur Beweiskraft, wenn zwischen Trinkende und Atemalkoholbestimmung mindestens 20 Minuten verstrichen sind, um Messungenauigkeiten durch Restalkohol im Mund auszuschließen.

Nachteile des Atemalkoholtests:

→ Große biologische Streuung des Verhältnisses zwischen Atem- und Blutalkoholkonzentration
→ Ungenügende Spezifität, da auch strukturähnliche Moleküle miterfasst werden können
→ Kein zusätzlichen Untersuchungen möglich (z. B. Untersuchung auf Drogen)

6.2.5 Fahren und Drogen

Rechtliche Grundlage: Gemäß § 24a Abs. 2 StVG handelt ordnungswidrig, wer unter der Wirkung eines in der Anlage zu dieser Vorschrift genannten berauschenden Mittels im Straßenverkehr ein Kraftfahrzeug führt. Eine solche Wirkung liegt vor, wenn eine der folgenden Substanzen im Blut nachgewiesen wurden (Wirkspektrum s. Kap. 4.5.1):

→ Cannabis: Tetrahydrocannabinol (THC)
→ Morphin, Heroin
→ Kokain: Benzoylecgonin
→ Amphetamin
→ Designer-Amphetamin: Methylendioxyethylamphetamin (MDE), Designer-Amphetamin: Methylendioxymetamphetamin (MDMA)

> **MERKE**
>
> Klare Grenzwerte für diese Drogen wie für die Blutalkoholkonzentration existieren nicht.

Eine Fahruntüchtigkeit aufgrund einer Beeinflussung durch eine dieser Substanzen kann nur dann angenommen werden, wenn entsprechende Ausfallserscheinungen hinzukommen. Eine Beurteilung muss daher neben dem Ergebnis der **chemisch-toxikologischen Untersuchungen** die **Beobachtungen** der

Polizeibeamten, des Blut entnehmenden Arztes und weiterer möglicher Zeugen miteinbeziehen. Für Tetrahydrocannabinol gilt, dass erst ab einer Serumkonzentration von 1 ng/ml überhaupt von der Möglichkeit einer akuten Beeinflussung ausgegangen werden darf.

6.2.6 Blutentnahme

Blutentnahme bei Lebenden: Sie muss **von einem Arzt** durchgeführt werden. Sie kann nach einer Straftat nach **§ 81 StPO** angeordnet werden: Ein **Tatverdächtiger** muss diese Blutentnahme, die auch unter Zwang erfolgen kann, dulden. Dient es der Wahrheitsfindung bzw. der Beweissicherung, so kann eine Blutentnahme von einem Richter **auch bei anderen Personen** angeordnet werden, wenn dieser Person dadurch kein Nachteil für die Gesundheit entsteht.

Blutentnahmetechnik bei Lebenden: Das Entnahmesystem wird von der Polizei gestellt (derzeit EDTA-beschichteter Vacutainer). Zur Desinfektion darf kein alkoholhaltiges Desinfektionsmittel verwendet werden. Die Blutentnahme erfolgt in der Regel aus einer Vene der Ellenbeuge. Auf der Beschriftung des Röhrchens müssen festgehalten werden:

→ Personalien der Person, von der das Blut stammt
→ und exakte Entnahmezeit.

Blutentnahme bei Leichen: Um eine gerichtsverwertbare Blutprobe zu erhalten, muss das Blut aus einer **Oberschenkelvene** entnommen werden. Herzblut ist nicht geeignet, da hier die Gefahr einer Verfälschung durch Diffusion von Alkohol aus dem Magen besteht.

MERKE

Ein Arzt ist zu einer solchen Blutentnahme nur dann verpflichtet, wenn dies in seinem Arbeitsvertrag vorgesehen ist.

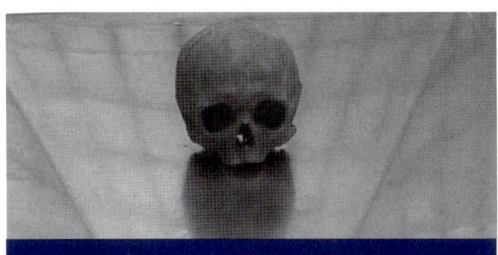

7 Forensische Psychopathologie

Rechtsmediziner befassen sich vor allem mit der Beeinträchtigung der Steuerungs- und Einsichtsfähigkeit (Schuldfähigkeit) bei höhergradiger **Alkoholisierung** und/oder Beeinflussung durch andere Substanzen wie **Drogen oder Medikamente**. Eine komplexe Beurteilung in schwierigen Fällen erfolgt allerdings durch einen forensisch weitergebildeten Psychiater.

7.1 Rechtliche Grundlagen

Altersgrenzen im Strafrecht:
➜ <14 Jahre: Strafunmündigkeit
➜ 14–18 Jahre: bedingte Strafmündigkeit; eine Verurteilung erfolgt nach dem Jugendstrafrecht.
➜ >18 Jahre: volle Strafmündigkeit, allerdings mit der Vorgabe, dass von 18–21 Jahren (Heranwachsender) bei mangelnder Reife des Heranwachsenden noch, nach entsprechender Begutachtung, nach dem Jugendstrafrecht verurteilt werden kann.

> **MERKE**
>
> Täter über 21 Jahren sind strafmündig. Für sie gilt das allgemeine Strafrecht.

Altersgrenzen im Zivilrecht:
➜ <7 Jahre: Geschäftsunfähigkeit, Deliktunfähigkeit
➜ 7–18 Jahre: Bedingte Geschäfts- und Deliktfähigkeit
➜ >16 Jahre: Möglichkeit zur Verfassung eines Testaments
➜ >18 Jahre: Volle Geschäftsfähigkeit

Betreuungsrecht: Bei einem Volljährigen, der wegen einer **psychischen Krankheit** oder einer körperlichen, geistigen oder seelischen **Behinderung** seine Angelegenheiten ganz oder teilweise nicht besorgen kann, kann auf Antrag eine **Betreuung** angeordnet werden. Es wird dann vom **Vormundschaftsgericht** ein Betreuer bestellt.

7.2 Schuldfähigkeit

In Strafverfahren stellt sich in manchen Fällen die Frage, ob ein Mensch für eine von ihm begangene Straftat verantwortlich zu machen ist oder nicht. Die rechtlichen Grundlagen bilden die §§ 20 und 21 StGB (Strafgesetzbuch).

§ 20 StGB: „Ohne Schuld handelt, wer bei Begehung der Tat wegen einer krankhaften seelischen Störung, wegen einer tiefgreifenden Bewusstseinsstörung oder wegen Schwachsinns oder einer schweren anderen seelischen Abartigkeit unfähig ist, das Unrecht der Tat einzusehen oder nach dieser Einsicht zu handeln."

Einschränkungen der Schuldfähigkeit durch:
➜ „Krankhafte seelische Störung": endogene und exogene Psychosen, Schizophrenie, Intoxikationen und Schädel-Hirn-Traumata
➜ „Tiefgreifende Bewusstseinsstörung": Schockzustände, Schlaftrunkenheit, Hypnose, psychogene Bewusstseinsstörung (v. a. schwere Affektzustände)
➜ „Schwachsinn": angeborene Demenzen
➜ „Schwere andere seelische Abartigkeit": v. a. Psychopathien, Neurosen oder schwere sexuelle Triebstörungen

§ 21 StGB: „Ist die Fähigkeit des Täters, das Unrecht der Tat einzusehen oder nach dieser Einsicht zu handeln, aus den in § 20 StGB bezeichneten Gründen bei Begehung der Tat erheblich vermindert, so kann die Strafe gemildert werden."

> **MERKE**
>
> Bei Vorliegen der Voraussetzungen des § 21 StGB kann die Strafe gemildert werden, sie muss es aber nicht.

Schuldfähigkeitsbegutachtung: Zunächst ist festzustellen, ob die **Eingangsvoraussetzungen** der beiden Paragraphen gegeben sind, d. h. ob eine psychische Störung vorgelegen hat, die einem der vier o.g. Rechtsbegriffe zuzuordnen ist. Danach ist zu prüfen, ob dadurch die Einsichts- oder Steuerungsfähigkeit erheblich beeinträchtigt oder sogar aufgehoben war.

Einsichtsfähigkeit: Das kognitive Wissen darum, dass die Tat Unrecht ist.

Steuerungsfähigkeit: Konnte der Täter sein Handeln noch nach der Einsicht, dass sie verboten ist, steuern?

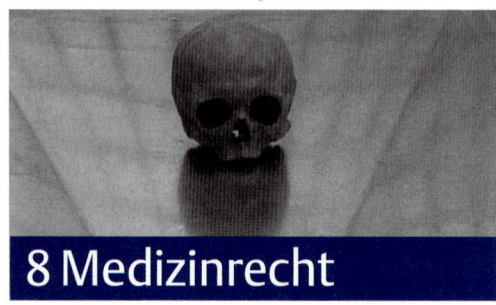

8 Medizinrecht

Medizinrecht umfasst die Regelungen zur Ausübung der Heilkunde und zum allgemeinen Arztrecht. Geregelt sind insbesondere auch das Rechtsverhältnis zwischen Arzt und Patient, der Behandlungsvertrag und die damit verbundenen Pflichten wie Aufklärung, Schweigepflicht und Dokumentationspflicht.

8.1 Ausübung der Heilkunde

Ausbildung zum Arzt: Sie wird durch den Staat geregelt und ist in der Bundesärzteordnung verankert. Voraussetzung für die Ausübung des ärztlichen Berufes ist die Approbation (Bestallung).

Approbation: Staatliche Erlaubnis zur Ausübung eines akademischen Heilberufes. Sie wird von der zuständigen Verwaltungsbehörde auf entsprechenden Antrag erteilt, wenn

→ der Antragsteller Deutscher, Staatsangehöriger eines Mitgliedstaates der Europäischen Gemeinschaft oder heimatloser Ausländer ist.

→ er sich nicht eines Verhaltens schuldig gemacht hat, aus dem sich die Unwürdigkeit oder Unzulässigkeit zur Ausübung der ärztlichen Heilkunde ergibt.

→ er nicht wegen eines körperlichen Mangels oder Schwäche seiner geistigen oder körperlichen Kräfte oder wegen einer Sucht zur Ausübung des ärztlichen Berufes unfähig oder ungeeignet ist.

→ er sein Studium gemäß der Bundesärzteordnung vollendet hat.

> **MERKE:**
>
> Die Approbation wird von der zuständigen Verwaltungsbehörde erteilt und kann nur von dieser wieder entzogen werden.

Berufsordnung: Eine auf dem Gesetz basierende rechtsverbindliche Ordnung, die in der autonomen Satzung der einzelnen **Landesärztekammern** niedergelegt ist. Sie kann daher von Bundesland zu Bundesland stark variieren. Sie muss sich aber eng an die von der Bundesärztekammer verfasste Musterberufsordnung halten.

Musterberufsordnung: Sie wird von der **Bundesärztekammer** verfasst. In ihr finden sich Ausführungen zu

→ ärztlicher Schweigepflicht
→ Werbeverbot
→ Dokumentationspflicht
→ Verpflichtung zum Notfalldienst
→ kollegialem Verhalten und kollegialer Zusammenarbeit
→ ärztlichem Verhalten gegenüber Patienten
→ Anrufung der Ethikkommission
→ den zu erhebenden Gebühren
→ Fort- und Weiterbildung
→ Verpflichtung zu einer ausreichenden Haftpflichtversicherung.

Kurierfreiheit: Nur in Deutschland ist die Kurierfreiheit durch ein Gesetz aus dem Jahre 1939 eingeschränkt. Demnach dürfen neben approbierten Ärzten auch andere Personen die Heilkunde ausüben (Heilpraktiker). Dabei muss die Person über 25 Jahre alt sein, sie muss „sittlich" zuverlässig sein, und es wird durch eine Prüfung überprüft, ob durch ihn keine Gefahr für die Volksgesundheit zu erwarten ist.

Bundesärztekammer: Sie ist eine privatrechtliche Vereinigung und entspricht einer freiwilligen Arbeitsgemeinschaft der Landesärztekammern. Sie hat den Rechtsstatus eines eingetragenen Vereins. Sie verfasst die Musterberufsordnung (s. o.).

Landesärztekammer: Sie ist die gesetzlich begründete Standesorganisation und damit Körperschaft des öffentlichen Rechts. Ihre Aufgabe besteht in der Regelung, Erfüllung und Überwachung der Berufspflichten eines Arztes. Sie verfasst die einzelnen Berufsordnungen (s. o.).

> **MERKE:**
>
> Alle Belange, die mit der Berufsausübung zu tun haben, fallen unter die Gesetzgebung der Bundesländer oder der Ärztekammern.

Bundesärzteordnung: Sie regelt die Zulassung, d. h. die Erlaubnis zur Berufsaufnahme. Sie enthält auch eine Vorschrift über die Ermächtigung zum Erlass einer Approbations- oder einer Gebührenordnung. Außerdem besagt sie, dass der ärztliche Beruf kein Gewerbe ist. Der Arzt dient der Gesundheit des einzelnen Menschen und damit der Gesundheit des gesamten Volkes.

Ärztliche Fortbildung: Seit 2004 sind Vertragsärzte verpflichtet, sich regelmäßig fachlich fortzubilden und die Nachweise alle 5 Jahre der Kassenärztlichen Vereinigung (KV) vorzulegen. Fehlen die Nachweise, muss die KV den **Vergütungsanspruch** des Arztes zunächst um 10%, ab dem 5. Quartal um 25% kürzen. Fehlende Nachweise kann der Arzt innerhalb von zwei Jahren erbringen. Wird diese Frist überschritten, soll die KV unverzüglich die **Entziehung der Zulassung** beantragen. Eine Fortbildungspflicht für Fachärzte an Krankenhäusern wird derzeit erarbeitet.

Grundsätzlich ist der Arzt in der Wahl der Art seiner Fortbildung frei. Art und Weise des Wissenserwerbs sind auf die individuell unterschiedlichen Formen des Lernverhaltens auszurichten. Geeignete Methoden der Fortbildung:

→ Mediengestütztes Eigenstudium (z. B. Fachliteratur, audiovisuelle Lehr- und Lernmittel, strukturierte interaktive Fortbildung)
→ Teilnahme an Fortbildungsveranstaltungen (z. B. Kongresse, Seminare, Übungsgruppen, Kurse, Kolloquien, Qualitätszirkel)
→ Klinische Fortbildung (z. B. Hospitationen, Fallvorstellungen)
→ Kurrikular vermittelte Inhalte, z. B. in Form von kurrikularer Fortbildung, Weiterbildungskursen, die nach der Weiterbildungsordnung für eine Weiterbildungsbezeichnung vorgeschrieben sind, Zusatzstudiengänge.

Kassenärztliche Vereinigungen (KV): Genossenschaftliche Vereinigungen der Kassenärzte zur kooperativen Erfüllung der Verpflichtung, die ärztliche Versorgung der Kassenmitglieder sicherzustellen. Sie sind auch für die Wirtschaftlichkeit der kassenärztlichen Versorgung zuständig.

Ärztliche Berufsgerichte: Sie verfolgen Verfehlungen von Ärzten gegenüber Berufspflichten und allgemein anerkannten Standespflichten, ahnden also „berufsunwürdige" Handlungen. Die Tätigkeit der Berufsgerichte ist unabhängig von Straf- oder Zivilverfahren, d. h. eine Verurteilung durch das Berufsgericht kann auch nach erfolgtem Freispruch im Zivil- oder Strafverfahren erfolgen. Sie „ersetzen" aber keinesfalls Strafgerichte und werden meist erst nach Abschluss eines Strafverfahrens tätig.

> **CAVE:**
> Arzthaftungsfragen werden nicht von Berufsgerichten, sondern von Straf- oder Zivilgerichten beurteilt!

Berufsverbot: Es kann nur durch richterliches Urteil im Strafrecht verhängt werden. Die Dauer beträgt normalerweise 3–5 Jahre. Ein Berufsverbot für immer kann angeordnet werden, „...wenn zu erwarten ist, dass die gesetzliche Höchstfrist zur Abwehr der vom Täter drohenden Gefahr nicht ausreicht" (§70 StGB). Ausführungen zum Berufsverbot sind daher nicht in der Berufsordnung, sondern in Gesetzestexten zu finden.

> **MERKE:**
> Ein ärztliches Berufsgericht kann Rügen erteilen, Geldstrafen verhängen, die Berufsunwürdigkeit feststellen und das Wahlrecht zur Kammer aberkennen, jedoch kein Berufsverbot aussprechen.

Ethikkommission: Sie wird auf schriftlichen Antrag tätig. Ihre Hauptaufgabe besteht in der **Beurteilung von klinischen Studien** mit Patienten oder gesunden Probanden. Im Rahmen der Studien werden Wirksamkeit und Sicherheit von Arzneimitteln und Medizinprodukten, von neuen Operationstechniken oder von nichtmedikamentösen Therapieformen untersucht. In allen Fällen prüft die Kommission, ob das Vorhaben **ethisch und rechtlich vertretbar** ist. Dies dient dem gesundheitlichen und rechtlichen Schutz des Patienten oder Probanden, aber auch der rechtlichen Beratung des Arztes. Besonders strenge Maßstäbe gelten für Studien mit Kindern und nichteinwilligungsfähigen Erwachsenen. Ebenso beurteilt die Ethikkommission Forschung mit epidemiologischen Daten, menschlichem Gewebe oder Blut, und sie berät Ärzte vor einer künstlichen Befruchtung bei unverheirateten Paaren oder bei Ehepaaren mit Spendersamen.

8.2 Schweigepflicht

Auszug aus dem Eid des Hippokrates: „...Was immer ich sehe und höre, bei der Behandlung oder außerhalb der Behandlung, im Leben der Menschen, so werde ich von dem, was niemals nach draußen ausgeplaudert werden soll, schweigen, indem ich alles Derartige als solches betrachte, das nicht ausgesprochen werden darf..."

Rechtsgrundlage: Die Schweigepflicht ist eine der höchsten Berufs- und Standespflichten des Arztes. Jede Verletzung der Schweigepflicht ist eine strafbare Handlung gemäß den **§§203 und 204 StGB** (Strafgesetzbuch) und **§53 StPO** (Strafprozessordnung).

Betroffene: Der Schweigepflicht unterliegen Ärzte und Zahnärzte, Apotheker, aber auch deren berufsmäßig tätige Gehilfen (Krankenpflegepersonal, Arzthelfer) sowie zur Vorbereitung auf den Beruf Tätige (auch Studenten!).

> **MERKE:**
> Heilpraktiker unterliegen nicht der Schweigepflicht.

Geheimzuhaltende Tatsachen: Behandlungsbezogene Tatsachen, behandlungsbezogene Unterlagen, anamnestische Zusatzinformationen.

> **MERKE:**
> Bereits der Umstand, dass ein Patient bei Ihnen in Behandlung ist, unterliegt der Schweigepflicht.

Pflicht zur Ausnahme: Die Schweigepflicht **muss** zur Anzeige **meldepflichtiger Krankheiten,** zur Verhütung und Bekämpfung von Infektionskrankheiten und bei **Mitteilungen gegenüber dem Medizinischen Dienst der Krankenkassen** (MDK) sowie gegenüber **Sozialversicherungsträgern** (Arbeitsunfähigkeit, Berufserkrankung) durchbrochen werden.

> **MERKE:**
> Die Schweigepflicht gilt auch gegenüber Kollegen, die nicht in die Behandlung oder das Arzt-Patienten-Verhältnis einbezogen sind.

Recht zur Ausnahme: Die Schweigepflicht **kann** bei Kenntnis eines **geplanten** Verbrechens durchbrochen werden. Der Arzt ist zwar wie jedermann zur Anzeige an die Behörden oder den Bedrohten verpflichtet, wenn er von dem Vorhaben oder der Ausführung bestimmter schwerer Verbrechen (z. B. einer Kindesmisshandlung) zu einer Zeit erfährt, zu der die Ausführung oder der Erfolg noch verhindert werden kann. Er braucht allerdings unter Bezugnahme auf seine ärztliche Schweigepflicht keine Anzeige zu erstatten, wenn er sich stattdessen ernstlich bemüht, den Täter von dem geplanten (nicht schon vollendeten!) Verbrechen abzuhalten oder dessen Erfolg zu verhindern. Hat der Täter die Tat vollendet, darf in diesem Fall die Schweigepflicht nur dann gebrochen werden, wenn konkret zu befürchten ist, dass derjenige wieder eine solche oder ähnliche Tat begeht. In einzelnen Fällen bleibt es also dem Arzt überlassen, zugunsten welchen **Rechtsgutes** er abwägt, d. h. ob er die Schweigepflicht durchbricht oder nicht (z. B. bei Kindesmisshandlung zum Schutz des Kindes). Eine Kindesmisshandlung ist in der Regel kein singuläres Ereignis. Es bedeutet per se das wiederholte Misshandeln des Kindes. Damit kann (und sollte auch) die Schweigepflicht durchbrochen werden. Ausnahme wäre, dass die misshandelnde Person ganz sicher keinen Zugriff zu dem Kind mehr hat und die betreuenden Personen zuvor keine Kenntnis von der Misshandlung hatten.

> **MERKE:**
> Bei der Anzeige geplanter Verbrechen (besonders zur Warnung Betroffener) muss der Arzt die Schweigepflicht nur durchbrechen, wenn er das Verbrechen nur auf diese Art verhindern kann.

Ende der Schweigepflicht: Die Schweigepflicht besteht für den Arzt auch über den Tod des Patienten hinaus. Die Angehörigen besitzen nicht das Recht zur Entbindung von der Schweigepflicht. Dem Arzt allein bleibt es überlassen, ob er nach Abwägung der Rechtsgüter in mutmaßlichem Interesse des Verstorbenen die Schweigepflicht durchbrechen möchte.

> **MERKE:**
> Im mutmaßlichen Interesse eines verstorbenen Patienten steht auch, dass seine Leiche identifiziert wird. Die Herausgabe eines Zahnstatus zum Zwecke der Identifizierung ist damit gerechtfertigt.

Zeugnisverweigerungsrecht: Ein Arzt unterliegt der Schweigepflicht und gehört damit zu der Gruppe der Berufsgeheimnisträger, die vor Gericht zur Verweigerung des Zeugnisses (Verweigerung der Aussage) über Dinge berechtigt sind, die der Schweigepflicht unterliegen.

Aussageverweigerungspflicht: Ein Arzt ist zwar berechtigt, keine Aussage über Dinge und Tatsachen zu machen, die der Schweigepflicht unterliegen. Es erwächst daraus für ihn aber keine Pflicht, denn er kann ja nach Abwägung der Rechtsgüter in bestimmten Fällen die Schweigepflicht durchbrechen.

Offenbarungspflicht: Wird ein Arzt von seiner Schweigepflicht entbunden, besteht für ihn eine Offenbarungspflicht.

Tab. 8.1 Offenbarungspflichten des Arztes

Gesetzliche Grundlage	Beispiel
§§ 138 ff StGB (Strafgesetzbuch)	Anzeige einer geplanten schweren Straftat
§ 182 II 2 StVollzG (Strafvollzugsgesetz)	Offenbarungspflicht im Rahmen des Strafvollzuges
§ 159 StPO (Strafprozessordnung)	Anzeige eines nichtnatürlichen Todes
§ 3 Feuerbestattungsgesetz	Angabe der Todesursache in amtsärztlicher Bescheinigung
§§ 9, 10 IfSG (Infektionsschutzgesetz)	Meldung bei meldepflichtigen Erkrankungen
§ 202 SGB (Sozialgesetzbuch)	Meldung einer Berufskrankheit
§ 34 StGB	Unterrichtung des (Sexual-)Partners über lebensgefährliche übertragbare Erkrankungen
§§ 17 PStG (Personenstandsgesetz)	Anzeigepflicht von Geburten
§ 6 MBO-Ä (Musterberufsordnung für Ärzte)	Meldung unerwünschter Arzneimittelnebenwirkungen
§ 7 TPG (Transplantationsgesetz)	Auskunftspflicht über einen Organspender
§ 16 MRRG (Melderechtsrahmengesetz)	Aufklärung des Schicksals Vermisster und Unfallopfer
§§ 36 BMV-Ä (Bundesmantelvertrag für Ärzte)	Herausgabe medizinischer Unterlagen und Auskünfte an den Medizinischen Dienst

Tab. 8.2 Offenbarungsrechte des Arztes

Gesetzliche Grundlage	Beispiel
§ 34 StGB Rechtfertigender Notstand	Kindesmisshandlung, Gefährdung im Straßenverkehr, Unterbringung bei Fremd- oder Selbstgefährdung
Entbindung von der Schweigepflicht	Nur durch den Patienten
Stillschweigende Einwilligung	Informationsweitergabe an mitbehandelnde Ärzte
Mutmaßliche Einwilligung	Bei bewusstlosen oder verstorbenen Patienten

8.3 Rechtsverhältnis zwischen Arzt und Patient

Arzt-Patienten-Vertrag: In der Regel Dienstvertrag zwischen Arzt und Patient, der den Bestimmungen des BGB (Bürgerliches Gesetzbuch) unterliegt und den Arzt zur Leistung seiner Pflicht, d. h. zur Behandlung nach den Regeln der ärztlichen Heilkunst, verpflichtet. Ein Zwang zum Erfolg (Heilung) besteht in der Regel nicht. Der Patient dagegen ist zur Leistung eines Honorars verpflichtet. Entsprechend den zivilrechtlichen Vertragsbestimmungen genügt zur Schließung des Vertrages eine übereinstimmende Willenserklärung, der Vertrag kann somit auch fernmündlich geschlossen werden. In wenigen Fällen (z. B. kosmetische Behandlung, verschiedene zahnärztliche Behandlungen wie Prothesen) auch Werkvertrag, bei dem der Arzt dem Patienten den (Behandlungs-)Erfolg schuldet.

Behandlungsfreiheit: Grundsätzlich ist der Arzt in der Ausübung seines Berufes frei und kann die Behandlung eines Patienten in einzelnen begründeten Fällen ablehnen, wenn dem Patienten daraus kein Schaden entsteht. Mit seiner Niederlassung und dem Kassenarztvertrag ist die Behandlungsfreiheit aber dahingehend eingeschränkt, dass dann ein Arzt jede notwendige Behandlung übernehmen muss, sofern es seine Qualifikation erlaubt. Dies bedeutet, dass er eine Behandlung auch dann durchführen muss, wenn die Vergütung einer Leistung nicht gesichert ist.

Ablehnungsgründe: Mangelnde Qualifikation, Überlastung, gestörtes Vertrauensverhältnis zwischen Arzt und Patient.

Ärztliche Hilfeleistungspflicht: Im Notfall (Unglücksfall, gemeine Gefahr und Not) ist ein Arzt wie jeder Bürger zur Hilfeleistung verpflichtet. Wer nicht hilft, obwohl dies erforderlich und zumutbar ist, kann strafrechtlich belangt werden. Dabei gilt, dass die eigene Gesundheit beim Versuch der Hilfeleistung nicht gefährdet werden muss.

Garantenpflicht: Der Arzt ist Garant für Gesundheit und Leben des Patienten. Diese Garantenpflicht geht über die allgemeine Hilfeleistungspflicht hinaus und besteht grundsätzlich für jeden Arzt. Der Arzt ist verpflichtet, alle Maßnahmen vorzunehmen oder zu veranlassen, die geeignet sind, Schaden (z. B. Tod, Körperverletzung) vom Patienten abzuwenden.

Vorsorgevollmacht: Mit einer Vorsorgevollmacht kann sichergestellt werden, dass eine Person des Vertrauens des Patienten an Stelle des Patienten Ent-

Lehrbuch

79

scheidungen treffen kann. Liegt eine solche Vorsorgevollmacht vor, darf nur der in der Vollmacht genannte Betreuer bestellt werden.

Betreuungsverfügung: Möglichkeit nach § 1901 BGB, schon frühzeitig eine Person vorzuschlagen, die vom Vormundschaftsgericht mit einer Betreuung beauftragt werden soll, wenn dies erforderlich werden sollte. Es kann auch der Umfang der Betreuung geregelt werden.

Patientenverfügung: Schriftliche oder mündliche Erklärung eines einsichts- und urteilsfähigen Menschen, dass er in bestimmten, mehr oder weniger konkret benannten Krankheits- oder Unfallsituationen, keine Maßnahmen zur Verlängerung seines Lebens wünscht und/oder die Umstände seines Sterbens in einer bestimmten Art und Weise gestaltet wissen möchte. Sie sollte möglichst klar formuliert sein, das Datum der Abfassung und die Unterschrift des Verfassers tragen. Die Verbindlichkeit war lange umstritten, es scheint nun so zu sein, dass man sie als bindend betrachten muss. Um Fälschungen vorzubeugen ist es – ähnlich wie bei einem Testament – sinnvoll (aber nicht zwingend notwendig) eine unabhängige (juristische) Person gegenzeichnen zu lassen.

Aktive Sterbehilfe: In Deutschland ist **aktive Sterbehilfe**, also Tötung auf Verlangen, verboten und mit einer Haftstrafe von bis zu 5 Jahren belegt (§ 216 StGB). Die Grundsätze der Bundesärztekammer zur ärztlichen Sterbebegleitung schreiben vor, dass Ärzte Todkranken so helfen müssen, dass sie in Würde sterben können. Maßnahmen zur Verlängerung des Lebens dürfen in Übereinstimmung mit dem Willen des Patienten unterlassen oder beendet werden, wenn sie nur den Todeseintritt verzögern, aber den Verlauf der Krankheit nicht aufhalten können.

Passive Sterbehilfe: Abbruch einer Therapie unter Aufrechterhaltung der Basispflege: menschenwürdige Unterbringung, Zuwendung, Körperpflege, Lindern von Schmerzen, Atemnot und Übelkeit sowie Stillen von Hunger und Durst. Sie ist nur zulässig und straffrei, wenn die ärztliche Behandlung das Recht eines Menschen auf menschenwürdiges Sterben verletzen würde (Anerkennung des Selbstbestimmungsrechts des Patienten).

Indirekte Sterbehilfe: Durch eine palliativ-medizinische Maßnahme (meist Schmerztherapie) wird in Kauf genommen, dass der Patient infolge der Nebenwirkungen früher verstirbt.

8.4 Der ärztliche Eingriff

Jeder ärztliche Eingriff, d. h. jede ärztliche Heilbehandlungsmaßnahme, die die körperliche Unversehrtheit nicht nur unerheblich verletzt, erfüllt grundsätzlich den Tatbestand der Körperverletzung (§§ 223, 224, 226, 227, 229 StGB), unabhängig davon, ob sie erfolgreich verlaufen ist oder zu einer bleibenden Schädigung des Patienten geführt hat, oder ob der Arzt den Eingriff kunstgerecht oder fehlerhaft ausgeführt hat.

Rechtmäßig ist der Eingriff nur, wenn er
→ nicht gegen die guten Sitten verstößt,
→ indiziert ist
→ sachgerecht ausgeführt wird
→ und wenn der Patient
→ aufgeklärt ist und
→ eingewilligt hat.

> **MERKE**
>
> Die Rechtmäßigkeit des ärztlichen Eingriffes wird erreicht durch die Einwilligung eines aufgeklärten Patienten.

Einwilligung: Rechtmäßig einwilligen kann nur ein Patient, der aufgeklärt ist und über die geistige und sittliche Reife verfügt, die Bedeutung und die Tragweite des Eingriffes abschätzen zu können. Bei Kindern ist die Einwilligung der Erziehungsberechtigten einzuholen. Bei Jugendlichen muss die geistige und sittliche Reife geprüft werden.

Einwilligungsunfähige Personen: Im Notfall muss der Arzt bei bewusstlosen oder einwilligungsunfähigen Personen deren mutmaßlichen Willen entsprechend handeln und die indizierten ärztlichen Maßnahmen durchführen.

Aufklärung: Der Arzt klärt den Patienten über den ärztlichen Eingriff (auch über eine Arzneimitteltherapie) auf. Der Patient hat das Recht, auf eine Aufklärung zu verzichten (Ausnahmen: Geschlechtskrankheiten, legaler Schwangerschaftsabbruch). Die Aufklärung ist **rechtzeitig** vorzunehmen, d. h. zu einem Zeitpunkt, zu dem der Patient sich noch innerlich frei entscheiden und die Behandlung ablehnen kann. Bei Sprachproblemen ist ein **Dolmetscher** hinzuzuziehen. In **Notfällen** kann die Aufklärung auf das Notwendigste beschränkt sein; hier gilt der Grundsatz: Je dringlicher der Eingriff, desto kürzer kann die Aufklärung sein. Die Aufklärung ist in den Krankenunterlagen zu **dokumentieren**. Die Vorlage eines unterschrieben Aufklärungsbogens allein reicht nicht aus, dem Gericht die erfolgte Aufklärung zu beweisen. Günstig ist es, handschriftliche Notizen in den Aufklärungsbogen einzufügen.

> **MERKE:**
>
> Bei ambulanten oder diagnostischen Eingriffen kann die Aufklärung am Tag des Eingriffes erfolgen. Bei elektiven Eingriffen ist spätestens am Vortag aufzuklären.

> **CAVE:**
>
> Der Hinweis auf oder das Aushändigen einer Gebrauchsinformation eines Arzneimittels ersetzt die mündliche Aufklärung durch den Arzt nicht.

Aufklärung Minderjähriger: Die Geschäftsfähigkeit eines Patienten ist keine Voraussetzung für die Einwilligung. Dennoch sollte die Einwilligung bei Minderjährigen bei den sorgeberechtigten Personen eingeholt werden. In einen Routineeingriff kann ein minderjähriger Patient auch selbst einwilligen, wenn er voll einsichtsfähig ist und verstandesmäßig den medizinischen Sachverhalt in vollem Umfang begreifen kann.

> **MERKE:**
>
> Verweigern Eltern die Einwilligung in einen aus ärztlicher Sicht indizierten Eingriff, so kann durch das Vormundschaftsgericht bei drohender Gefahr für das Wohl des Kindes (§ 1666 BGB) das medizinische Sorgerecht entzogen werden.

Inhalt der Patientenaufklärung:
→ Befunde
→ Diagnose
→ Krankheitsverlauf
→ Therapie
→ Art und Umfang des Eingriffs
→ Behandlungsalternativen
→ Notwendigkeit und Dringlichkeit
→ Kosten, die der Patient möglicherweise selbst tragen muss
→ Komplikationen: allgemeine Operationsrisiken; typische Risiken des Eingriffs; seltene, aber schwerwiegende und/oder für die Lebensführung des Patienten bedeutsame Nebenwirkungen

> **MERKE:**
>
> Nur der Arzt, der den Eingriff vornimmt, darf über die Behandlung aufklären. In Ausnahmefällen kann die Aufklärung von einem Kollegen, der mit dieser Behandlungsmethode vertraut ist, übernommen werden.

Dokumentationspflicht: Gemäß der Musterberufsordnung ist ein Arzt verpflichtet, die in der Ausübung seines Berufes über seinen Patienten gemachten Feststellungen und getroffenen Maßnahmen zu dokumentieren. In diese Unterlagen hat der Arzt dem Patienten auf Verlangen **Einsicht** zu gewähren oder dem Patienten die Unterlagen in **Kopie** (auf Kosten des Patienten) auszuhändigen. Dabei können **subjektive Eindrücke** des Arztes ausgenommen werden. Diese Unterlagen sind mindestens **10 Jahre** aufzubewahren.

Inhalte einer Patientendokumentation:
→ Personalien
→ Anamnese
→ Befunde, z. B. Laborwerte, Röntgenbefunde
→ Ärztliche Verordnungen und Maßnahmen
→ Pflegerische Maßnahmen
→ Arztberichte, Verlegungsberichte
→ Patientenerklärungen
→ Aufklärungsbögen
→ Behandlungsergebnisse

> **CAVE:**
>
> Fehlt eine ausreichende Dokumentation, so muss der Arzt im Streitfall nachweisen, dass er die nicht dokumentierte ärztliche Maßnahme durchgeführt hat.

8.5 Behandlungsfehler

Die Zahl der Behandlungsfehlervorwürfe steigt ständig. In den meisten Fällen werden Schadenersatzansprüche geltend gemacht und Schmerzensgeld gefordert. Betroffen sind insbesondere Chirurgen, Gynäkologen und Geburtshelfer sowie Allgemeinmediziner und Internisten. In einigen Fällen wird aber auch ein strafrechtliches Ermittlungsverfahren eingeleitet (derzeit etwa 1500 pro Jahr in Deutschland). In strittigen Fällen wird zur Klärung eines Behandlungsfehlervorwurfes ein Sachverständigengutachten eingeholt. Dies muss zur Frage einer fehlerhaften Behandlung und zur Kausalität des Fehlers für den eingetretenen Schaden Stellung nehmen. Im Strafrecht muss die fehlerhafte Behandlung bzw. die Kausalität mit an Sicherheit grenzender Wahrscheinlichkeit nachgewiesen werden. Mit einer solchen Begutachtung können die Gutachterkommissionen bzw. Schlichtungsstellen der Landesärztekammern, der medizinische Dienst der Krankenkassen, Ärzte bei Sozialversicherungsträgern, ausgewiesene Spezialisten und privat gutachterlich tätige Ärzte betraut werden.

Behandlungsfehler: Nach dem BGB (Bürgerlichen Gesetzbuch) hat der Arzt mit der erforderlichen (nicht üblichen!) Sorgfalt nach den **Regeln der ärztlichen Heilkunst** zu handeln. Als Behandlungsfehler wird ein Verstoß gegen die von Wissenschaft und Praxis anerkannten gültigen Regeln verstanden, auch wenn es keinen Gesetzestext dazu gibt. Ein Abweichen von diesen Regeln muss begründet sein, wobei in diesem Falle die Haftung, d. h. das zivilrechtliche Risiko beim Arzt liegt. Als **grober Behandlungsfehler** wird ein eindeutig gegen bewährte ärztliche Behandlungsregeln begangener Fehler bezeichnet, der aus objektiver Sicht nicht mehr verständlich ist und der einem Arzt schlichtweg nicht unterlaufen darf.

Typische Fehlerquellen:
→ Aufklärungsfehler
→ Unterlassen von notwendigen Untersuchungen bzw. der notwendigen Krankenhauseinweisung
→ Zu spätes Erkennen von Komplikationen (z. B. Nachblutung, Perforation)
→ Fehlerhafte Dosierung
→ Diagnosefehler
→ Falsche Therapie
→ Pflegefehler

> **MERKE:**
> Der Arzt muss seine ärztlichen Maßnahmen (auch die fehlerhaften) auf jeden Fall dokumentieren. Er muss seinen Fehler dem Patienten oder den Angehörigen gegenüber nicht offenbaren, solange eine notwendige Weiterbehandlung dadurch nicht gefährdet wird.

8.6 Unterbringung

Die Unterbringung eines Patienten kann als Zwangsunterbringung in einem psychiatrischen Krankenhaus (bei Fremd- und /oder Eigengefährdung) oder gemäß dem Betreuungsrecht des BGB erfolgen.

Zwangsunterbringung: Auf Antrag der Ordnungsbehörde in Verbindung mit dem Vormundschaftsgericht kann, wenn ein aktuelles ärztliches Zeugnis

vorliegt, durch das Gericht eine sofortige aber befristete zwangsweise Unterbringung in einer psychiatrischen Klinik erfolgen.

Unterbringung nach dem Betreuungsrecht (§ 1906 BGB): die Unterbringung kann aufgrund einer psychiatrischen Krankheit, einer geistigen oder seelischen Behinderung erfolgen, wenn die Gefahr besteht, dass derjenige sich selbst tötet oder sich erheblichen Schaden zufügt oder wenn eine ärztliche Behandlung ohne diese Unterbringung nicht durchgeführt werden kann.

Zwangsmaßnahmen: Sind aufgrund des Gesundheitszustandes des Patienten freiheitsentziehende Maßnahmen (Fixierung, Isolierung, Zwangsmedikation) notwendig, so müssen diese im Einzelfall angeordnet und durch das Vormundschaftsgericht bestätigt werden.

8.7 Schwangerschaftsabbruch

Definition: Künstlich herbeigeführte Beendigung einer Schwangerschaft. Handlungen, deren Wirkung vor Abschluss der Einnistung des befruchteten Eis in der Gebärmutter eintritt, gelten nicht als Schwangerschaftsabbruch im Sinne des Gesetzes.

> **MERKE**
> Kein Arzt darf zu einer Mitwirkung bei einem Schwangerschaftsabbruch gezwungen werden.

8.7.1 Rechtliche Grundlagen

§ 218 StGB: Schwangerschaftsabbruch: Grundsätzlich wird, wer eine Schwangerschaft abbricht, mit Freiheitsstrafe bis zu 3 Jahren oder mit Geldstrafe bestraft.

§ 218a StGB: Straflosigkeit eines Schwangerschaftsabbruchs: Der Schwangerschaftsabbruch bleibt straflos, wenn

1. die Schwangere den Schwangerschaftsabbruch verlangt und dem Arzt durch eine Bescheinigung nach § 219 Abs. 2 Satz 2 nachgewiesen hat, dass sie sich mindestens 3 Tage vor dem Eingriff hat beraten lassen,
2. der Schwangerschaftsabbruch von einem Arzt vorgenommen wird und
3. seit der Empfängnis nicht mehr als 12 Wochen vergangen sind.

§ 218c StGB: Ärztliche Pflichtverletzung beim Schwangerschaftsabbruch: Strafbar macht sich, wer eine Schwangerschaft abbricht,

1. ohne der Frau Gelegenheit gegeben zu haben, ihm die Gründe für ihr Verlangen nach Abbruch der Schwangerschaft darzulegen,

2. ohne die Schwangere über die Bedeutung des Eingriffs, insbesondere über Ablauf, Folgen, Risiken, mögliche physische und psychische Auswirkungen ärztlich beraten zu haben,

3. ohne sich zuvor in den Fällen des § 218a Abs. 1 und 3 aufgrund ärztlicher Untersuchung von der Dauer der Schwangerschaft überzeugt zu haben oder

4. obwohl er die Frau in einem Fall des § 218a Abs. 1 nach § 219 beraten hat.

§ 219 StGB: Beratung einer Schwangeren in einer Not- und Konfliktlage: (1) Die Beratung dient dem Schutz des ungeborenen Lebens. Sie hat sich von dem Bemühen leiten zu lassen, die Frau zur Fortsetzung der Schwangerschaft zu ermutigen und ihr Perspektiven für ein Leben mit dem Kind zu eröffnen; sie soll ihr helfen, eine verantwortliche und gewissenhafte Entscheidung zu treffen. Dabei muss der Frau bewusst sein, dass das Ungeborene in jedem Stadium der Schwangerschaft auch ihr gegenüber ein eigenes Recht auf Leben hat und dass deshalb nach der Rechtsordnung ein Schwangerschaftsabbruch nur in Ausnahmesituationen in Betracht kommen kann, wenn der Frau durch das Austragen des Kindes eine Belastung erwächst, die so schwer und außergewöhnlich ist, dass sie die zumutbare Opfergrenze übersteigt. Die Beratung soll durch Rat und Hilfe dazu beitragen, die in Zusammenhang mit der Schwangerschaft bestehende Konfliktlage zu bewältigen und einer Notlage abzuhelfen. Das Nähere regelt das Schwangerschaftskonfliktgesetz.
(2) Die Beratung hat nach dem Schwangerschaftskonfliktgesetz durch eine anerkannte Schwangerschaftskonfliktberatungsstelle zu erfolgen. Die Beratungsstelle hat der Schwangeren nach Abschluss der Beratung hierüber eine mit dem Datum des letzten Beratungsgesprächs und dem Namen der Schwangeren versehene Bescheinigung nach Maßgabe des Schwangerschaftskonfliktgesetzes auszustellen. Der Arzt, der den Abbruch der Schwangerschaft vornimmt, ist als Berater ausgeschlossen.

> **MERKE**
>
> Ohne dass die Schwangere selbst eingewilligt hat, ist der Eingriff strafbar. Der Eingriff ist anzeigepflichtig.

8.8 Der Arzt als Sachverständiger und Zeuge

Liegt die Entbindung von der Schweigepflicht vor, kann ein Arzt als Zeuge oder sachverständiger Zeuge vor Ermittlungsbehörden oder vor Gericht über einen Patienten und dessen Behandlung aussagen. Soll ein Arzt für das Gericht oder die Ermittlungsbehörden medizinische Sachverhalte beurteilen, wird er als Sachverständiger benannt. Im Rahmen einer Sachverständigentätigkeit kann er Einsicht in beschlagnahmte Krankenunterlagen nehmen oder gemäß Strafprozessordnung Untersuchungen durchführen, wobei nur Maßnahmen getroffen werden dürfen, die das gesundheitliche Wohl des zu Untersuchenden nicht gefährden. Die so erhaltenen Erkenntnisse unterliegen nicht der Schweigepflicht. Der zu Untersuchende ist zuvor darüber und über sein Aussageverweigerungsrecht aufzuklären.

Tab. 8.3 Rechtliche Grundlagen

Paragraph	Tätigkeit des Arztes
§ 85 StPO „Sachverständige Zeugen"	Vernehmung als sachkundige Person in Zivil- und Strafprozess sowie bei sozialgerichtlichen Verfahren und bei Behörden
§ 75 StPO „Pflicht des Sachverständigen"	Der Arzt ist verpflichtet, der Aufforderung des Gerichts oder der Staatsanwaltschaft zur Gutachtenerstattung Folge zu leisten.

Ärztliches Attest: Schriftliche Zusammenfassung einer ärztlichen Untersuchung.

Gutachten: Medizinische Schlussfolgerungen auf der Basis ärztlicher Untersuchungen und Feststellungen unter Zugrundelegung der wissenschaftlichen Erkenntnisse und der medizinischen Erfahrung.

Gründe zur Ablehnung eines Gutachtenauftrages:
→ Befangenheit (z. B. frühere Behandlung des Patienten)
→ Arbeitsüberlastung
→ Mangelnde fachliche Kompetenz

> **MERKE:**
>
> Der Arzt hat sein Gutachten unabhängig und nach bestem Wissen und Gewissen zu erstatten. Er trifft nicht die Entscheidung, sondern beurteilt die medizinischen Zusammenhänge.

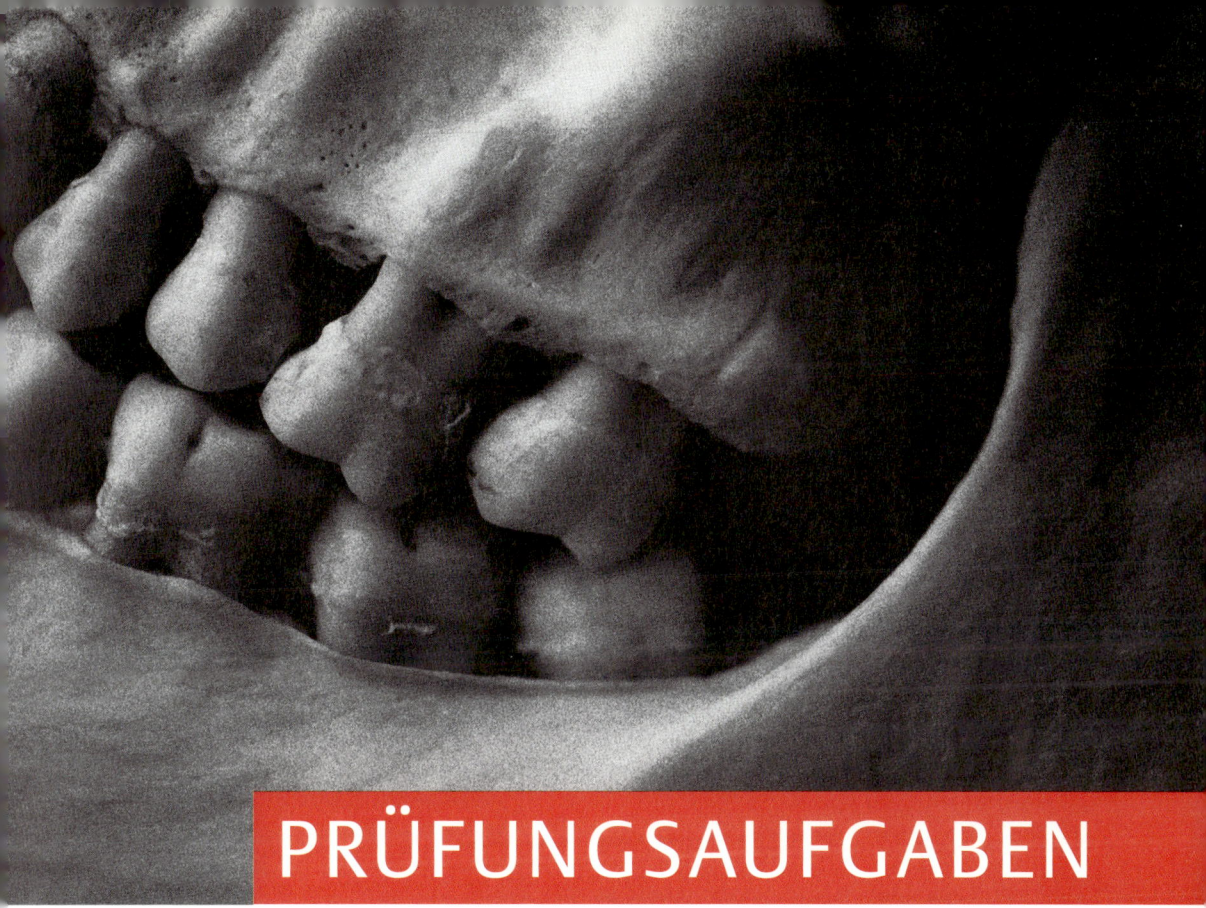

PRÜFUNGSAUFGABEN

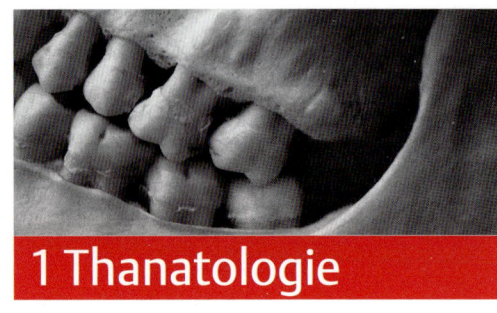

1 Thanatologie

Fälle

Fall 1.1 Sie werden als Hausarzt zu einer Leichenschau zu einer 88-jährigen Frau im Altersheim gerufen. Sie treffen dort 10 Minuten nach Ihrer Verständigung ein. Es handelt sich nicht um Ihre Patientin. Die Schwestern berichten, die Frau sei wegen einer schweren, etwa ein halbes Jahr zurückliegenden Subduralblutung nur noch bettlägerig gewesen. Man habe eigentlich mit ihrem Ableben gerechnet. Bei der Leichenschau stellen sie eine bereits kräftig ausgeprägte Totenstarre fest.

1.1.1 Welche weiteren Informationen müssen Sie einholen?

1.1.2 Wie gehen sie bei der Leichenschau vor? Welche Fragen müssen bei der Leichenschau beantwortet werden?

1.1.3 Wann dürfte der Tod eingetreten sein? Welche Untersuchungen können Sie zur näheren Eingrenzung der Todeszeit durchführen?

1.1.4 Wann können Sie hier einen natürlichen, wann einen nichtnatürlichen Tod bescheinigen?

Fall 1.2 Sie werden als Notarzt zu einem leblos in seiner Wohnung aufgefundenen 45-jährigen Mann gerufen. Sie können keinen Puls und keine Atmung mehr feststellen. Neben dem Mann finden Sie ein leeres Tablettenröhrchen Barbiturate.

1.2.1 Können Sie sofort den Tod bescheinigen?

1.2.2 Sie haben den Tod festgestellt. Müssen Sie eine Leichenschau durchführen?

1.2.3 Welche Todesursache ist für Sie am wahrscheinlichsten? Wie müssen Sie sich weiter verhalten?

SAQ

1.3 Nennen Sie unsichere Todeszeichen!

1.4 Welche Ursachen für einen Scheintod kennen Sie?

1.5 Wovon ist die Farbe der Totenflecke abhängig?

1.6 Was besagt die Casper-Regel?

1.7 Wen müssen Sie bei einem unbekannten Toten verständigen?

1.8 Wann und wodurch löst sich die Totenstarre wieder?

1.9 Woran können Sie das Geschlecht einer skelettierten Leiche feststellen?

1.10 Wo ist die Vorgehensweise bei einer Obduktion geregelt?

MC

1.11 Intermediäres Leben
(A) ist der Zeitraum zwischen Beginn der Agonie und Eintritt des Individualtodes
(B) ist der Zeitraum zwischen Individualtod und Absterben der letzten Zelle
(C) wird beim Scheintod leicht übersehen
(D) findet nur in dem Zeitraum statt, indem beim Herzstillstand eine Wiederbelebung noch nicht ausgeschlossen ist
(E) ist die Zeitspanne zwischen dem Beginn des menschlichen Lebens in biologischer und in rechtlicher Hinsicht

1.12 Supravitale Reaktionen
(A) sind häufig geeignet, die Todeszeit einzugrenzen
(B) treten meist nach Ende des intermediären Lebens auf
(C) dienen sämtlich der sicheren Todesfeststellung
(D) beschränken sich auf die Phase der Agonie
(E) gewährleisten eine erfolgreiche Reanimation

1.13 Der Gehirntod ist definiert als
(A) Nullinien-EEG über einen längeren Zeitraum
(B) irreversible Bewusstlosigkeit
(C) irreversibler Verlust sämtlicher Hirnfunktionen
(D) Nachweis des Blutkreislaufstillstandes im Gehirn durch Angiographie
(E) der das intermediäre Leben des Individuums beendende biologische Tod

1.14 Was zählt zu den sicheren Todeszeichen?
(1) Nullinien-EEG über mehr als 15 Minuten
(2) Livores
(3) an den Fersen und den Medialseiten der Knie lokalisierte Hautblasen, die schon auf leichte Berührung platzen und Flüssigkeit entleeren

(A)   nur 1 ist richtig
(B)   nur 2 ist richtig
(C)   nur 1 und 2 sind richtig
(D)   nur 2 und 3 sind richtig
(E)   1–3 = alle sind richtig

1.15 Zu den frühen Leichenveränderungen zählen:
(1)   Totenflecke
(2)   „Durchschlagen" der Venennetze
(3)   Totenstarre
(4)   Leichenabkühlung
(5)   Fäulnisblasen
(A)   nur 5 ist richtig
(B)   nur 1, 3 und 4 sind richtig
(C)   nur 1, 2, 3 und 4 sind richtig
(D)   nur 1, 3, 4 und 5 sind richtig
(E)   1–5 = alle sind richtig

1.16 Totenflecke
(1)   bilden sich hinsichtlich der Lokalisation in Abhängigkeit von der Körperlage aus
(2)   sind im Allgemeinen drei Tage nach Eintritt des Todes wieder verschwunden
(3)   können aufgrund ihrer Färbung Rückschlüsse auf die Todesursache zulassen
(A)   Keine der Aussagen 1–3 ist richtig.
(B)   nur 1 ist richtig
(C)   nur 1 und 2 sind richtig
(D)   nur 1 und 3 sind richtig
(E)   1–3 = alle sind richtig

1.17 Bei einer äußeren Leichenschau (Leiche einer erwachsenen Person) zeigt sich die Totenfleckenbildung durchweg sehr schwach ausgeprägt. Es besteht kein Anhalt für ein Verbluten nach außen. Als Grund für diese Schwäche der Ausprägung kommt **am wenigsten** in Betracht:
(A)   Herzbeuteltamponade infolge Herzwandruptur nach akutem Myokardinfarkt
(B)   Einblutung in die Beinweichteile infolge erheblicher stumpfer Gewalteinwirkungen und einer Femurschaftfraktur
(C)   Perniziöse Anämie
(D)   Intraperitoneale Ruptur eines Bauchaortenaneurysmas
(E)   Kürze der Zeit vom Todeseintritt bis zur Untersuchung, wenn dieser Zeitraum maximal 1 Stunde beträgt

1.18 In den folgenden Gegenüberstellungen wird jeweils einem Leichenbefund eine Zeitangabe zugeordnet, wann nach Todeseintritt der Befund festgestellt worden sein soll (h = Stunden; p.m. = post mortem). Welche Zuordnung ist **nicht** plausibel?
(A)   Beginn der Totenstarre – 3h p.m.
(B)   Partielle Wegdrückbarkeit der Totenflecke – 18h p.m.
(C)   Vollständig ausgeprägte Totenstarre – 12h p.m.
(D)   Wiederauftreten der Totenstarre nach gewaltsamer Brechung – 24h p.m.
(E)   Erstes Sichtbarwerden von Totenflecken – 0,5h p.m.

1.19 Ein Arzt wird zwecks Vornahme der Leichenschau zu der in Rückenlage befindlichen Leiche eines 40-jährigen Mannes gerufen. In der Brust- und Bauchregion des Toten finden sich hellrote Totenflecke. Auch im Bereich des Rückens sind hellrote Totenflecke vorhanden; allerdings sind sie hier schwächer als ventral. Der Tote war in Rückenlage in seiner Wohnung in der Küche neben dem dort befindlichen Propangasherd aufgefunden worden. Es lässt sich feststellen, dass die Raumtemperatur in der Küche seit Todeseintritt konstant bei 20°C gelegen hat. Welche der folgenden Aussagen treffen (trifft) zu?
(1)   Die Leiche lag ursprünglich in Bauchlage.
(2)   Der Zeitraum zwischen Todeseintritt und Umlagerung der Leiche muss mehr als 60 Stunden betragen haben.
(3)   Die hellrote Farbe der Totenflecke kann Zeichen einer Kohlenmonoxidvergiftung sein.
(4)   Die hellrote Farbe der Totenflecke ist durch Aufoxidation in der Wärme entstanden.
(A)   nur 1 ist richtig
(B)   nur 4 ist richtig
(C)   nur 1 und 2 sind richtig
(D)   nur 1 und 3 sind richtig
(E)   nur 1, 2 und 3 sind richtig

1.20 Ein 72-jähriger mittelkräftiger Mann wird, im Schlafanzug auf dem Badezimmerfußboden liegend, morgens um 7.00 Uhr tot aufgefunden; seine koronare Herzkrankheit hat zum „Sekundenherztod" geführt. Er wurde am Abend zuvor letztmals lebend gesehen. Raumtemperatur im Badezimmer permanent 18–20°C. Etwa 1 Stunde nach Auffinden wird die Leiche untersucht. Welche der folgenden Beobachtungen bei der Untersuchung wäre mit diesen Angaben charakteristischerweise **nicht** vereinbar?

(A) Mit Pilocarpin, in den Augenbindehautsack gegeben, lässt sich eine Miosis auflösen.

(B) Die Totenflecke sind auf leichten bis mäßigen Druck wegdrückbar.

(C) Bei Prüfung an den größeren Gelenken erweist sich die Leichenstarre als teilweise ausgeprägt (ausgebildet).

(D) An der grün verfärbten Bauchhaut liegt ausgedehnte Fäulnisblasenbildung vor.

(E) Die Rektaltemperatur beträgt 31 °C.

1.21 Ein Arzt wird zur Leichenschau gerufen und in der ihm unbekannten Wohnung in ein abgedunkeltes Schlafzimmer geführt. Dort findet er die Leiche eines 61-jährigen Mannes im Schlafanzug auf dem Rücken im Bett liegend vor; die Hände des Toten sind durch Leichenfleckenbildung kräftig verfärbt. Bei näherer Untersuchung fallen dem Arzt an beiden Beinen der Leiche Totenflecke auf, die von den Füßen einschließlich der Fußsohlen bis hinauf auf die Oberschenkel reichen, wobei sie streckseitig, beugeseitig, lateral und medial vorhanden sind, und zwar mit nur geringfügigen Aussparungen. Zusätzlich bemerkt er Totenflecke in den oberen und unteren Rückenpartien des Rumpfes mit Aussparungen entsprechend den typischen Aufliegeflächen bei Rückenlage eines Leichnams.

Welche der folgenden Situationsbeurteilungen ist am ehesten berechtigt?

(A) Durch die vorliegende Lokalisation der Livores mortis ist eine todesursächliche Perthes-Druckstauung belegt.

(B) Für das angetroffene Verteilungsmuster der Totenflecke ist eine lange Agoniephase mit schmerzbedingtem häufigem Wechsel der Körperlage verantwortlich.

(C) Die Position der Leiche ist verändert worden.

(D) Die Person ist in Kopftieflage verstorben.

(E) Die Leichenflecke haben sich hier gemäß der Puppe-Regel über die Körperoberfläche verteilt.

1.22 Im vertragsärztlichen Notfalldienst wird ein Arzt an einem Novemberabend zu einer ihm unbekannten Adresse gerufen. Er trifft eine ältere Frau in einer ungeheizten Wohnung an, die ihm mitteilt, ihren Ehemann vor einer Dreiviertelstunde im Badezimmer „tot" aufgefunden zu haben. Der Arzt findet den mit einem Schlafanzug bekleideten Mann leblos in Rückenlage auf dem Badezimmerboden vor. Bei der Untersuchung stellt er weite lichtstarre Pupillen fest, Areflexie, Pulslosigkeit sowie das Fehlen von Atemexkursionen und Herztönen; der Körper des Mannes fühlt sich warm an und ist schlaff. Des Weiteren bemerkt der Arzt in den seitlichen Halspartien und in der Nackenregion rötliche Hautverfärbungen in Gestalt unterschiedlich großer Flecke mit Übergang zu livider Farbgebung; bei Daumendruck im Fleckenbereich wird die Haut an der jeweiligen Druckstelle vollständig blass. Der Arzt wertet diese fleckenförmigen Verfärbungsbezirke als Totenflecke. Wie ist die vollzogene diagnostische Einstufung als Livores mortis (im Rahmen des Folgenden) am ehesten zu beurteilen?

Sie ist

(A) falsch, weil Totenflecke frühestens 2 Stunden nach Todeseintritt sichtbar werden

(B) fehlerhaft, weil Totenflecke im vorliegenden Fall nur an der dorsalen Rumpfwand zu erwarten sind

(C) korrekt, weil Totenflecke nach der Nysten-Regel zuerst am Hals auftreten

(D) zutreffend, weil es sich vorliegend um die typische Erstmanifestation von Totenflecken in Form sog. Vibices handelt

(E) vereinbar mit dem Erscheinungsbild sich entwickelnder frühpostmortaler Totenflecke

1.23 Ein 58 Jahre alt gewordener, stämmiger Mann liegt tot in seiner Erdgeschosswohnung. Die 95 kg schwere und 1,70 m große Leiche ist mit einem Schlafanzug bekleidet und befindet sich bei üblicher Zimmertemperatur ausgestreckt in Rückenlage auf dem Holzfußboden. Die Leichenliegezeit wird zutreffend auf 24 Stunden geschätzt.

Welcher unter den folgenden, äußerlich erhebbaren Leichenbefunden würde am besten zu dieser Todeszeitschätzung passen?

(A) Wiedereintritt starker Totenstarre nach gewaltsamem Brechen

(B) Auslösung eines fingerdicken idiomuskulären Wulstes auf der Oberarmbeugeseite durch Schlag mit dem Stiel des Perkussionshammers

(C) deutliche Pupillenerweiterungen durch Einträufeln von Atropintropfen in die Augenbindehautsäcke

(D) Totenstarre kräftig ausgebildet

(E) Totenflecke auf leichten Fingerkuppendruck vollständig wegdrückbar

1.24 In einem Wald wird im September eine fast vollständig skelettierte Frauenleiche aufgefunden. Ermittlungen und ein vorgefundener Abschiedsbrief lassen erkennen, dass der Tod 3 Monate zuvor eingetreten ist. Ursächlich für diese weitgehende Skelettierung dürfte in erster Linie sein:
Tierfraß durch
(A) Ameisen
(B) Fliegenmaden
(C) Hunde
(D) Füchse
(E) Wildschweine

1.25 Welche der folgenden Angaben charakterisiert Vibices im rechtsmedizinischen Sinne?
(A) Sicheres Zeichen für den „Tod durch äußere Erstickung"
(B) Intrakutane Berstungsblutungen im Totenfleckenbereich
(C) Gewebebrücken in der Platzwunde
(D) Große Fäulnisblasen
(E) Hautvertrocknungen durch Tierfraß

1.26 Livores, in denen hellrote und blauviolette Zonen nebeneinander bestehen, sprechen am ehesten für:
(A) Kälteeinwirkung
(B) Verursachung der Mehrfarbigkeit durch Sulfhämoglobinbildung
(C) Kohlenmonoxid-Vergiftung
(D) Zyanid-Intoxikation
(E) Nitrat-Vergiftung

1.27 Im Wald werden der Schädel, ein Handskelett, ein Oberarmknochen, das knöcherne Becken und ein Schienbein eines Menschen gefunden. Dessen Körpergröße soll ermittelt werden. Die Voruntersuchung ergibt, dass es sich um eine Frau gehandelt hat.
Zur Körpergrößenbestimmung ist jetzt folgende Methode am aussagekräftigsten:
(A) Vermessung des Schambeinwinkels am Becken
(B) Bestimmung des Breiten-Höhen-Indexes des Schädels (Höhe × 100/Breite)
(C) Bildung der Summe der Mittelhandknochen-Längen
(D) Ausmessung der Längen von Humerus und Tibia
(E) Feststellung der Tiefe der Alveoli dentales im Unterkiefer

1.28 Ein 70-jähriger, gesunder Mann wird auf dem Bürgersteig von einem Pkw erfasst und erleidet hierdurch einen Beckenbruch. Mit dieser traumatischen Fraktur wird er sofort ins Krankenhaus eingeliefert. Nach fünftägiger stationärer Behandlung kommt es als Folge von Fraktur und posttraumatischer Bettlägerigkeit zu einer tiefen Bein-Becken-Venenthrombose, die drei Tage später zur tödlichen Lungenembolie führt. Therapie und Pflege sind stets lege artis gewesen. Bei Ausstellung der Todesbescheinigung (Leichenschauschein, Totenschein) stellt sich die Frage der Todesart. Im Folgenden sind Todesartqualifikationen mit Begründungen angegeben. Was davon trifft für den vorliegenden Fall insgesamt am ehesten zu?
(A) Natürlicher Tod, weil die Lungenembolie die unmittelbare Todesursache ist
(B) Natürlicher Tod, weil die Bein-Becken-Venenthrombose das entscheidende Glied der Todesursachenkette ist
(C) Natürlicher Tod, weil der Tod letztendlich aus krankhafter innerer Ursache eingetreten ist
(D) Nichtnatürlicher Tod, weil der Tod trotz fachgerechter Behandlung eingetreten ist
(E) Nichtnatürlicher Tod, weil der Tod ursächlich auf den Unfall zurückzuführen ist

1.29 Die Durchführung einer Leichenöffnung kann erzwungen werden nach
(A) dem Strafgesetzbuch
(B) dem Bundesseuchengesetz
(C) der Reichsversicherungsordnung
(D) den Leichenschaugesetzen
(E) keinem dieser Gesetze

1.30 Die Lungenschwimmprobe
(1) dient zur Feststellung einer Luftembolie
(2) eignet sich nur zur Unterscheidung zwischen typischem und atypischem Ertrinken
(3) ist bei positivem Ausfall unbedingt ein sicheres Zeichen dafür, dass das Kind außerhalb des Mutterleibes gelebt hat
(4) kann positiv ausfallen, obwohl das Kind nach der Geburt nicht gelebt hat
(5) kann negativ ausfallen, obwohl das Kind nach der Geburt gelebt hat
(A) nur 1 ist richtig
(B) nur 2 ist richtig
(C) nur 3 ist richtig
(D) nur 1 und 3 sind richtig
(E) nur 4 und 5 sind richtig

1.31 Der plötzliche Säuglingstod (SID) ist gekennzeichnet durch folgenden Sachverhalt:

(A)   Todesursache definitionsgemäß anhand gra-
vierender makropathologischer Befunde au-
toptisch feststellbar

(B)   Häufigkeitsgipfel im 2. bis 4. Lebensmonat

(C)   Praktisch ausnahmslos Rückenlage der leblosen Kinder

(D)   Überwiegende Mehrzahl der Fälle in den Som-
mermonaten Juli und August

(E)   Deutliche Bevorzugung des weiblichen Ge-
schlechts

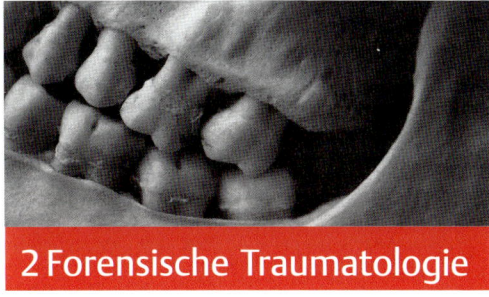

2 Forensische Traumatologie

Fälle

Fall 2.1 In Ihrer Praxis taucht plötzlich die Putzfrau der Wohnung über Ihnen völlig verstört auf und schildert Ihnen, dass dort ein Mann in einer Blutlache liegen würde. Sie sei sofort aus der Wohnung gerannt, um Sie zu verständigen. Sie begleiten die Frau in die Wohnung und sehen tatsächlich einen vollständig bekleideten Mann in Bauchlage im Flur der Wohnung in einer Blutlache liegen. Auf den ersten Blick sehen Sie am Rücken keine Verletzungen.

2.1.1 Wie verhalten Sie sich weiter?

2.1.2 Sie konnten bei dem Mann nur noch den Tod feststellen. Führen Sie eine Leichenschau durch?

2.1.3 Sie entscheiden sich für eine Leichenschau und bemerken eine Stichverletzung in der linken Brust. Welche weiteren Befunde würden für eine Selbstbeibringung der Verletzung sprechen?

2.1.4 Welche Befunde würden Sie zu der Auffassung führen, dass ein Tötungsdelikt vorliegt?

Fall 2.2 An einem kalten Wintermorgen werden Sie von der Polizei zu einer Leichenschau gerufen. Am Telefon hat man Ihnen erzählt, dass ein Mann in einem Gebüsch neben einer Parkbank in einem Waldgebiet liegen würde, neben ihm einige leere Wodkaflaschen. Schon auf der Hinfahrt denken Sie, dass dieser Mann erfroren sein könnte.

2.2.1 Angenommen, Ihre Hypothese trifft zu, welche Befunde erwarten Sie am Fundort?

2.2.2 Welche Befunde erwarten Sie bei einer Obduktion eines Erfrorenen?

2.2.3 Welche Hypothese zur Todesursache entwickeln Sie, wenn Sie erfahren, dass die Kleidung zerrissen ist?

SAQ

2.3 Ohne Einwilligung und Aufklärung des Patienten ist ein ärztlicher Eingriff rechtswidrig. Welche Paragraphen kommen zur Anwendung?

2.4 Welche Kausalitätsprinzipien gelten im Strafrecht, im Zivilrecht und im Sozialrecht?

2.5 Welche vitalen Reaktionen kennen Sie?

2.6 Was sind typische postmortale Veränderungen?

2.7 Woran erkennt man die Schürfrichtung einer Hautabschürfung?

2.8 Was ist ein Décollement?

2.9 Welche Maßnahmen sind bei Verdacht auf Bissverletzung aus forensischer Sicht zu ergreifen?

2.10 Wie entsteht eine Schädelbasislängsfraktur, wie eine Schädelbasisquerfraktur?

2.11 Welche Schädelfraktur ist beim Sturz auf das Hinterhaupt (ebener Betonboden) am wahrscheinlichsten?

2.12 Was besagt die Hutkrempenregel?

2.13 Wie kann man die Reihenfolge von verschiedenen Schädelbruchzentren erkennen?

2.14 Was ist eine Schwalbenschwanzformation?

2.15 Welche für den Unfall typischen Verletzungen erwarten Sie, wenn ein Fußgänger von einem Auto angefahren wurde?

2.16 Was versteht man unter einem Messerer-Keil?

2.17 Was ist das Münchhausen-Syndrom?

2.18 Nennen Sie allgemeine Nahschusszeichen!

2.19 Wodurch unterscheidet man einen Einschuss von einem Ausschuss?

2.20 Was versteht man unter typischem, was unter atypischem Erhängen?

2.21 Wodurch wird in der Regel der Tod beim suizidalen typischen Erhängen verursacht?

2.22 Was sind Tardieu-Flecken?

2.23 Nennen Sie typische Ertrinkungsbefunde!

2.24 Woraus besteht der Schaumpilz vor Nase, Mund und in den Atemwegen beim Ertrunkenen?

2.25 An welchen Körperteilen treten Treibverletzungen auf, wenn sich die Leiche in strömenden Gewässern befand?

2.26 Welche vitalen Zeichen bei einer Brandleiche kennen Sie?

2.27 Was sind postmortale Veränderungen bei einer Brandleiche?

2.28 Bei welcher Temperatur liegt der kritische, d. h. tödliche Temperaturbereich des Körperkerns bei akuter allgemeiner Unterkühlung durch exogene Hypothermie?

2.29 Beschreiben Sie eine typische Strommarke!

MC

2.30 Den in (A)–(E) aufgeführten Verletzungsfolgen sind strafrechtliche Verletzungsqualifikationen zugeordnet. Welche dieser Zuordnung trifft **nicht** zu?

(A) Oberflächliche bis in die Muskulatur reichende Stilettstichwunden an der Brust – leichte Körperverletzung

(B) In die Brusthöhle eingedrungener Messerstich mit Lungenverletzung – gefährliche Körperverletzung

(C) Verlust der Sehfähigkeit nach Salzsäureattentat – schwere Körperverletzung

(D) Unterarmprellung nach Handkantenschlag – leichte Körperverletzung

(E) Kopfplatzwunde nach Schlag mit Holzknüppel – gefährliche Körperverletzung

2.31 Welcher Leichenbefund dokumentiert eine vitale Reaktion?

(A) Strangmarke mit Schürfung bei einem aufgehängt vorgefundenen Mann

(B) Waschhautbildung beim Ertrunkenen

(C) Kieselalgen in den Hauptbronchien einer Wasserleiche

(D) Vorhandensein von aus dem Magen stammenden Speisebrei in den Hauptbronchien eines Leichnams nach vorausgegangener Reanimation

(E) Vorhandensein von Blutaspirationsherden an der Lungenoberfläche nach Sturz aus der Höhe mit Schädelbasisbruch und Rachendachverletzung

2.32 Bei der Leichenschau können Hautabschürfungen zu beobachten sein. Solche Hautabschürfungen

(1) können die Schürfrichtung an einer seidenpapierartigen Zusammenschiebung der Hornschicht erkennen lassen

(2) sind mit Sicherheit zu Lebzeiten entstanden, wenn sie eine honiggelbe Verfärbung aufweisen

(3) sind im Allgemeinen postmortal entstanden, wenn sie eine braunrote Verfärbung aufweisen

(A) nur 1 ist richtig

(B) nur 1 und 2 sind richtig

(C) nur 1 und 3 sind richtig

(D) nur 2 und 3 sind richtig

(E) 1–3 = alle sind richtig

2.33 Welche Aussage trifft **nicht** zu? Durch stumpfe Gewalt bedingte Hämatome

(A) zeigen spätestens 1 Stunde nach dem schädigenden Ereignis äußerlich ihre volle Ausprägung

(B) können Hinweise auf die Art des verletzenden Gegenstandes geben

(C) können so umfangreich sein, dass der Blutverlust „nach innen" den Tod mit herbeiführen kann

(D) bei Kindern können Hinweise darauf geben, ob Sturz oder Kindesmisshandlung als Ursache vorgelegen hat

(E) am Kopf können Hinweise darauf geben, ob Sturz oder Schlag ursächlich gewesen ist

2.34 Charakteristische Schädelbrüche beim Erwachsenen lassen Rückschlüsse auf den Bruchmechanismus und damit ihre Entstehung zu. In welcher der folgenden Aussagen sind Bruchform und Pathomechanik zutreffend verknüpft?

(A) Die temporo-temporale Kompression des Hirnschädels („Querdruck") führt im Allgemeinen zum Schädelbasislängenbruch.

(B) Die Blow-out-Fraktur setzt eine direkte Gewalteinwirkung auf das Hinterhaupt voraus.

(C) Der quere Scharnierbruch der Schädelbasis beruht hauptsächlich auf einer fronto-okzipitalen Kompression des Hirnschädels („Längsdruck").

(D) Für den Globusbruch kann ein Schlag mit einem Stein gegen das Schädeldach ursächlich sein.

(E) Der Terrassenbruch entsteht in aller Regel durch das Auftreffen der Schlagfläche eines Hammers auf das Schädeldach, wenn das Werkzeug ohne Verkantung mit großer Wucht einwirkt und die Berührungsfläche höchstens 2 cm × 2 cm beträgt.

2.35 Wegen Schädel-Hirn-Trauma wird ein Erwachsener mit bildgebenden Verfahren untersucht. Dabei stellt sich rechts ein partieller, die hintere Schädelgrube betreffender Schädelbasislängsbruch dar; außerdem finden sich beidseitige frontobasal lokalisierte Hirngewebeverletzungen; zusätzlich zeigt sich ein kleinerer Verletzungsherd im okzipitalen Großhirnbereich. Deutliche äußere Weichteilläsionen fehlen. Das Verletzungsmuster ist am ehesten durch folgende Gewalteinwirkung erklärbar:

(A) Faustschlag gegen die rechte Schläfe bei frei beweglichem Kopf

(B) Sturz auf den Hinterkopf

(C) Überrollen des Kopfes mit Seit-zu-Seit-Kompression (temporotemporal) des Schädels durch ein Fahrrad

(D) Faustschlag gegen die linke Schläfe, wobei der Kopf durch Aufliegen auf dem Boden fixiert ist

(E) Einstauchen der Wirbelsäule in die Schädelhöhle bei heftigem Sturz auf das Gesäß

2.36 Eine 35-jährige Kassiererin einer Tankstelle alarmiert in ihrer Nachtschicht die Polizei und gibt den eingetroffenen Beamten an, soeben von einem maskierten Unbekannten überfallen worden zu sein. Der Fremde, dem sie sich entgegengestellt habe, sei mit einem Messer wild auf sie „losgegangen"; sie habe ihre Arme schützend vor ihr Gesicht gehalten. Der Mann sei mit dem Kasseninhalt geflüchtet; beim Fortrennen habe er sie noch zu Boden gestoßen. Den Polizeibeamten zeigt sie an der Streckseite ihres linken Unterarms eine Gruppe aus 10 frischen, parallel verlaufenden geradlinigen Ritzverletzungen von 6–9 cm Länge; die Verletzungen sind gleichförmig oberflächlich. Auf eine gleichartige Schar aus 8 Ritzverletzungen an der Beugeseite des rechten Unterarms weist sie die Polizisten ebenfalls hin. Die Hautritzer seien, so die Aussage der Kassiererin, bei dem Überfall entstanden.
Worum handelt es sich bei den Verletzungen am wahrscheinlichsten? Um

(A) Exkoriationen durch schürfende Berührung mit dem rauen Tankstellenboden

(B) Selbstbeschädigung

(C) Passive Abwehrverletzungen

(D) Aktive Abwehrverletzungen

(E) Fingernagelkratzspuren vom Täter

2.37 In einem Wohnheim wird die Leiche einer 45-jährigen Frau aufgefunden. An der Halsvorderseite findet sich eine sehr tiefe, die Trachea vollständig durchtrennende Schnittverletzung; zusätzlich liegen zwei ca. 1–1,5 cm tief geführte Halsschnitte vor. Zwei kurzstreckige tiefe Schnittverletzungen zeigen sich an der Streckseite des linken Unterarms. Die Innenfläche der linken Hand und die Beugeseiten der Finger II–V der rechten Hand weisen ebenfalls Schnittverletzungen auf; diese sind meist „fischmaulartig" geformt und reichen teils bis auf das Fingerskelett. An der Leiche sind mehrere von den Halswunden ausgehende Blutablaufstraßen vorhanden. Die herbeigerufenen Polizeibeamten gehen von einem Freitod der Frau aus. Der die Leichenschau durchführende Arzt müsste im geschilderten Fall das Vorliegen eines Suizids stark bezweifeln und vorrangig Fremdtäterschaft in Betracht ziehen,

(A) weil am Hals höchstwahrscheinlich auch zwei sog. Zauderschnitte beigebracht worden sind

(B) weil es sich bei den Läsionen an Händen und Unterarm vermutlich um Abwehrgreif- bzw. Deckungsverletzungen handelt

(C) weil die beiden Schnittverletzungen am linken Unterarm nach aller Erwartung in Selbstmordabsicht beigebrachte Probierschnitte sind

(D) wenn die Blutablaufspuren zunächst vertikal verlaufen (das Abrinnen aus den Wunden also zuerst fußwärts erfolgt ist)

(E) wenn die beiden weniger tiefen Halsschnittverletzungen über dem jeweiligen Wundgrund keine Gewebebrücken aufweisen

2.38 Bei Halsschnittverletzungen spricht folgende Beobachtung an der Leiche am ehesten für Selbsttötung:

(A) Beschädigung der Kleidung durch einige der Schnitte

(B) Mehrfache Durchtrennung der Karotiden sowie multiple, tiefe Schnittspuren an der Wirbelsäulenvorderseite

(C) Mehrere, annähernd parallele Schnitte, davon manche oberflächlich verlaufend

(D) Zusätzliche, tiefe Schnittverletzungen an mehreren Fingern mit Beugesehnendurchtrennungen

(E) Hände frei von Blutbeschmierung bei multiplen Halsschnitten

2.39 Durch welche Kombination aus den nachfolgenden Merkmalen sind Schnittverletzungen besonders gekennzeichnet?
(1) Glatte Wundränder
(2) Spitz zulaufende Wundwinkel
(3) Gewebebrücken
(4) Unterblutung des Wundrandbereichs
(A) nur 1 und 2 sind richtig
(B) nur 2 und 3 sind richtig
(C) nur 2 und 4 sind richtig
(D) nur 1, 3 und 4 sind richtig
(E) 1–4 = alle sind richtig

2.40 Bei Stichverletzungen kann
(1) die Hautdurchtrennung länger sein als das Stichwerkzeug breit ist
(2) die Hautdurchtrennung kürzer sein als das Stichwerkzeug breit ist
(3) der Stichkanal länger sein als die verwendete Klinge
(4) die Zahl der stichförmigen Durchtrennungen der Kleidung größer sein als die Zahl der Stichwunden
(A) nur 1 ist richtig
(B) nur 1 und 2 sind richtig
(C) nur 1 und 3 sind richtig
(D) nur 1, 3 und 4 sind richtig
(E) 1–4 = alle sind richtig

2.41 Die unbekleidete Leiche einer 24-jährigen Frau wurde in der gefüllten Badewanne ihres Badezimmers aufgefunden; Gesicht über dem Wasserspiegel. Das Wasser war warm. Im Wasser befand sich ein elektrischer Föhn; dieser war über ein Verlängerungskabel mit einer Steckdose in der Küche verbunden, Schalter in Betriebsstellung; der Fehlerstromschutzschalter der elektrischen Anlage des Hauses hat nicht angesprochen. Nach dem Ergebnis der späteren Ermittlungen handelt es sich um einen Elektrotod in der Badewanne. Diese Diagnose wurde gestellt, obwohl sich bei Absuchen der Körperoberfläche der Toten mit bloßem Auge keine typischen, geformt-umschriebenen Strommarken hatten erkennen lassen.
Welche der folgenden Angaben in Zusammenhang mit Elektrizitätseinwirkung auf den menschlichen Körper erklärt für den vorliegenden Fall das besagte Fehlen von Strommarken am ehesten?

(A) starke Entwicklung Joule'scher Wärme
(B) niedriger Hautwiderstand
(C) sog. Selbstausschaltung der Kontaktstellen durch Porzellanwall-Bildung
(D) starke elektrothermische Stromwirkung im wässrigen Milieu
(A) große Stromdichte

2.42 Nach den Löscharbeiten bei einem Wohnungsbrand wird im Schlafzimmer eine Brandleiche gefunden. In der Wohnung hat eine 55-jährige Frau gelebt; eine unmittelbare sichere Identifizierung der Leiche dahingehend ist jedoch nicht möglich. Bei der äußeren Leichenschau und der Obduktion werden unter anderem folgende Befunde erhoben: auffällige Körperhaltung des Leichnams – „wie ein Fechter"; zwischen den Zahnreihen aus dem Mund hervorgetretene Zunge; lachsrot verfärbte Skelettmuskulatur; auseinandergesprengter Gehirnschädel (aufgeplatzte Schädelkapsel); epidurales Brandhämatom. Anhand des Zahnstatus lässt sich wenig später die Identität der Brandleiche klären; es handelt sich tatsächlich um die Leiche der 55-jährigen Wohnungsbesitzerin. Bei der Leichenuntersuchung stellt sich hier die Frage nach Vitalitätszeichen. Welcher der oben explizit benannten Befunde spricht für ein Brandgeschehen zu Lebzeiten? Am ehesten die/das
(A) Fechterstellung des Leichnams
(B) Protrusion der Zunge
(C) Lachsrotverfärbung der Muskulatur
(D) Aufsprengung des knöchernen Hirnschädels
(E) Brandhämatom

2.43 Die hydrodynamische Sprengwirkung eines Geschosses (Projektils)
(A) zeigt sich ausgeprägt nur bei Prellschuss
(B) tritt vorzugsweise dadurch auf, dass flüssigkeitsleere Hohlorgane getroffen werden
(C) führt zu Organschäden in einiger Entfernung vom Schusskanal
(D) ist definiert als sein Durchschlagsvermögen bei einem Treffer unter Wasser
(E) kommt typischerweise als Folge der sog. Geschossembolie zustande

2.44 Ein 72 Jahre alter Rentner wird morgens von seinem Enkel tot im Bett aufgefunden. Neben dem Leichnam liegt eine Pistole des Kalibers 7,65 mm. An der Stirn der Leiche findet sich eine Schusswunde. Der die Leichenschau durchführende Arzt gelangt zu der Auffassung, dass es sich um die Einschusswunde bei absolutem Nahschuss handelt. Welche der folgenden Beobachtungen an der Schusswunde würde den Arzt am ehesten zu dieser Beurteilung berechtigen?
(A)   Großer Schmauchhof außen auf der Haut um die Wunde herum
(B)   Mehrstrahlige Hautaufplatzung mit ausgedehnter Schmauchhöhle
(C)   Ovales Schussloch mit lückenlos adaptierbaren Wundrändern
(D)   Ölig-rußiger Abstreifring und braun vertrockneter Schürfsaum
(E)   Nach peripher blasser werdender Kontusionssaum

2.45 Ein 40-jähriger Mann wird mit Zeichen der Kreislaufzentralisation bewusstlos in die Notaufnahme eingeliefert. Unterhemd, Hemd und Jacke weisen vorne eine geringe Blutdurchtränkung auf. Darunter findet sich in der Brusthaut etwas rechts der Mittellinie ein rundlicher Substanzdefekt von ca. 0,8 cm Durchmesser mit nichtadaptierbaren Wundrändern. Die Ärzte denken zutreffenderweise an einen Einschuss. Die sofort durchgeführte Röntgenuntersuchung zeigt dorsal, nämlich paravertebral rechts, ein Geschoss, etwa 0,5 cm unter der Haut liegend. Trotz der insoweit eindeutigen Diagnose eines Steckschusses fehlt jedoch ein Abstreifring am Körpereinschuss. Welcher unter den folgenden Sachverhalten erklärt das besagte Fehlen eines Abstreifringes am besten?
(A)   Näherer relativer Nahschuss
(B)   Weiterer relativer Nahschuss
(C)   Fernschuss
(D)   Bedeckende Kleidung
(E)   Reinigung der Patronen-Oberfläche vor Schussabgabe

2.46 Ein 50-jähriger Mann wird auf dem Dachboden in einer Schlinge hängend tot aufgefunden. Es stellt sich hier die Frage, ob Suizid durch Erhängen vorliegt oder ob ein Toter zur Vortäuschung einer Selbsttötung in die Schlinge gehängt wurde. Die Schlinge ist aus einem Hanfseil geknotet. Für postmortales Aufhängen spricht/sprechen am ehesten:
(A)   Fehlen von Fasermaterial des Seiles an den Händen des Toten
(B)   Vertrocknung der Strangfurche
(C)   Stark ausgeprägte Zwischenkammblutungen und unmittelbar oberhalb der Strangfurche befindliche flüssigkeitsgefüllte Hautbläschen
(D)   Simon-Blutungen im Lendenwirbelsäulenbereich
(E)   Anhaftungen von Resten eines Speichelfadens am Mundwinkel des Toten

2.47 In einer Scheune wird die Leiche eines Mannes, mit einer Schlinge um den Hals an einem Balken hängend, aufgefunden. Die beiden Schenkel der Schlinge steigen zum Nacken hin an und treffen sich dort in der Mittellinie; die Strangmarke ist unter dem Kinn am tiefsten eingeprägt. Gegen Suizid durch Erhängen spräche am ehesten folgender Sachverhalt:
(A)   Intensive Totenfleckenausprägung an Unterschenkeln, Füßen und Händen.
(B)   Das Strangwerkzeug ist mit laufender (gleitender) Schlinge um den Hals gelegt worden.
(C)   Es finden sich keine Stauungsblutungen der Augenbindehäute.
(D)   Es handelt sich um abgestütztes (mit Bodenkontakt einhergehendes) Hängen.
(E)   Das Strangwerkzeug verläuft am Balken in einer frischen, tiefen Rille.

2.48 Zyanose, Stauungsblutungen der Gesichtshaut und der Augenbindehäute sowie Gedunsenheit des Gesichts sind typischerweise bei folgenden Todesarten ausgeprägt:
(1)   typisches Erhängen
(2)   Thoraxkompression
(3)   Erwürgen
(4)   Erdrosseln
(A)   nur 4 ist richtig
(B)   nur 3 und 4 sind richtig
(C)   nur 1, 3 und 4 sind richtig
(D)   nur 2, 3 und 4 sind richtig
(E)   1–4 = alles sind richtig

2.49 Die unbekleidete Leiche eines vermissten 39-jährigen Mannes wird in einer Garage aufgefunden. Bei der Leichenschau finden sich: Dunsung des Gesichts, punktförmige Blutungen in der blauviolett verfärbten Gesichtshaut, petechiale Blutungen der Augenbindehäute, Blutspuren in den äußeren Gehörgängen. Eine Strangulationsfurche an der Halshaut wird als Drosselmarke gewertet. Auf welche der folgenden Merkmale der Furche könnte sich die Einstufung als Drosselmarke am meisten stützen?

(A) Faltenförmige Hautquetschung; Abdruck der Oberflächenstruktur eines Seiles

(B) Bräunliche Vertrocknung; tiefste Einschnürung in Nackenmitte; mit wässriger Flüssigkeit gefüllte Hautbläschen am kranialen Furchenrand

(C) Dicht unter dem Kinn verlaufend, von der Halsvorderseite nackenwärts ansteigend; ventral am tiefsten eingeschnitten, an beiden lateralen Halsseiten dorsalwärts seichter werdend, den Nackenbereich aussparend

(D) Nahezu horizontal angeordnet, in Höhe des Kehlkopfs zirkulär um den Hals verlaufend; Einschnürung im gesamten Verlauf (fast) gleich tief

(E) Gelbliche Eintrocknung; Spuren eines fasergebenden Strangwerkzeugs durch Klebefolienmethode nachweisbar

2.50 Ein Mann ist in einem See ertrunken. An der Wasserleiche, die bei der Bergung deutliche Fäulniserscheinungen aufweist, soll die Wasserliegezeit geschätzt werden. Welche der nachfolgenden Sachverhalte oder Untersuchungen sind hierfür von Bedeutung?

(1) Kieselalgennachweis in den Organen des großen Kreislaufes

(2) Wassertemperatur

(3) Messung der rektalen Leichentemperatur

(4) Lockerung der Haare

(5) Lockerung der Fingernägel

(A) nur 1 und 2 sind richtig

(B) nur 1 und 3 sind richtig

(C) nur 2, 4 und 5 sind richtig

(D) nur 3, 4 und 5 sind richtig

(E) 1–5 = alle sind richtig

2.51 Der Spättod nach ausgedehnten Verbrennungen kann beruhen auf

(1) Urämie

(2) septischen Zuständen

(3) Blutungen aus Magenulzera

(4) chronischer CO-Intoxikation

(A) nur 3 ist richtig

(B) nur 2 und 4 sind richtig

(C) nur 1, 2 und 3 sind richtig

(D) nur 2, 3 und 4 sind richtig

(E) 1–4 = alle sind richtig

2.52 Zu den Merkmalen des Unterkühlungstodes wird/werden charakteristischerweise **nicht** gerechnet:

(A) Wischnewski-Flecke

(B) Hellrote Färbung im Totenfleckenbereich

(C) Simon-Blutungen

(D) Rötliche, unterblutungsfreie Hautverfärbungen an Knien und Füßen

(E) Durch paradoxes Wärmegefühl bedingter Entkleidungszustand

2.53 Der Tod durch (allgemeine) Unterkühlung wird **nicht** begünstigt durch:

(A) Pyknischen Konstitutionstyp

(B) Hohes Lebensalter mit körperlicher Schwäche

(C) Starke Luftbewegung

(D) Hochgradige Alkoholisierung

(E) Durchnässung der Bekleidung

2.54 Bei Tod durch Blitzschlag können folgende Befunde erhoben oder Beobachtungen gemacht werden:

(1) Rötlich oder bräunlich gefärbte, farnkrautähnlich verzweigte Hautveränderungen

(2) Verbrennungen der Haut unter Aussparung von Bereichen in der Tiefe von Hautfalten

(3) Abschmelzungen an metallischen Gegenständen, die die vom Blitz getroffene Person mit sich geführt hat

(4) Schrotschussartige Beschädigung der Bekleidung

(A) nur 3 ist richtig

(B) nur 1 und 2 sind richtig

(C) nur 1, 2 und 3 sind richtig

(D) nur 1, 2 und 4 sind richtig

(E) 1–4 = alle sind richtig

2.55 Strommarken

(1) treten vor allem bei großflächigem Hautkontakt mit dem Stromleiter auf

(2) können kleinen Warzen oder Schrunden im makroskopischen Aussehen gleichen und dann leicht verkannt werden

(3) sind vitale Zeichen von Stromeinwirkung, können also an der Leiche nicht entstehen

(4) sind Folgen von Hitzeeinwirkung und können auch postmortal erzeugt werden

(A) nur 1 und 3 sind richtig

(B) nur 2 und 3 sind richtig

(C) nur 2 und 4 sind richtig

(D) nur 1, 2 und 3 sind richtig

(E) nur 1, 2 und 4 sind richtig

2.56 Der Stromtod

(A) wird meist durch die Einwirkung hochfrequenten Wechselstroms von etwa 100.000 Hz verursacht

(B) hat beim Hochspannungsunfall jedes Mal die direkte Berührung der Hochspannungsleitung (Spannungsquelle) zur Voraussetzung

(C) hinterlässt im Falle großflächiger Berührung des stromführenden Leiters zwangsläufig charakteristische Strommarken an der Haut

(D) durch Blitzschlag zeigt bisweilen rötliche oder bräunliche, farnkrautartig verzweigte Hautveränderungen

(E) in der Badewanne ist regelmäßig ein strafbares Tötungsdelikt

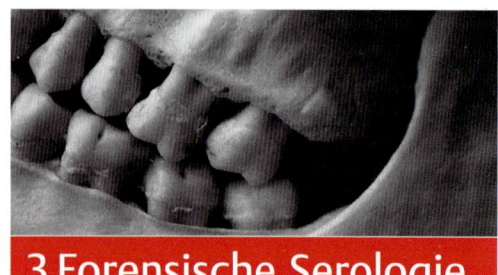

3 Forensische Serologie

Fälle

Fall 3.1 Auf einer Verkehrsinsel steht ein schwer beschädigter PKW. Weder im Fahrzeug noch in der Umgebung können von der Polizei Personen festgestellt werden. Der PKW war mit einem Airbag ausgerüstet, der sich beim Frontalaufprall auf ein Verkehrschild geöffnet hatte. Die Polizei sucht nun nach dem oder den Insassen insbesondere nach dem Fahrer. Sie ermittelt die Adresse des Fahrzeughalters und fährt dorthin. Der Fahrzeughalter hat eine kleine Platzwunde am Nasenrücken.

3.1.1 Welche Spuren sind zu sichern?
3.1.2 Wer sichert die Spuren?
3.1.3 Wie sind Blut- und Sekretspuren zu sichern?
3.1.4 Wie sind die Spuren zu lagern?
3.1.5 Am Unterboden finden sich auf Blut verdächtige Antragungen. Wie stellen Sie fest, ob es Blut ist?

SAQ

3.2 Welche Aufgaben hat die forensische Genetik?
3.3 Welches Medium eignet sich am besten für den Vaterschaftsnachweis?
3.4 Welche DNA analysiert man bei Spuren mit geringem DNA-Gehalt?

MC

3.5 Im Rahmen eines Tötungsdelikts in einem Schlafzimmer sind dem zuvor unverletzten männlichen Opfer zwei wuchtige Schläge mit einem Hammer auf ein und dieselbe Stelle des Schädeldachs zugefügt worden; der erste Schlag wurde dabei mit etwas größerer Gewalt geführt, der zweite folgte einige Sekunden verzögert; das Opfer hat bei den Gewalteinwirkungen im Bett gelegen. Hier findet die zur Leichenschau eintreffende Ärztin den Toten 24 Stunden nach der Tat in unveränderter Lage bei üblicher Zimmertemperatur vor. Das betreffende Bett schließt am Kopfende mit einem senkrecht stehenden Holzbrett ab; an diesem Brett fallen der Ärztin mehrere, von der Kopfverletzung herrührende Blutspuren auf. Es handelt sich um Schlagspritzspuren, bei deren Entstehung das Blut sehr schräg auf die vertikale, ebene Auffangfläche aufgetroffen ist. Welche unter den folgenden Spurenbeurteilungen trifft hier am ehesten zu? Die beobachteten Blutspuren sind im Wesentlichen

(A) durch den zweiten, schwächeren Schlag mit dem Hammer bedingt
(B) morphologisch als sog. große Schwalbenschwänze konfiguriert
(C) als sog. Blutstraßen vorhanden mit aufgrund von Abrinnvorgängen stark ausgeprägten Facettenbildungen
(D) als kreisrunde Haupttropfen mit satellitenartigen Sekundärtropfen ausgebildet
(E) feucht glänzend hellrot

3.6 In Zusammenhang mit der Asservierung von am Tatort vorgefundenen Blutspuren gilt **nicht:**
(A) Vor der Asservierung sollten Lage und Form der Blutspuren fotografisch festgehalten werden.
(B) Flüssige Blutspuren müssen insgesamt mit Watte, Verbandmull oder einem Leinenläppchen aufgenommen und das Ganze muss dann sofort in einem kleinen geschlossenen Gefäß zum Untersuchungslabor versandt werden.
(C) Trockene Blutspuren sollten mit dem Spurenträger asserviert werden.
(D) Wenn die Asservierung trockener Blutspuren mit dem Spurenträger nicht möglich ist, sollten die Spuren abgekratzt werden; falls dies undurchführbar ist, dürfen sie mit leicht angefeuchtetem (0,9%ige NaCl-Lösung) Material, z. B. Verbandmull oder Leinenläppchen, abgelöst werden.
(E) Blutspurensubstanz darf tiefgekühlt aufbewahrt werden.

3.7 Welche Methoden gelten zum sicheren Blutnachweis als geeignet?
(1) Spektrophotometrie
(2) Spektroskopie
(3) Porphyrinprobe
(4) Ortho-Tolidin-Test
(A) nur 3 ist richtig
(B) nur 4 ist richtig
(C) nur 1 und 2 sind richtig
(D) nur 1, 2 und 3 sind richtig
(E) nur 1, 2 und 4 sind richtig

3.8 Bei der Untersuchung von Blutspuren dienen folgende Verfahren dem Nachweis, dass es sich um Menschenblut handelt:
(1) Luminolprobe
(2) Ninhydrintest
(3) Porphyrinprobe
(4) Agargel-Diffusionstest nach Ouchterlony
(5) Präzipitin-Versuch nach Uhlenhuth
(A) nur 2 und 4 sind richtig
(B) nur 2 und 5 sind richtig
(C) nur 4 und 5 sind richtig
(D) nur 1, 2 und 5 sind richtig
(E) 1–5 = alle sind richtig

3.9 Eine Frau begibt sich zu ihrem Hausarzt und teilt ihm mit, vor zwei Stunden von einem Bekannten vergewaltigt worden zu sein. Nach einer kurzen Befragung der Patientin untersucht der Arzt sie auf Verletzungen im Genitalbereich und auf Begleit- und Abwehrverletzungen hin; dann nimmt er Abstriche aus dem Scheidengewölbe. Die Stieltupfer mit dem soeben entnommenen Vaginalabstrich-Material (Feuchtspuren) sollen für die spätere spurenkundliche Untersuchung asserviert werden. Welche unter den folgenden Verfahrensweisen ist für diese Asservatsicherung am geeignetsten?
(A) Sofortiges Verschließen des Abstrichröhrchens, um eine Kontamination des Asservats mit Fremd-DNA auszuschließen; dann sogleich Aufbewahrung bei +36 °C (Brutschrank)
(B) Zunächst Aufbewahrung im offenen Abstrichröhrchen bei Zimmertemperatur, um eine Trocknung des Asservats zu erreichen
(C) Sogleich Aufbewahrung des sofort verschlossenen Abstrichröhrchens bei +8 °C im Kühlschrank, um im Asservat die DNA-abbauenden Prozesse und das Bakterienwachstum zu verhindern
(D) Einbettung des frischen Asservats in Nähragar, um die Spermatozoen dort bei +37 °C möglichst lange lebensfähig zu erhalten
(E) Sofortiges Durchnässen des Asservats mit physiologischer Kochsalzlösung, um seine Austrocknung zu verhindern; direkt anschließend Lagerung des verschlossenen Abstrichröhrchens im Kühlschrank bei +4 °C

3.10 Nach einer Vergewaltigung findet sich an der Jeans-Hose des Opfers ein angetrockneter Fleck, bei dem es sich vermutlich um eine Spermaspur handelt. Mit welchem unter den folgenden Verfahren ließe sich in diesem Fall ein forensisch tragfähiger Spermanachweis am ehesten führen? Mittels
(A) Amylase-Aktivitätstest
(B) mikroskopischer Untersuchung
(C) Phenolphthalein-Reaktion anhand der charakteristischen Grünverfärbung des Spermaflecks
(D) Behandeln des Textilflecks mit Ninhydrin und anschließender Erzeugung der spezifischen Gelb-Fluoreszenz im UV-Licht
(E) Phosphoglukomutase-Typisierung

3.11 Endet die Vergewaltigung mit dem Tod des Opfers, so gilt bezüglich des Nachweises von Spermien im Vaginalinhalt des Opfers:
(A) Ab ca. 2 Stunden nach Todeseintritt ist Nachweisbarkeit stets nicht mehr gegeben.
(B) Ab ca. 8 Stunden nach Todeseintritt ist Nachweisbarkeit stets nicht mehr gegeben.
(C) Ab ca. 24 Stunden nach Todeseintritt ist Nachweisbarkeit stets nicht mehr gegeben.
(D) Ab 3–4 Tagen nach Todeseintritt ist Nachweisbarkeit stets nicht mehr gegeben.
(E) Der Versuch, nach 2 Wochen nach Todeseintritt Spermien nachzuweisen, kann gelingen.

3.12 Erhebliche forensische Bedeutung kann die Untersuchung biologischer Spuren, z. B. Haare, haben. Menschen- und Tierhaare mikroskopisch zu unterscheiden ist
(A) keinesfalls möglich; es bedarf vielmehr immunologischer Nachweismethoden
(B) nahezu ausgeschlossen, weil der Unterschied in der Markbreite gering ist
(C) mit Hilfe des Kriteriums möglich, dass das Mark beim Menschen ca. $1/5–1/4$, beim Tier ca. $1/2–2/3$ der Haarschaftbreite ausmacht
(D) dadurch sicher möglich, dass das Mark beim Menschen ca. $1/2–2/3$, beim Tier ca. $1/5–1/4$ der Haarschaftbreite ausmacht
(E) einfach, weil menschliche Haare nur noch sehr selten (dann als atavistisches Merkmal) die Kutikula aufweisen

3.13 Nach einem Straßenverkehrsunfall werden die beiden leicht verletzten Insassen des verunfallten Pkw von hinzukommenden Passanten aus dem deformierten Auto befreit. Bei der anschließenden polizeilichen Befragung dahingehend, wer von den beiden Insassen des Unfallfahrzeugs der Fahrzeugführer gewesen ist, ergeben sich Widersprüche. Von einem Polizeibeamten wird am Fahrer-Frontairbag, der sich bei dem Unfallereignis entfaltet hat, eine biologische Spur gefunden; diese wird asserviert und erweist sich als Speichelspur. Anhand dieser Speichelspur soll der Fahrer höchst beweiskräftig ermittelt werden. Welche der folgenden Methoden führt mit der größten Wahrscheinlichkeit zur sicheren Klärung der Frage, welche der beiden Personen zum Unfallzeitpunkt am Steuer gesessen hat?

(A) Messung der Amylaseaktivität mittels eines maltogenen Verfahrens

(B) Immunologische Bestimmung von Erythrozytenmembranantigenen des ABO-Systems

(C) Untersuchung des Phosphoglukomutasesystems (PGM) am Genprodukt

(D) Forensische DNA-Analytik

(E) Untersuchung auf das Vorliegen der Ausscheidereigenschaft (Sekretoreigenschaft Se) durch Absorptions-Elutions-Test

3.14 Eine Geschlechtsdifferenzierung durch spurenkundliche Untersuchung ist möglich durch

(1) Feststellung des Anteils von Zellen mit Barr-Körperchen bei Hautzellen

(2) Nachweis von Y-Chromatin in Lymphozyten

(3) Bestimmung des Anteils von Zellen mit Drumsticks bei neutrophilen Granulozyten

(4) Nachweis von Porphyrin in Haarwurzelzellen

(5) Untersuchung der Haarkutikula auf das Vorhandensein dachziegelförmiger Überlappungen der Zellen

(A) nur 2 ist richtig

(B) nur 1 und 3 sind richtig

(C) nur 4 und 5 sind richtig

(D) nur 1, 2 und 3 sind richtig

(E) 1–5 = alle sind richtig

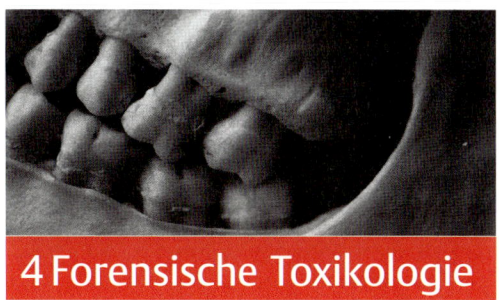

4 Forensische Toxikologie

Fälle

Fall 4.1 Sie werden als Notarzt in eine Kneipe gerufen. Dort berichtet Ihnen ein Gast, dass eine junge Frau etwas getrunken habe und 10 Minuten später unter Krämpfen und Atemnot zusammengebrochen sei. Sie vermuten eine akute Vergiftung.

4.1.1 Welche Sofortmaßnahmen ergreifen Sie?
4.1.2 Sie können nur noch den Tod bei der Patientin feststellen. Welche Befunde können Ihnen weitere Hinweise auf die aufgenommenen Flüssigkeit geben? Nennen Sie jeweils typische Beispiele!
4.1.3 Nach Aufnahme welcher Stoffe tritt ein schneller Tod ein?
4.1.4 Wie erhalten Sie Sicherheit über Ihre Verdachtsdiagnose?

Fall 4.2 Sie werden als Notarzt auf ein Weingut gerufen. Die auf einen Rollstuhl angewiesene Frau gibt an, dass ihr Mann und danach ihr Sohn in den Weinkeller gegangen und nicht mehr zurückgekommen seien. Sie habe den Eindruck, dass ganz unten auf der Treppe eine leblose Peron liege, sie selbst könne jedoch wegen ihrer Behinderung nicht hinunter.

4.2.1 Was tun Sie?
4.2.2 Beide Personen sind tot. Was könnte die Todesursache sein?
4.2.3 Welche Befunde erwarten Sie bei einer Obduktion?
4.2.4 Was wissen Sie über die vermutete giftige Substanz?
4.2.5 Skizzieren Sie kurz den Vergiftungsverlauf!

SAQ

4.3 Nennen Sie Symptome bei CO-Vergiftung in Abhängigkeit von der CO-Hb-Konzentration!
4.4 Bei welchen Vergiftungen lässt sich ein Bittermandelgeruch bei der Leiche feststellen?
4.5 Bei einer Leiche finden sich an Aufliegestellen lokalisierte Hautblasen mit wässrigem Inhalt.

Worauf weist diese Veränderungen am ehesten hin?
4.6 Auf einer Bahnhofstoilette wird eine leblose Frau mit blutig-tingiertem Schaumpilz vor dem Mund und stecknadelkopfgroßen Pupillen gefunden. Für welche Vergiftung sprechen diese Befunde am ehesten?
4.7 Was versteht man unter einem „Body-Packer-Syndrom"?

MC

4.8 Zeigen Totenflecke das Merkmal „kirschrote (hellrote) Farbe", so ist eine CO-Intoxikation dennoch **unwahrscheinlich**, wenn welche der folgenden Sachverhalte zusammentreffen.
(1) Die Livores sind jeweils nur teilweise kirschrot, d.h. es handelt sich um „zonierte" Totenflecke.
(2) Eine der Leiche entnommene Blutprobe ist dunkelrot.
(3) Der Beheizung des Raumes, in dem die Leiche aufgefunden wird, dient lediglich ein mit kohlenmonoxidfreiem Propangas betriebenes Heizgerät.
(4) Bei der Obduktion findet man flüssiges Leichenblut vor.
(5) Das Gewebe unter den Fingernägeln der Leiche ist kirschrot.
(A) nur 1 und 2 sind richtig
(B) nur 3 und 4 sind richtig
(C) nur 3 und 5 sind richtig
(D) nur 4 und 5 sind richtig
(D) nur 3, 4 und 5 sind richtig

4.9 Die Frau höheren Alters (siehe Abb. S.102) wird tot in ihrem Gartenhaus (mit Ofen beheizt) aufgefunden, neben ihr eine Tasse mit bläulichen Anhaftungen.
Folgende Todesursache ist am wahrscheinlichsten:
(A) Koronare Herzkrankheit
(B) Einwirkung von elektrischem Strom
(C) Vergiftung mit Pflanzenschutzmittel
(D) Vergiftung durch Einatmung giftiger Dämpfe eines Lackes
(E) Kohlenmonoxidintoxikation

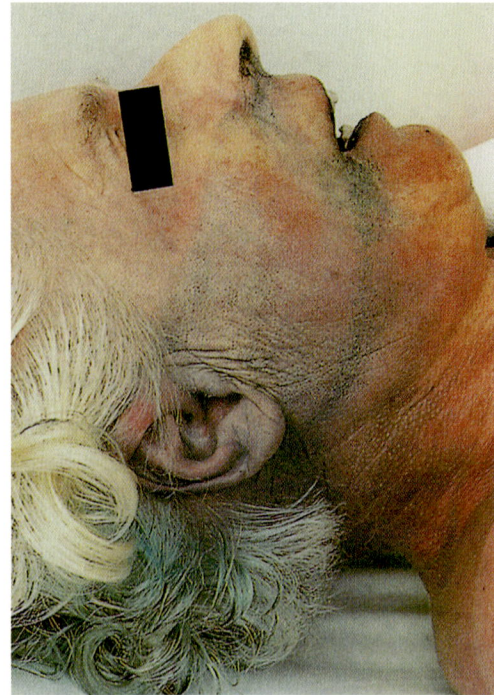

funde erhoben: hellrote Färbung des Blutes, Nekrosen im Mund- und Ösophagusbereich, rote gequollene Magenschleimhaut, alkalisch reagierender Mageninhalt. Es liegt keine Verletzung des knöchernen Schädels vor. Für welchen unter den folgenden todesursächlichen Faktoren sprechen die Untersuchungsbefunde insgesamt am ehesten?

(A) Stressläsionen im Verdauungstrakt aufgrund stumpfer mechanischer Gewalteinwirkung gegen den Kopf

(B) Carboxyhämoglobinbildung infolge Einatmung von Auspuffgasen (Kfz-Abgasen)

(C) Aufnahme von Zyankali

(D) Methämoglobinbildung infolge Ingestion von Natriumnitrat

(E) Durch perorale Kaliumchlorat-Zufuhr bedingte Hämiglobinämie

4.12 Eine Methämoglobinämie kann **nicht** hervorgerufen werden durch
(A) Nitrobenzol
(B) Toluol
(C) Natriumnitrit
(D) Kaliumchlorat
(E) Anilin

4.10 Bei einem Erwachsenen führte eine Vergiftung 15 Minuten nach Zufuhr des Giftes zum Tode. Welche zwei der folgenden Vergiftungen kommen hierfür in erster Linie in Frage?
(1) Natriumzyanid-Vergiftung
(2) Arsenik-Vergiftung
(3) Vergiftung mit dem Grünen Knollenblätterpilz
(4) Parathion-Vergiftung
(5) Thallium(I)-sulfat-Vergiftung
(A) nur 1 und 3 sind richtig
(B) nur 1 und 4 sind richtig
(C) nur 2 und 3 sind richtig
(D) nur 2 und 5 sind richtig
(E) nur 3 und 4 sind richtig

4.13 Es besteht folgende Symptomatik: Hautrötung (v. a. im Gesicht), trockene Schleimhäute, Mydriasis, Tachykardie, Verwirrtheitszustand. Hierbei handelt es sich am wahrscheinlichsten um eine Intoxikation mit
(A) Atropin
(B) Opiaten
(C) Barbituraten
(D) Parathion
(E) Muscarin

4.14 In welcher der folgenden Gegenüberstellungen ist der Vergiftung **kein** typisches Symptom zugeordnet?
(A) Arsenikvergiftung – Erbrechen, Durchfall
(B) Opiumvergiftung – Pupillenverengung
(C) CO-Vergiftung – Kopfschmerz
(D) Skopolaminvergiftung – Pupillenerweiterung
(E) Parathionvergiftung – Mundtrockenheit

4.11 Die Leiche eines 55-jährigen Ingenieurs wird auf dem Firmengelände eines Galvanisierbetriebes im Freien hinter einem Pkw liegend aufgefunden. Der Zündschlüssel des Autos ist „umgedreht", steht also in Betriebsstellung; angesichts des leeren Benzintanks läuft der Motor jedoch nicht. Bei der äußeren Leichenschau wird eine Kopfplatzwunde unterhalb der Hutkrempenlinie festgestellt. Bei der Obduktion der frischen Leiche werden folgende Be-

4.15 In welcher der folgenden Gegenüberstellungen ist dem Gift **keine** für den betreffenden Intoxikationsfall typische Vergiftungserscheinung zugeordnet?
(A)   Natriumnitrit – Hämiglobinzyanose
(B)   Ethanol – Hyperthermie
(C)   Thallium(I)-sulfat – Haarausfall
(D)   Methanol – Sehstörungen
(E)   Arsenik – Mees-Nagelbänder

4.16 In manchen Vergiftungsfällen kann ein auffälliger Geruch bei der Obduktion einen Hinweis auf das aufgenommene Gift geben. Einen auffälligen Geruch hat jedoch **keinesfalls:**
(A)   Schwefelwasserstoff
(B)   Nitrobenzol
(C)   Blausäure
(D)   Arsenik
(E)   Parathion (E 605)

4.17 Inhalative Vergiftungen können verursacht werden durch
(1)   Quecksilber
(2)   Schwefelwasserstoff
(3)   Zyanwasserstoff
(A)   nur 2 ist richtig
(B)   nur 1 und 2 sind richtig
(C)   nur 1 und 3 sind richtig
(D)   nur 2 und 3 sind richtig
(E)   1–3 = alle sind richtig

4.18 Mit welchen beiden Vergiftungen sind die Mees-Nagelbänder in erster Linie assoziiert?
(1)   Parathion-Vergiftung
(2)   Blei-Vergiftung
(3)   Arsenik-Vergiftung
(4)   Kohlenmonoxid-Vergiftung
(5)   Thallium-Vergiftung
(A)   nur 1 und 2 sind richtig
(B)   nur 1 und 3 sind richtig
(C)   nur 1 und 4 sind richtig
(D)   nur 3 und 5 sind richtig
(E)   nur 4 und 5 sind richtig

4.19 Enge Pupillen sind für welche Vergiftung typisch?
(A)   Ethanolvergiftung
(B)   Zyanidvergiftung
(C)   LSD-Vergiftung
(D)   Parathionvergiftung
(E)   Methanolvergiftung

4.20 In Zusammenhang mit der Aufnahme von Drogen gilt **nicht:**
(A)   Heroin kann geschnupft und geraucht bzw. inhaliert werden.
(B)   Haschisch kann oral eingenommen werden.
(C)   Kokain lässt sich parenteral zuführen.
(D)   LSD wird fast ausschließlich injiziert.
(E)   Das Body-Packer-Syndrom kommt beim intrakorporalen Drogenschmuggel vor.

4.21 An einem Morgen im März wird ein junger Mann im Freien, vor der Haustür liegend, von einem Zeitungsausträger leblos aufgefunden. Der herbeigerufene Notarzt stellt den Tod fest. Bei der Leichenschau fällt die hellrote Farbe der kräftig ausgebildeten Totenflecke auf; außerdem finden sich an den Streckseiten der Knie und Ellenbogen glänzende, rötlich livide verfärbte und dabei geringfügig geschwollene Hautbezirke. Bei der Sektion wird unter anderem Blut zur Bestimmung leichtflüchtiger Verbindungen asserviert; die Untersuchungen zeigen neben einer hohen Ethanolkonzentration eine deutlich erhöhte Azeton-Konzentration. Welche der Verdachtsdiagnosen lässt sich aus diesen Angaben am ehesten herleiten?
(A)   Letale Intoxikation mit dem Fuselalkohol Methanol, aufgenommen als Begleitstoff in einem alkoholischen Getränk
(B)   Tödliche Heroin-Vergiftung infolge Wirkungsverstärkung durch Alkohol
(C)   Unterkühlungstod
(D)   Bolustod mit agonalem Sturz
(E)   Letale Methämoglobinämie durch sog. Liquid-Ecstasy (4-Hydroxybuttersäure)

4.22 Die Polizei hält einen 20-jährigen Pkw-Fahrer an, der bei lauter Autoradiomusik mit seinem Wagen kurz hintereinander auf zwei Fußgängerüberwegen zwei Kinder fast angefahren hätte. Beim Aussteigen fällt er durch eine nicht zur Situation passende euphorische Stimmung auf. Beide Augen zeigen eine Konjunktivalrötung. Der sofort durchgeführte Atemalkoholtest verläuft negativ. Ein wesentlicher Hinweis auf die Ursache der Auffälligkeiten ergibt sich jedoch daraus, dass die Polizeibeamten bei der Durchsuchung des Fahrzeugs ein Päckchen mit dunkelbraunem, plattenförmig gepresstem harzigen Inhalt finden. Was ist angesichts dieser Angaben für den Zustand des 20-Jährigen am wahrscheinlichsten ursächlich? Konsum von

(A)   Kokain
(B)   Haschisch
(C)   Heroin
(D)   LSD
(E)   MDMA-Ecstasy

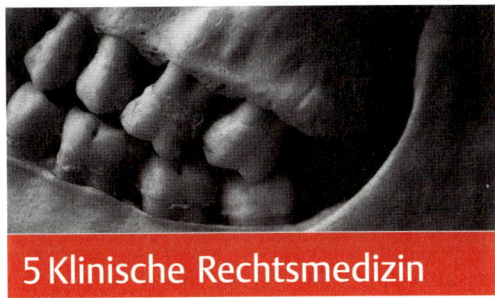

5 Klinische Rechtsmedizin

Fälle

Fall 5.1 In Ihre Frauenarztpraxis wird morgens um 8.00 Uhr ein 13-jähriges Mädchen von Passanten gebracht, die das Kind auf der Straße vor Ihrer Praxis verstört gefunden haben. Das Mädchen gibt an, auf dem Weg in die Schule von einem Unbekannten in ein Gebüsch gezogen worden zu sein. Dieser habe sie dann ausgezogen und ihr im Unterleib „weh" getan.

5.1.1 Was tun sie als Erstes, und welche Fragen würden sie dem Mädchen noch stellen?

5.1.2 Welche Untersuchungen müssen sie durchführen?

5.1.3 Welche Spuren müssen sie sichern, und wie sind sie zu asservieren?

5.1.4 Welche Befunde weisen auf eine Vergewaltigung bei dem Kind hin?

5.1.5 Welche Befunde beweisen eine Vergewaltigung?

Fall 5.2 Sie sind Kindernotarzt und werden von einer aufgeregt klingenden Frau gerufen, die Ihnen erzählt, dass sie ihren 4 Monate alten männlichen Säugling auf dem Arm hatte und ihn gerade stillen wollte, als er plötzlich blass und schlaff geworden sei. Sie treffen einen leblosen Säugling an, dessen Herz-Kreislauffunktionen Sie wieder stabilisieren können. Das Kind bleibt komatös und muss beatmet werden.

5.2.1 Was veranlassen Sie weiter?

5.2.2 Bei der computertomographischen Untersuchung des Schädels fällt eine flächige subdurale Blutung auf. Wie kann es dazu gekommen sein?

5.2.3 Welche Befunde würden Ihre Verdachtsdiagnose Schütteltrauma erhärten?

5.2.4 Welche Befunde würden dagegen sprechen?

SAQ

5.3 Werden bei allen Sexualstraftaten Verletzungen festgestellt?

5.4 Wo sind bei Sexualstraftaten häufig Verletzungen zu erwarten?

5.5 Welche(r) Befund(e) beweist/en einen sexuellen Missbrauch eines Kindes?

MC

5.6 Sexueller Missbrauch von Kindern durch Erwachsene (im Sinne § 176 StGB) liegt vor bei

(1) sexueller Manipulation in der Genitalgegend des Kindes
(2) sexueller Manipulation in Anwesenheit eines Kindes
(3) Duldung sexueller Handlungen durch ein Kind
(4) Vorzeigen pornographischer Abbildungen
(5) Vollzug des Beischlafs mit einem Kind
(A) nur 5 ist richtig
(B) nur 1 und 5 sind richtig
(C) nur 1, 3 und 5 sind richtig
(D) nur 1, 2, 3 und 5 sind richtig
(E) 1–5 = alle sind richtig

5.7 Eine Patientin sucht ihren Gynäkologen auf und teilt ihm mit, sie sei wenige Stunden zuvor vergewaltigt worden. Welche Trias aus den nachfolgenden Maßnahmen sollte er – in Konsens mit der Geschädigten – besonders dringlich anstreben?

(1) Ouchterlony-Test
(2) Dokumentation genitaler und extragenitaler Verletzungen
(3) Gewinnung von Scheidenabstrichen
(4) Polizeiliche Meldung
(5) Aufklärung des Ehemannes
(A) nur 1, 2 und 5 sind richtig
(B) nur 1, 3 und 5 sind richtig
(C) nur 1, 4 und 5 sind richtig
(D) nur 2, 3 und 4 sind richtig
(E) nur 2, 4 und 5 sind richtig

5.8 Bei der Untersuchung eines Kindes finden sich mehrere Hinweise auf Kindesmisshandlung. Welche Beobachtung stützt diese Verdachtsdiagnose jedoch **am wenigsten**?

(A)   Zahlreiche, unterschiedlich alte Hämatome

(B)   Doppelstreifige Hämatome

(C)   Multiple Knochenbrüche in verschiedenen Heilungsstadien

(D)   Blutungen am Augenhintergrund

(E)   Hautabschürfungen an beiden Kniestreckseiten

5.9 Das Schütteltrauma beim Säugling (Kindesmisshandlung) kann sich in verschiedenen krankhaften Veränderungen äußern. Zu diesen zählt charakteristischerweise **nicht**:

(A)   Zwischenkammblutung

(B)   Blutung am Augenhintergrund

(C)   Brückenvenen-Läsion

(D)   Symptomatischer zerebraler Anfall

(E)   Subdurales Hämatom

5.10 Zum dritten Mal innerhalb von 15 Wochen sucht eine Mutter mit ihrem 2-jährigen Mädchen die Klinikambulanz auf und erklärt der diensthabenden Ärztin, das Kind hätte erneut einen „Asthmaanfall" erlitten. Bei der Untersuchung des Mädchens zeigen sich wie schon während der beiden vorherigen Konsultationen weder Husten, Atemnot noch exspiratorische Atemnebengeräusche, jedoch finden sich diesmal punktförmige Blutungen der Augenbindehäute. Die Mutter wirkt ruhig und stimmt allen für das Kind vorgeschlagenen weiteren Untersuchungen zu. In den Monaten zuvor hatte sie das Mädchen mit gleicher Symptomschilderung in zwei anderen Kinderkliniken ebenfalls vorgestellt; dort konnte die Diagnose Asthma bronchiale bei dem Kind trotz entsprechender, intensiver Diagnostik nicht gestellt werden. Mit welcher unter den folgenden Diagnosen lässt sich die beschriebene Konstellation am ehesten erfassen?

(A)   Idiopathisches ALTE (apparently life threatening event)

(B)   Überfürsorgliche Verhaltensweise der Mutter infolge episodischer und daher noch nicht nachgewiesener allergischer Rhinokonjunktivitis des Kindes

(C)   Frühkindliche Epiglottitis

(D)   Gilles-de-la-Tourette-Syndrom

(E)   Münchhausen-by-Proxy-Syndrom

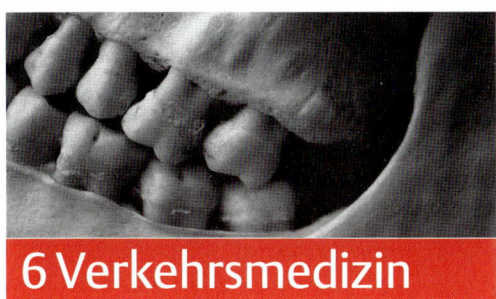

6 Verkehrsmedizin

Fälle

Fall 6.1 Sie sind in der Notaufnahme eines Krankenhauses als Arzt beschäftigt. Nachts wird ein bei einem Verkehrsunfall schwer verletzter Mann eingeliefert. Der Notarzt berichtet, dass der Mann Fahrer eines Pkws gewesen sei, der auf die Gegenfahrbahn geriet und dort frontal mit einem mit drei Personen besetzten Pkw zusammenstieß. Auch diese Personen seien schwer verletzt, sie seien in ein anderes Krankenhaus gebracht worden. Bei Ihrer Untersuchung stellen sie Alkoholgeruch in der Atemluft fest.

6.1.1 Müssen Sie die Polizei von Ihrer Beobachtung in Kenntnis setzen?

6.1.2 Die Polizei trifft eine halbe Stunde später ein und fragt, ob der Fahrer bei Ihnen eingeliefert worden sei. Welche Auskünfte geben Sie?

6.1.3 Die Polizei bittet Sie darum, eine Blutprobe bei dem schwer Verletzten zu entnehmen. Wie verhalten Sie sich?

Fall 6.2 Berechnen Sie die Blutalkoholkonzentration um 24 Uhr bei einem Mann (Körpergewicht 70 kg), der um 18 Uhr begonnen hat zu trinken und bis 22 Uhr 5 Bier à 0,5 l zu sich genommen hat

6.2.1 unter der Fragestellung nach der Schuldfähigkeit!

6.2.2 zur Beurteilung der Fahrtüchtigkeit!

6.2.3 um die Wahrscheinlichkeit (Glaubwürdigkeit) seiner Trinkmengenangaben nachzuprüfen!

SAQ

6.3 Wie lautet der Grenzwert der absoluten Fahruntüchtigkeit bei PKW-Fahrern?

6.4 Bei einem PKW-Fahrer wird bei einer allgemeinen Verkehrskontrolle eine Blutalkoholkonzentration von 0,5‰ festgestellt. Das Verhalten des Fahrers ist verkehrsunauffällig. Mit welchen Konsequenzen muss der Fahrer rechnen?

6.5 Wo wird der Alkohol resorbiert?

6.6 Was versteht man unter Restalkohol?

6.7 Was berücksichtigt der Verteilungsfaktor?

6.8 In welcher Höhe ist das Resorptionsdefizit anzunehmen?

6.9 Ist jeder Arzt zur Blutentnahme zur Feststellung der Blutalkoholkonzentration verpflichtet?

6.10 Wo entnehmen Sie bei einer Leiche Blut für die Alkoholbestimmung?

MC

6.11 Eine gesetzliche Verpflichtung des Arztes zur Meldung einer krankheitsbedingten Fahruntüchtigkeit seines Patienten an das Ordnungsamt

(A) besteht, wenn objektive Zeichen einer Einschränkung des Reaktionsvermögens vorliegen.

(B) besteht, wenn eine Besserung des Krankheitsbildes nicht zu erwarten ist.

(C) besteht, wenn ein gleichzeitiger Alkoholgenuss nicht ausgeschlossen werden kann.

(D) besteht, wenn die notwendige Einnahme von Medikamenten zu einer Beeinträchtigung des zentralnervösen Systems führt.

(E) besteht nicht.

6.12 Die Alkoholelimination wird beschleunigt bei

(A) forcierter Atmung

(B) Leberverfettung

(C) schwerer körperlicher Arbeit

(D) Bewusstlosigkeit

(E) keinem der vorgenannten Fälle

6.13 Ein 80 kg schwerer, 1,89 m großer Mann trinkt gleichmäßig innerhalb einer Stunde einen Liter Weißwein, der 80 g Ethanol enthält. Wenn man die durch Alkoholelimination bewirkte Verminderung des Blutalkoholspiegels mit 0,15‰/h Stunde veranschlagt und wenn weder ein Resorptionsdefizit noch eine Resorptionsverzögerung bzw. -verlangsamung unterstellt werden, errechnet sich für die Blutalkoholkonzentration (BAK), die der Mann drei Stunden nach Trinkende hat, als wahrscheinlicher Wert: ca.

(A) 0,4 Promille

(B) 0,8 Promille

(C) 1,2 Promille

(D) 1,6 Promille

(E) 2,0 Promille

6.14 Bei einer polizeilichen Verkehrskontrolle wird bei einem Mann um 01.15 Uhr Alkoholgeruch in der Atemluft festgestellt. Nach seinen richtigen und vollständigen Angaben hierzu hat er von 21.00 Uhr bis 00.00 Uhr Bier und Kornbranntwein getrunken, und zwar weitgehend gleichmäßig auf die Trinkzeit verteilt. Die Blutentnahme erfolgt um 03.45 Uhr; in der Blutprobe wird eine Blutalkoholkonzentration (BAK) von 0,94 ‰ ermittelt. Die Mindest-BAK zwei Stunden nach Trinkende ist hier unter Verwendung des für solche Fälle forensisch üblichen Rückrechnungswertes am ehesten anzugeben mit

(A)   0,76 ‰
(B)   0,80 ‰
(C)   1,11 ‰
(D)   1,20 ‰
(E)   1,29 ‰

6.15 Ein unter Alkoholeinfluss stehender Kraftfahrer wird verdächtigt, im Straßenverkehr ein Kraftfahrzeug im Zustand der Fahruntüchtigkeit geführt zu haben. Welche Maßnahme(n) sollte der in diesem Zusammenhang mit der Blutprobenentnahme von der Polizei beauftragte Arzt aufgrund der Tatsache durchführen, dass ihm von dem sistierten Verkehrsteilnehmer die Einnahme eines die Fahrtüchtigkeit beeintrchtigenden alkoholfreien Arzneimittels angegeben wird?

(1)   Durchführung der sog. Doppelentnahme, bei der ca. 30 Minuten nach der ersten Blutentnahme eine weitere Blutprobe mittels Vakuumvenüle entnommen wird
(2)   Sicherstellung einer Urinprobe des Kraftfahrers
(3)   Einweisung des Kraftfahrers in eine Klinik, um dort den Untersuchungsbefund, den der blutentnehmende Arzt selbst erhebt, durch zusätzliche klinische Untersuchungen ergänzen zu lassen
(4)   Meldung an das zuständige Gesundheitsamt zwecks Überwachung des Kraftfahrers
(A)   nur 2 ist richtig
(B)   nur 3 ist richtig
(C)   nur 4 ist richtig
(D)   nur 1 und 3 sind richtig
(E)   1–4 = alle sind richtig

6.16 Ein 23-jähriger Mann trinkt ein alkoholisches Getränk, steigt danach in seinen Pkw und steuert den Wagen wenig später auf einer geraden, schmalen Straße gegen einen entgegenkommenden Lkw. Infolge des sich daraus ganz vorrangig ergebenden, rasch tödlichen Schädel-Hirn-Traumas verstirbt er um 11.00 Uhr noch an der Unfallstelle. Um 23.00 Uhr entnimmt ein Arzt aus dem Herzen der Leiche eine Blutprobe zur Feststellung der Blutalkoholkonzentration. In diesem Untersuchungsmaterial (Herzblut) wird für den Zeitpunkt der Blutentnahme eine Blutalkoholkonzentration (BAK) von 1,11 ‰ ermittelt. Welche der folgenden Situationsbeurteilungen trifft am ehesten zu?

(A)   Eine anschließende sog. Begleitstoffanalyse würde typischerweise zur Klärung der Frage durchgeführt, ob der 23-jährige Autofahrer bei dem Unfall auch unter der Wirkung von Cannabisprodukten, Kokain oder Amphetaminpräparaten gestanden hat.
(B)   Da die postmortale Fäulnisalkoholbildung hier zu einer zusätzlichen Ethanolkonzentration von mindestens 0,60‰ im Herzblut geführt haben muss, hat die BAK zum Unfallzeitpunkt maximal 0,51‰ betragen.
(C)   Die BAK zum Unfallzeitpunkt hat am wahrscheinlichsten 2,31‰ betragen, weil der stündliche Abbauwert für die Rückrechnung auf die realistische Unfallzeit-BAK im Allgemeinen 0,10‰ beträgt.
(D)   Gegen eine ungeschmälerte gerichtliche Verwertbarkeit des Ergebnisses dieser Blutalkoholbestimmung spricht, dass die im Herzblut vorgefundene BAK signifikant verfälscht sein könnte: wegen postmortaler Alkoholdiffusion aus dem Magen.
(E)   Das Ergebnis der Alkoholbestimmung im Blut dieser Leiche hätte forensisch nur dann uneingeschränkte Beweiskraft, wenn die postmortale Entnahme der untersuchten Blutprobe direkt aus der Arteria femoralis erfolgt wäre.

6.17 In einem strafrechtlichen Ermittlungsverfahren wegen Verdachts auf Gefährdung des Straßenverkehrs ist bei einem stark alkoholisierten 42-jährigen Autofahrer die ärztliche Entnahme einer Blutprobe für die Blutalkoholbestimmung rechtmäßig angeordnet worden. Die Polizei erscheint mit dem Beschuldigten in der Notfallaufnahme des örtlichen Krankenhauses, um die Blutentnahme vornehmen zu lassen. Der diensthabende Arzt will dem Ersuchen um Blutentnahme nachkommen, klärt (soweit machbar) den Tatverdächtigen über den Eingriff auf und weist ihn auf die in diesem Zusammenhang bestehende Einschränkung der ärztlichen Schweigepflicht hin; gesundheitliche Nachteile durch die Maßnahme sind nicht zu erwarten. Der Proband widersetzt sich der Blutentnahme; die Polizeibeamten müssen einschreiten, um sein Randalieren zu unterbinden. Seine Einwilligung in die Probenentnahme verweigert er trotz Bemühung des Arztes, ihm die Situation beruhigend darzulegen, weiterhin. Mit welcher der folgenden Erläuterungen wird die dennoch gegebene rechtliche Zulässigkeit dieser Blutentnahme am stichhaltigsten erklärt? Der Arzt darf die Blutentnahme hier durchführen, weil

(A) er eine Garantenstellung gegenüber dem tatverdächtigen Probanden hat

(B) der Betrunkene auf seiner Trunkenheitsfahrt strafrechtlich vermutlich schuldfähig war

(C) die Strafprozessordnung einen solchen zwangsweisen körperlichen Eingriff gestattet

(D) der Beschuldigte vorläufig festgenommen ist und schon diese Festnahme eine hinreichende strafgesetzliche Rechtfertigung für den Zwangseingriff darstellt

(E) die staatsbürgerlichen Pflichten eine solche Unterstützung der polizeilichen Strafverfolgungstätigkeit mit beinhalten

6.18 Zur labormedizinischen Beurteilung des Alkoholmissbrauches kommen unterschiedliche Blut-Parameter in Betracht. Zu diesen gehört **nicht**:

(A) Gamma-Glutamyl-Transferase (γ-GT)

(B) Methylalkohol (Serum-Methanol-Spiegel)

(C) Carbohydratdefizientes Transferrin (CDT)

(D) Kell-Faktor K (K1)

(E) Mittleres Erythrozytenvolumen (MCV)

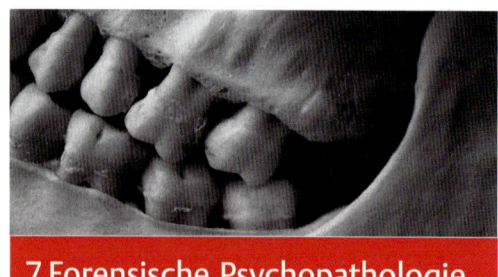

7 Forensische Psychopathologie

Fälle

Fall 7.1 Sie werden als Hausarzt von einem Mann gerufen. Dieser hat Ihnen erzählt, dass sein Nachbar seit Stunden in seinem Garten herumrenne, wild gestikuliere und aus seiner Sicht Unsinn rede. Jetzt habe er sich auch noch ein Holzbeil genommen und fuchtele damit herum.

7.1.1 Was tun sie als erstes?
7.1.2 Nennen sie mögliche Ursachen für den Zustand des Mannes?
7.1.3 Im weiteren Verlauf wird festgestellt, dass der Mann zuvor einen Menschen getötet hat. Was wird im Strafverfahren u. a. zu prüfen sein?

SAQ

7.2 Wie lauten die vier Eingangsvorrausetzungen der §§ 20 und 21 StGB?
7.3 Ab wann beginnt die bedingte Deliktfähigkeit?
7.4 Ab wann beginnt die bedingte Strafmündigkeit?
7.5 Ab wann beginnt die volle Geschäftsfähigkeit?
7.6 Ab wann beginnt die Möglichkeit, ein Testament zu errichten?

MC

7.7 Rechtliche Regelungen zur Schuldunfähigkeit oder verminderten Schuldfähigkeit finden sich in den §§ 20, 21 des Strafgesetzbuches (StGB). Was ist mit der „tiefgreifenden Bewusstseinsstörung" im Sinne der §§ 20, 21 StGB **nicht** gemeint?
(A) Affektzustände
(B) Schlaftrunkenheit
(C) Hypnose
(D) Schizophrenie
(E) Übermüdung, Erschöpfung

7.8 Stets schuldunfähig (Strafrecht) sind
(A) Täter mit neurotischer Persönlichkeitsentwicklung
(B) stark alkoholisierte Täter (Blutalkoholkonzentration über 2‰)
(C) Täter mit einem Intelligenzquotienten unter 60 im Hamburg-Wechsler-Intelligenztest für Erwachsene
(D) Täter unter 14 Jahren
(E) Täter, die im „Affekt" gehandelt haben

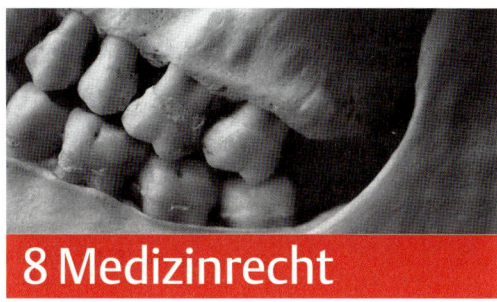

8 Medizinrecht

Fälle

Fall 8.1 Ein junger weltbekannter Hochleistungssportler sucht Sie nach seinem Umzug in Ihrer Vertragsarztpraxis während der Sprechstunde auf. Gegenüber der Sprechstundenhilfe gibt er an, seinen chronischen gut eingestellten Diabetes mellitus weiter behandeln lassen zu wollen. Noch bevor Sie die Behandlung übernehmen, verschwindet er aus der Praxis. Kurz darauf ist die Praxis von Journalisten belagert, die Ihnen und Ihrer Sprechstundenhilfe zahlreiche Fragen stellen. Der Patient selbst kommt am nächsten Tag wieder zu Ihnen, um sich nun behandeln zu lassen.

8.1.1 Ist durch den Kontakt mit der Sprechstundenhilfe am ersten Tag der Behandlungsvertrag bereits zustande gekommen?

8.1.2 Die Journalisten fragen Sie, ob der bekannte Sportler bei Ihnen in der Praxis war, welche Erkrankung er hatte und – eine Modejournalistin – ob Ihnen die Brille des Sportlers gefällt. Welche Fragen dürfen Sie beantworten?

8.1.3 Die gleichen Fragen werden Ihrer Sprechstundenhilfe und Ihrer Putzfrau gestellt. Welche Fragen dürfen die Sprechstundenhilfe und die Putzfrau beantworten?

8.1.4 Sie berichten am Abend Ihren Kollegen beim Stammtisch über den Besuch und den Medienrummel, der dadurch ausgelöst wurde. Ist dies rechtmäßig?

8.1.5 Unter Ihren Kollegen befindet sich auch ein Sportmediziner, den Sie um Rat bezüglich der Behandlung eines Diabetes mellitus bei Hochleistungssportlern bitten. Dabei nennen Sie auch den Namen des Sportlers. Ist dies rechtmäßig?

8.1.6 Ihnen ist der Medienrummel zu viel. Sie wollen die Behandlung nicht übernehmen. Welche Ablehnungsgründe gibt es?

Fall 8.2 Ein schwer verletztes Kind wird in die Klinik eingewiesen. Die Eltern, Zeugen Jehovas, verweigern die Einwilligung zur Bluttransfusion, die zur Rettung des Kindes zwingend notwendig wäre. Wie verhalten Sie sich?

SAQ

8.3 Welche Aufgaben übernehmen die folgenden Organisationen?
8.3.1 Verwaltungsbehörde
8.3.2 Bundesärztekammer
8.3.3 Landesärztekammer
8.3.4 Berufsgericht
8.4 Wer kann ein Berufsverbot für Ärzte verhängen?
8.5 Wann ist die Einwilligung eines volljährigen Patienten in einen umfangreichen operativen Eingriff rechtswirksam?
8.6 Worüber müssen Sie bei einem ärztlichen Eingriff aufklären?
8.7 Zu welchem Zeitpunkt müssen sie aufklären?
8.8 Wer muss die Aufklärung vornehmen?
8.9 Wann darf auf eine Aufklärung verzichtet werden?
8.10 In welchen Fällen dürfen Sie die ärztliche Schweigepflicht durchbrechen? Nennen Sie einzelne Beispiele!
8.11 Wann besteht eine Meldepflicht für den behandelnden Arzt?
8.12 Wer unterliegt der strafgesetzlich geregelten Schweigepflicht?

MC

8.13 Die (Muster-)Berufsordnung der Bundesärztekammer (MBO-Ä) enthält **keine** Ausführungen über
(A) Fortbildung
(B) Berufsverbot
(C) Schweigepflicht
(D) Dokumentationspflicht
(E) Beteiligung am Notfalldienst

8.14 Die ärztlichen Berufsordnungen sind:
(A) autonome Satzungen der Ärzte-(Landesärzte-)Kammern
(B) für alle Ärzte unmittelbar rechtsverbindliche, autonome Satzungen der Bundesärztekammer
(C) von den Landesparlamenten erlassene formelle Landesgesetze

(D) für die Ärzteschaft unmittelbar rechtsverbindliche Bundesgesetze

(E) Abschnitte der Bundesärzteordnung

8.15 Eine Garantenstellung mit besonderen Pflichten, die über die allgemeine Hilfeleistungspflicht hinausgehen, besteht für den

(1) Arzt im Bereitschaftsdienst

(2) Hausarzt

(3) Arzt, der bei einem telefonischen Anruf seines Patienten von diesem Auskünfte über dessen Zustand eingeholt und Ratschläge zu dessen Behandlung erteilt hat

(4) Aufnahmearzt einer Klinik

(A) nur 2 ist richtig

(B) nur 1 und 4 sind richtig

(C) nur 1, 2 und 4 sind richtig

(D) nur 1, 3 und 4 sind richtig

(E) 1–4 = alle sind richtig

8.16 Der in eigener Praxis niedergelassene Arzt Dr. P. hat seit zwei Jahren eine jetzt 31-jährige Sekretärin in seiner Behandlung. Die Patientin konsultiert ihn immer wieder wegen einer chronischen Schmerzsymptomatik im rechten Ellenbogen und Unterarm, weigert sich aber ständig, seine fachgerechten ärztlichen Anordnungen zu befolgen, wobei sie die Qualifikation des Arztes und die Eignung der vorgeschlagenen Behandlungsmaßnahmen offen bezweifelt, und verlangt stattdessen beharrlich hier ärztlich nicht gebotene Therapien. Der Arzt bemüht sich intensiv, die Patientin zur adäquaten Mitwirkung an ihrer Gesundung zu bewegen, hat damit jedoch keinen Erfolg und lehnt schließlich nach mehreren vergeblichen Überzeugungsversuchen die weitere Behandlung der Sekretärin ab. Er teilt ihr die Beendigung des Behandlungsverhältnisses unmissverständlich mit, dies verbunden mit dem zutreffenden Hinweis, dass ein anderer niedergelassener Arzt (desselben Fachgebiets) in der Nähe zur Behandlungsübernahme uneingeschränkt zur Verfügung stehe; die Inanspruchnahme dieses zweiten Arztes ist ihr auch zumutbar. Die Ablehnung der Weiterbehandlung ist hier (nach aller Erwartung) zulässig. Welche der folgenden Erläuterungen gibt am ehesten die Begründung dafür an? Der Arzt Dr. P. darf die Weiterbehandlung im vorliegenden Fall ablehnen, weil

(A) das notwendige Vertrauensverhältnis zwischen Patientin und Arzt fehlt

(B) in der ambulanten ärztlichen Krankenversorgung allgemeine Kurierfreiheit herrscht

(C) es in der ambulanten ärztlichen Krankenversorgung keine Garantenstellung gibt

(D) in der ambulanten ärztlichen Krankenversorgung Kurierzwang nur gegenüber Hilfe suchenden Minderjährigen besteht

(E) Kontrahierungszwang zwischen Arzt und Patient/in nur dann gegeben ist, wenn bei stationärer Versorgung ein schwerwiegender operativer Eingriff vom angestellten Krankenhausarzt durchgeführt werden muss

8.17 Der Behandlungsvertrag zwischen Arzt und Privatpatient

(1) kann zustande kommen, indem ein Erkrankter zum Arzt geht, seine Beschwerden schildert und der Arzt bei ihm eine Auskultation durchführt

(2) wird in der Regel als Dienstvertrag angesehen

(3) verpflichtet den Arzt regelmäßig zur Heilung des Patienten

(4) ist keinesfalls mit vertraglicher Haftung des Arztes für Verschulden seines Hilfspersonals (z. B. Arzthelferin) verbunden

(A) nur 4 ist richtig

(B) nur 1 und 2 sind richtig

(C) nur 1, 2 und 3 sind richtig

(D) nur 1, 2 und 4 sind richtig

(E) 1–4 = alle sind richtig

8.18 Welche der folgenden Maßnahmen gehören bei passiver Sterbehilfe durch Therapia minima nicht zur Basistherapie, die auch in diesen Fällen gewährleistet sein muss:

(A) Körperpflege

(B) Flüssigkeitszufuhr

(C) Freihalten der Atemwege

(D) Beatmung

(E) Schmerzbekämpfung

8.19 In einem Strafverfahren wegen schwerer Körperverletzung mit Todesfolge wird der Arzt, der das ihm zuvor unbekannte, erwachsene Opfer kurz vor dessen Tod noch notfallmäßig versorgt hat, als Zeuge vor Gericht geladen. Eine Entbindung von der Schweigepflicht liegt nicht vor. Gemäß Strafprozessordnung hat der Arzt in dieser Situation hinsichtlich des Geheimnisses seines verstorbenen Patienten

(A) charakteristischerweise ein Zeugnisverweigerungsrecht

(B) uneingeschränkt eine zu erfüllende Aussageverweigerungspflicht

(C) unbedingt eine zu erfüllende Offenbarungspflicht

(D) unausweichlich die Pflicht zur Erstattung eines Sachverständigengutachtens

(E) vorbehaltlos die Pflicht, als sachverständiger Zeuge ein Attest auszustellen

8.20 Ein von einem Krankenhausarzt stationär aufgenommener Schwerverletzter (Straßenverkehrsunfall) steht unter Alkoholeinfluss. Der Arzt diagnostiziert die Alkoholisierung; die Polizei bittet ihn diesbezüglich um Auskunft über seinen Patienten. Was ist rechtlich vertretbar?

(1) Verneinung der Alkoholisierung wegen der Garantenstellung des Arztes gegenüber seinem Patienten

(2) Verweigerung der Antwort wegen der ärztlichen Schweigepflicht

(3) Bejahung der Alkoholisierung, weil diese Mitteilung an die Polizei eine staatsbürgerliche Pflicht ist

(A) nur 1 ist richtig

(B) nur 2 ist richtig

(C) nur 3 ist richtig

(D) nur 1 und 2 sind richtig

(E) nur 1 und 3 sind richtig

8.21 Eine Notärztin kann nur noch den Tod eines ihr unbekannten 51-jährigen Mannes feststellen. Die Todesart gibt sie als „ungeklärt" an. Die Polizei ermittelt und fragt den Hausarzt nach vorbestehenden Erkrankungen seines verstorbenen Patienten. Der Hausarzt stellt sich die Frage, ob er die entsprechende Auskunft über das Patientengeheimnis erteilen darf. Was ist für den Hausarzt in einer solchen Situation am ehesten geboten?

(A) Einen amtsärztlichen Beschluss herbeiführen, der ihn zur Herausgabe der Krankenunterlagen des Verstorbenen an die Polizei und Staatsanwaltschaft verpflichtet

(B) Sich von den ermittelnden Polizisten von der postmortalen ärztlichen Schweigepflicht entbinden lassen

(C) Als Eilfall vom Heilberufsgericht eine Entbindung von der postmortalen ärztlichen Schweigepflicht erwirken

(D) Sich von den nächsten Angehörigen des Verstorbenen von der postmortalen ärztlichen Schweigepflicht entbinden lassen

(E) Die Entscheidung zwischen Schweigen und Offenbaren nach dem mutmaßlichen Willen des Verstorbenen oder nach Güterabwägungsgrundsätzen fällen

8.22 Der in einem Krankenhaus tätige Assistenzarzt Dr. M. hat dort einige Monate zuvor einen Patienten behandelt, gegen den später ein Strafverfahren eingeleitet wurde und zurzeit durchgeführt wird. Der Krankenhaus-Arzt soll in diesem Strafprozess als sachverständiger Zeuge richterlich vernommen werden. Dem Gericht geht es dabei um Tatsachen, die Herrn Dr. M. bei seiner Berufsausübung vom Patienten anvertraut worden und die ihm in seiner Eigenschaft als Arzt über den Patienten bekannt geworden sind. Der Assistenzarzt will das Berufsgeheimnis wahren und deshalb das Zeugnis vor Gericht verweigern. Was trifft für sein diesbezügliches strafprozessuales Zeugnisverweigerungsrecht jedoch zu? Es entfällt charakteristischerweise dann, wenn

(A) der Chefarzt, in dessen Fachabteilung er tätig ist, ihn anweist, die Tatsachen offen zu legen

(B) Die Landesärztekammer ihn kraft hoheitlicher Befugnisse von der ärztlichen Schweigepflicht befreit

(C) Der Staatsanwalt ihn konkludent von der ärztlichen Schweigepflicht entbindet

(D) Der Patient ihn von der ärztlichen Schweigepflicht rechtswirksam entbindet

(E) Dem Angeklagten angesichts des Tatvorwurfs eine mehr als dreijährige Freiheitsstrafe droht

8.23 Ein Arzt wird als Zeuge in einem Strafprozess vom Gericht geladen und soll über die von ihm vor einem Jahr diagnostizierten, behandelten und dokumentierten Verletzungen seines ehemaligen, jetzt angeklagten 38-jährigen Patienten aussagen. Hinsichtlich dieser Verletzungen, die er in seiner beruflichen Eigenschaft als Hausarzt an dem Patienten vor Beginn des ordentlichen Strafverfahrens wahrgenommen hat, liegt keine Entbindung von der Schweigepflicht vor. Der Arzt sieht sich an seine Verschwiegenheitspflicht gebunden. Worauf kann sich der Arzt in dieser Situation zur Wahrung des betreffenden Patientengeheimnisses erfolgreich berufen? Am ehesten auf:

(A) Gutachtenverweigerungsrecht der Berufsgeheimnisträger gemäß Bundesärzteordnung

(B) Standesrechtliches Auskunftsverweigerungsrecht gemäß Musterberufsordnung der Bundesärztekammer

(C) Berufsspezifisches Schweigegebot zum Schutz von Privatgeheimnissen gemäß Personenstandsgesetz

(D) Zeugnisverweigerungsrecht gemäß Strafprozessordnung

(E) Schweigerecht aufgrund entschuldigenden Notstands gemäß Strafgesetzbuch

8.24 Die Hausärztin eines 47-Jährigen mit nicht mehr kurativ therapierbarem Bronchialkarzinom stellt fest, dass ihr Patient HIV-positiv ist. Der Ärztin verbietet der Patient ausdrücklich, seine Lebensgefährtin, mit der er einen dreijährigen Sohn hat und die Patientin derselben Hausärztin ist, von der HIV-Infektion zu unterrichten; auch selbst werde er seiner Partnerin die HIV-Infektion entgegen allem ärztlichen Zureden nicht offenbaren. Die Ärztin klärt den Patienten über die Ansteckungsgefahren für Lebensgefährtin und Sohn auf, wie sie von ihm als HIV-Infiziertem bei inadäquatem Verhalten ausgehen; auf die mit „Geschlechtsverkehr ohne Kondom" verbundene starke Gefährdung der bislang nicht infizierten Partnerin weist sie ihn eindringlich hin. Der Patient gibt – trotz wiederholter Ermahnungen – der Ärztin hierzu jedoch zu verstehen, dass er auf ungeschützten Sexualkontakt keinesfalls verzichten werde. Die Ärztin will die Lebenspartnerin des Patienten von dessen HIV-Infektion in Kenntnis setzen. Wie ist dies arztrechtlich (im Rahmen des Folgenden) am ehesten zu beurteilen?

(A) Die Ärztin hat die Rechtspflicht, bezüglich der HIV-Infektion zu schweigen, weil sie bei der Güterabwägung dem Schutz der Intimsphäre des HIV-positiven Patienten Vorrang einräumen muss vor dem Schutz von Gesundheit und Leben der von Ansteckung bedrohten Kontaktperson.

(B) Da der Patient die Offenbarung seiner HIV-Infektion ausdrücklich untersagt hat, ist die Ärztin an die strafrechtliche Schweigepflicht gebunden und muss der Lebenspartnerin die HIV-Infektion verschweigen.

(C) Die Ärztin ist befugt, der Lebenspartnerin Mitteilung von der HIV-Infektion zu machen.

(D) Da das Strafgesetzbuch das ärztliche Stillschweigen über Patientengeheimnisse unter Strafandrohung fordert, ist die Ärztin gegen ihre Absicht gezwungen, die Verschwiegenheit hinsichtlich der HIV-Infektion zu wahren.

(E) Die Ärztin darf die Lebenspartnerin auf jeden Fall erst nach dem Ableben des todkranken Patienten über die HIV-Infektion informieren.

8.25 Ein Arzt stellt bei einem Patienten eine Epilepsie fest. Der Patient ist Autofahrer; es zeigt sich, dass er wegen der Erkrankung fahruntauglich ist. Der Arzt

(1) ist verpflichtet, den Patienten über dessen Fahruntauglichkeit aufzuklären

(2) kann bei Uneinsichtigkeit des Patienten – dieser führt trotz allen Zuredens weiterhin ein Kraftfahrzeug – die Verkehrsbehörde unterrichten

(3) kann straf- und zivilrechtlich für Unfallfolgen zur Verantwortung gezogen werden, wenn er trotz Uneinsichtigkeit des Patienten – dieser führt trotz allen Zuredens weiterhin ein Kraftfahrzeug – die Verkehrsbehörde nicht unterrichtet und der Patient infolge seiner Erkrankung einen Verkehrsunfall verursacht

(4) ist auch bei Uneinsichtigkeit des Patienten – dieser führt trotz allen Zuredens weiterhin ein Kraftfahrzeug – an seine Schweigepflicht in vollem Umfang gebunden

(A) nur 1 ist richtig

(B) nur 4 ist richtig

(C) nur 1 und 2 sind richtig

(D) nur 1 und 4 sind richtig

(E) nur 1, 2 und 3 sind richtig

8.26 Ein Arzt stellt in seiner Praxis bei einem verängstigten Kind die Diagnose „Kindesmisshandlung" und will den Fall aus präventivmedizinischen Gründen der Polizei melden. Die Mutter ist „Geheimnisherrin"; ihr Interesse ist erkennbar auf Verschleierung, nicht aber auf Offenbarung des Sachverhalts gerichtet. Welche der aufgeführten Verhaltensweisen sind in einer solchen Situation für den Arzt rechtlich möglich?

(1) Wahrung der Schweigepflicht

(2) Meldung an das Jugendamt

(3) Meldung an die Polizei

(4) Meldung an den Amtsarzt

(A) nur 1 und 3 sind richtig

(B) nur 2 und 4 sind richtig

(C) nur 1, 2 und 4 sind richtig

(D) nur 2, 3 und 4 sind richtig

(E) 1–4 = alle sind richtig

8.27 Eine Verpflichtung zur Durchbrechung der ärztlichen Schweigepflicht besteht

(1) dann, wenn ein Patient einen Mord plant, diese Absicht seinem Arzt gesteht und der Mord nur verhindert werden kann, wen dieser Arzt Anzeige erstattet

(2) gemäß dem Gesetz zur Bekämpfung der Geschlechtskrankheiten

(3) gemäß dem Bundes-Seuchengesetz

(A) nur 2 ist richtig

(B) nur 1 und 2 sind richtig

(C) nur 1 und 3 sind richtig

(D) nur 2 und 3 sind richtig

(E) 1–3 = alles sind richtig

8.28 Der Arzt ist durch Gesetz ausdrücklich zur Offenbarung verpflichtet, wenn

(1) ein Patient ihm anvertraut, er habe versucht, seinen Nebenbuhler zu erschießen, habe ihn aber nur leicht verletzt

(2) ihm in der Praxis ein verängstigtes Kind, das schwer misshandelt worden ist, von den Eltern vorgestellt wird

(3) ein Patient an Epilepsie erkrankt ist, aber weiter darauf besteht, seinen Beruf als Omnibusfahrer auszuüben

(A) Keine der Aussagen 1–3 ist richtig.

(B) nur 2 ist richtig

(C) nur 3 ist richtig

(D) nur 2 und 3 sind richtig

(E) 1–3 = alle sind richtig

8.29 Der Urologe Dr. P. arbeitet in eigener Praxis. Heute erfährt er von einem Patienten im persönlichen Gespräch wahrheitsgemäß, dass die 38-jährige Frau T., die seit Jahren als Arzthelferin bei ihm angestellt ist, bereits mehrfach in ihrem Bekanntenkreis über vertrauliche medizinische Angelegenheiten eines vor zwei Monaten verstorbenen Patienten nach dessen Tod berichtet hat und dass sie dabei auch den Namen des Verstorbenen ausdrücklich nannte. Die von Frau T. preisgegebenen Privatgeheimnisse sind ihr in ihrer Eigenschaft als Arzthelferin bekannt geworden. Die Witwe und die erwachsenen Kinder des Verstorbenen haben vor drei Tagen von Frau T. und ihrer vorsätzlichen, ungerechtfertigten und vorwerfbaren Offenbarung der Patientengeheimnisse Kenntnis erlangt. Dr. P. weiß, dass das Strafgesetzbuch Geheimnisse aus dem persönlichen Lebensbereich unter besonderen Schutz stellt, und fragt sich jetzt, wie der ihm mitgeteilte Geheimnisbruch im Hinblick auf diese strafgesetzlichen Regelungen zu beurteilen ist. Welche unter den folgenden Beurteilungen trifft in diesem Zusammenhang am ehesten zu? Die aufgezeigte Geheimnisoffenbarung der Arzthelferin

(A) ist nicht strafbar, weil Arzthelferinnen von der strafrechtlichen Schweigepflicht ausgenommen (befreit) sind

(B) kommt für eine Bestrafung nicht in Betracht, weil die strafrechtliche Schweigepflicht mit dem dreißig Tage nach definitivem Behandlungsabschluss eintretenden Ende der Aufbewahrungspflicht für Krankenunterlagen erlischt

(C) ist ein absolutes Antragsdelikt, das also nur auf Antrag strafrechtlich verfolgt wird

(D) stellt keine Tathandlung im Sinne des Strafgesetzbuches dar, weil die strafrechtliche Schweigepflicht der berufsmäßig tätigen Gehilfen des Arztes mit dem Tod des Patienten fortfällt

(E) darf nur von einem Heilberufungsgericht, nicht jedoch von einem ordentlichen Gericht geahndet werden

8.30 Eine Chirurgin im Krankenhaus hat bei einem Patienten einen medizinisch dringend gebotenen, umfangreichen operativen Eingriff am Magen fachgerecht und mit Erfolg durchgeführt. Zuvor hatte der Patient nach ordnungsgemäßer Aufklärung rechtswirksam eingewilligt. Nach maßgebender Rechtsprechung stellt aber auch ein kunstgerecht und erfolgreich ausgeführter, medizinisch erforderlicher ärztlicher Heileingriff eine tatbestandsmäßige Körperverletzung im Sinne des Strafgesetzbuchs dar. Dennoch wird die Ärztin, genau wie ihre vielen Kollegen und Kolleginnen in entsprechenden Situationen, für die Durchführung des Eingriffs bekanntlich nicht bestraft. Welche Bestrafungsvoraussetzung fehlt nämlich im vorliegenden Zusammenhang generell?

(A) Rechtswidrigkeit

(B) Garantenstellung

(C) Strafmündigkeit

(D) Patientenautonomie

(E) sog. Informed Consent

8.31 Ein Chirurg im Krankenhaus hat bei einem Patienten eine medizinisch dringend indizierte umfangreiche Operation am Herzen fachgerecht und erfolgreich durchgeführt. Zuvor hatte der Patient nach ordnungsgemäßer Aufklärung rechtswirksam eingewilligt. Die Operation stellt einen erheblichen Eingriff in die körperliche Unversehrtheit des Patienten dar; Strafbarkeit des Arztes im Sinne des Strafgesetzbuchs besteht dabei bekanntlich jedoch nicht. Welcher der folgenden Umstände ist für die Rechtsprechung am ehesten ausschlaggebend dafür, dass der Arzt hier – wie Ärztinnen und Ärzte in entsprechenden Situationen generell – für die Durchführung des Eingriffs nicht bestraft werden kann und darf? Das Vorliegen

(A) von Kurier- und Kontrahierungszwang

(B) von Kurierfreiheit

(C) von Schuldunfähigkeit

(D) eines Rechtfertigungsgrundes

(E) eines entschuldigenden Notstandes

8.32 Ein 13-jähriges Mädchen wird von der Mutter in einer Frauenklinik vorgestellt. Die Mutter verlangt vom Chefarzt, dass bei dem Mädchen folgende Form von „Beschneidung" vorgenommen wird: operative Entfernung der Klitoris, des Preputium clitoridis sowie der kleinen und teilweise der großen Schamlippen. Sie gibt an, dass in dem afrikanischen Land, aus dem ihre Familie stamme, derartige Eingriffe üblich seien. Die Tochter würde ohne diesen Eingriff keine Chance haben, einen „angemessenen Ehemann" zu bekommen. Das Mädchen selbst erklärt sich mit dem Eingriff einverstanden. Auf Aufforderung durch den Arzt will die Mutter auch ein Erscheinen des Vaters in dieser Klinik veranlassen. Welche der folgenden Beurteilungen trifft aus arztstrafrechtlicher Sicht im vorliegenden Fall am ehesten zu? Der verlangte Eingriff ist

(A) als rituelle Beschneidung zulässig, wenn beide Elternteile – trotz umfassender Aufklärung über die gravierenden Folgen und Komplikationen – unter Ausschöpfung ihres gemeinsamen Sorgerechts auf der Durchführung der entstellenden Maßnahme nachdrücklich bestehen

(B) eine schwerwiegende Operation, zu deren Durchführung der Arzt die Einwilligung des Vormundschaftsgerichts oder die Genehmigung des Amtsarztes aus dem kommunalen Gesundheitsamt einholen sollte

(C) sittenwidrig und der Arzt würde sich mit der Durchführung dieser Genitalverstümmelung strafbar machen

(D) eine rechtmäßige Beschädigung der körperlichen Unversehrtheit, wenn die angerufene Ethikkommission, die bei der einzuschaltenden Landesärztekammer eingerichtet ist, ihre Zustimmung zu der Maßnahme gibt

(E) eine gerechtfertigte Körperverletzung, wenn die Tochter nach ärztlicher Überzeugung bereits einsichtsfähig genug ist, um Wesen, Bedeutung und Tragweite der von ihr gebilligten Maßnahme zu erfassen

8.33 Eine Chirurgin diagnostiziert bei einem 17-jährigen, zwei Wochen vor dem achtzehnten Geburtstag stehenden Jugendlichen eine akute Appendizitis; eine Appendektomie ist dringlich. Der minderjährige Patient ist allein in das Krankenhaus gekommen; seine sorgeberechtigten Eltern sind wegen eines Auslandsurlaubs nicht erreichbar. Der Patient, dessen psychosoziale Reifung weiter fortgeschritten ist, als es seinem Alter nach üblicherweise zu erwarten wäre, wird über seine Erkrankung und die vorgesehene Behandlung rechtzeitig und angemessen aufgeklärt. Art und Inhalt seiner Rückfragen beim Aufklärungsgespräch berechtigen zu dem Schluss, dass er die Bedeutung sowie die Tragweite der Therapie und seiner eventuellen Zustimmung zur Behandlung klar erfasst und verständig ermisst. Der noch nicht volljährige Patient willigt nach sachgerechter Überlegung in die therapeutischen Maßnahmen ein. Welche unter den folgenden Bewertungen wird dem geschilderten Fall am ehesten gerecht? Die Einwilligung des 17-Jährigen in die Therapie

(A) ist rechtswirksam

(B) ist mangels voller Geschäftsfähigkeit rechtswidrig

(C) würde erst durch die Einverständniserklärung eines gemäß Personenstandsgesetz (ggf. im Eilverfahren) bestellten Betreuers rechtskräftig

(D) ist gemäß Bürgerlichem Gesetzbuch nichtig, weil das 18. Lebensjahr noch nicht vollendet wurde und somit die Rechtsfähigkeit fehlt

(E) würde erst mit der (notfalls telefonischen) Genehmigung durch das Gesundheitsamt rechtsgültig

8.34 Eine vital indizierte Bluttransfusion darf der Arzt

(1) nicht durchführen, wenn der einsichtsfähige volljährige Patient sie aus Glaubensgründen verweigert

(2) nicht durchführen, wenn der einsichtsfähige volljährige Patient sie ohne Angabe von Gründen verweigert

(3) in keinem Fall unterlassen, weil er sich sonst der unterlassenen Hilfeleistung schuldig machen würde

(4) bei Kindern keinesfalls gegen den Willen der Eltern durchführen

(A) nur 1 ist richtig

(B) nur 3 ist richtig

(C) nur 1 und 2 sind richtig

(D) nur 1 und 4 sind richtig

(E) nur 1, 2 und 4 sind richtig

8.35 Bei einem 10-jährigen Mädchen ist ein sehr schwerwiegender, vital indizierter operativer Eingriff vorzunehmen; nur noch einige Tage ließe sich die anstehende Operation medizinisch vertretbar aufschieben. Die anwesenden, miteinander verheirateten Eltern des Kindes werden als die Personensorgeberechtigten vom behandelnden Arzt bei der rechtzeitigen präoperativen Aufklärung verständlich und umfassend aufgeklärt. Der sorgeberechtigte Vater gibt die Einwilligung zur Operation, während die sorgeberechtigte Mutter aus Uneinsichtigkeit die Einwilligung verweigert. Trotz allen eindringlichen Bestrebens des Arztes, die Mutter von der Unumgänglichkeit der Operation zu überzeugen, sträubt sie sich hartnäckig; auch das nachdrückliche Zureden des Ehemanns stimmt sie nicht um; die Einholung einer ärztlichen Zweitmeinung lehnt sie ab. Die nicht (selbstständig) einwilligungsfähige 10-Jährige wird vom Arzt kindgerecht aufgeklärt; das Mädchen wünscht die Operation. Der Arzt fragt sich, wie er gegenwärtig vorgehen soll. Welche Reaktion des Arztes ist in dieser Situation rechtlich am ehesten geboten? Er

(A) entscheidet, dass ein Missbrauch des mütterlichen Sorgerechts vorliegt, und operiert auf der Grundlage der väterlichen Einwilligung

(B) führt den Eingriff unter dem strafgesetzlichen Gesichtspunkt des rechtfertigenden Notstands als Notoperation durch

(C) verzichtet definitiv auf die Operation wegen Uneinigkeit der gemeinschaftlichen Träger des Sorgerechts

(D) ersetzt die pflichtwidrige mütterliche Willkürentscheidung durch seine eigene ärztliche Entscheidung zur Operation und führt den Eingriff durch

(E) wendet sich an das zuständige Gericht

8.36 Bei einem 61-jährigen Patienten wurde ein lokalisiertes Nierenzellkarzinom bei gesunder kontralateraler Niere diagnostiziert. Als Therapie ist die radikale Tumornephrektomie notwendig; eine organerhaltende Behandlung scheidet aus. Diagnose- und Verlaufsaufklärung sind bereits eingehend erfolgt; der Patient weiß u. a. über den medizinischen Befund, über die Erforderlichkeit und Dringlichkeit des Eingriffs sowie über dessen Art, Ablauf, Tragweite und Folgen Bescheid. Zur Risikoaufklärung hat er schon in Grundzügen erfahren, mit welchen Risiken Operation und Anästhesie verbunden sind. Darüber hinaus soll er nun ausführliche, detaillierte Informationen über die Eingriffsrisiken erhalten. Der einsichts- und willensfähige Patient ist jedoch an dieser Weiterführung des Aufklärungsgesprächs nicht interessiert und will darauf verzichten; er teilt seine auf reiflicher Überlegung beruhende Absicht dem Arzt ausdrücklich mit. Die Operation selbst lehnt der Patient nicht ab. Welche der folgenden Einschätzungen trifft am ehesten zu? Der beabsichtigte Aufklärungsverzicht ist

(A) aufgrund des Selbstbestimmungsrechts des Patienten möglich

(B) laut Zivilprozessordnung ausgeschlossen, weil er keine rechtswirksame Einwilligung des Patienten in die Behandlungsmaßnahmen mehr zuließe

(C) gemäß Sozialgesetzbuch V verboten und würde zur „Leistungsbeschränkung bei Selbstverschulden" führen

(D) nur im Falle privater Krankenversicherung erlaubt

(E) nach Personenstandsgesetz untersagt

8.37 In einem Krankenhaus hat der leitende Arzt gewisse ärztliche Aufgaben, u. a. das Wechseln von transurethralen Dauerkathetern, an hierfür sorgfältig ausgewählte und geschulte examinierte Krankenpfleger delegiert. Zuvor hatte er sich vergewissert, dass die Mitarbeiter diesen Aufgaben gewachsen sind und eine wirksame Aufsicht und Kontrolle durch den die jeweilige Maßnahme anordnenden Facharzt gewährleistet ist. Stichprobenweise überzeugt sich der leitende Arzt immer wieder, dass die Krankenpfleger die ihnen übertragenen ärztlichen Aufgaben nach wie vor gemäß Facharztstandard beherrschen und erfüllen und dass die entsprechende ärztliche Überwachung der Tätigkeiten unvermindert sichergestellt ist. Im Rahmen dieser so seit Jahren geübten Praxis führt ein Krankenpfleger eines Tages bei einem ärztlich ausreichend aufgeklärten 65-jährigen Patienten nach dessen rechtswirksamer Einwilligung einen Dauerkatheterwechsel sorgfaltsgemäß und korrekt durch: Dabei kommt es unerwartet zu einer Mikrotraumatisierung der Urethra; später resultiert hieraus eine Kavernitis, die unter Therapie aber wieder abheilt. Nachfolgend wird die Delegierung des Harnblasenkatheterwechsels für den vorliegenden Fall beurteilt. Welche der Beurteilungen trifft am ehesten zu? Die Delegation

(A) stellt einen groben Behandlungsfehler dar, weil das Wechseln eines transurethralen Dauerkatheters entgegen der üblichen klinischen Praxis rechtlich zu den nicht delegierbaren Kernaufgaben ärztlicher Tätigkeit gehört

(B) muss rechtlich als schwere Fehlbehandlung gewertet werden, weil die Katheterisierung als manuelle ärztliche Maßnahme vom anordnenden Arzt eigenhändig durchgeführt werden muss

(C) stellt wegen der eingetretenen Komplikation einen berufsgerichtlich zu ahndenden Verstoß gegen die ärztliche Berufsordnung dar

(D) ist eine im klinischen Alltag sehr gebräuchliche Aufgabenübertragung, die allerdings standesrechtlich eine verbotene ärztliche Eigenmacht darstellt

(E) ist vertretbar in ärztlicher und rechtlicher Hinsicht

8.38 In einem großen Krankenhaus wird bei einem 70-jährigen Patienten ein aortoiliakaler Verschlussprozess im Bypass-Verfahren behandelt. Zwei Stunden nach der operativen Anlage der Gefäßprothese kommt es zu einer massiven arteriellen Blutung, die erst im Rahmen eines Revisionseingriffs, den derselbe Chirurg ausführt, gestillt werden kann. Intraoperativ zeigt sich dem Operateur dabei als Blutungsquelle eine Nahtruptur am Bypass. Trotz intensivmedizinischer Maßnahmen verstirbt der Patient am zweiten postoperativen Tag an den Blutungsfolgen unter dem Bild eines protrahierten Schocks mit Multiorganversagen. Welche unter den folgenden Aussagen trifft im Hinblick auf diesen postoperativen Todesfall am ehesten zu?

(A) Der Operateur ist in diesem Fall gemäß Strafgesetzbuch zur Selbstanzeige (mit voller Offenbarung des eigenen Behandlungsfehlers) bei der Staatsanwaltschaft verpflichtet.

(B) In einem ordentlichen Strafverfahren gegen den Operateur infolge Behandlungsfehlervorwurfs könnten die Krankenunterlagen des verstorbenen Patienten unter bestimmten Voraussetzungen beschlagnahmt werden.

(C) Da es sich um einen Tod unter ärztlicher Behandlung handelt (iatrogener Tod), wäre für die Ahndung einer dabei vom Operateur begangenen fahrlässigen Tötung nur die Berufsgerichtsbarkeit zuständig.

(D) Dem Operateur ist in diesem Fall durch die Bundesärzteordnung ausdrücklich untersagt, die äußere ärztliche Leichenschau selbst durchzuführen.

(E) Sobald gegen den Operateur ein staatsanwaltschaftliches Ermittlungsverfahren wegen Behandlungsfehlervorwurfs eingeleitet ist, sollte er zur Sachverhaltsaufklärung die sofortige klinische Obduktion im krankenhauseigenen Institut für Pathologie veranlassen.

8.39 Ein Patient mit seit Jahren bekannten Herzrhythmusstörungen ist 69-jährig in der Praxis eines niedergelassenen Arztes verstorben, nachdem ihm der Arzt wenige Minuten zuvor ein Medikament intravenös injiziert hatte. Die Witwe vermutet einen „Kunstfehler" und erstattete Strafanzeige gegen den Arzt. Die Staatsanwaltschaft hat ein Ermittlungsverfahren eingeleitet; den Ermittlungsbeamten liegen gewichtige Anhaltspunkte für eine todesursächlich relevante Fehlbehandlung des Patienten vor. Die Staatsanwaltschaft verlangt vom beschuldigten Arzt Erklärungen zur Sache. Was (im Rahmen des Folgenden) trifft hinsichtlich dieser Erklärungen des Beschuldigten zur Sache am ehesten zu?

(A) Ist dem Staatsanwalt gegenüber zur ausführlichen mündlichen Sachdarstellung verpflichtet

(B) Darf seine Stellungnahme („Einlassung zur Sache") in schriftlicher Form abgeben

(C) Hat das Aussageverweigerungsrecht (Auskunftsverweigerungsrecht), das Beschuldigten im Regelfall zusteht, hier wegen der besonderen Schwere des Tatvorwurfs verwirkt

(D) Muss sich vor seiner Aussage vom Zeugnisverweigerungsrecht, das ihm als Berufsgeheimnisträger zusteht, von der Ermittlungsbehörde entbinden lassen

(E) Ist angesichts der Vorrangigkeit der postmortalen ärztlichen Schweigepflicht zu keiner Offenbarung von Patientengeheimnissen des Verstorbenen befugt

8.40 In der Unfallaufnahme eines Krankenhauses versorgte der diensthabende Arzt einen verletzten und alkoholisierten 45-jährigen Patienten, der nach verlässlichen Angaben in eine für die Verletzungen ursächliche Schlägerei verwickelt gewesen war. Sechs Monate später erhält der Arzt in diesem Zusammenhang eine Ladung als sachverständiger Zeuge zum Amtsgericht; der Patient entbindet ihn rechtswirksam von der ärztlichen Schweigepflicht. Welche Funktion hat der Arzt als sachverständiger Zeuge in einem derartigen Fall charakteristischerweise? Er

(A) entscheidet darüber, ob der Angeklagte schuldfähig oder schuldunfähig gewesen ist

(B) beurteilt fachkundig aufgrund von Schlussfolgerungen die von ihm selbst oder einem Dritten wahrgenommenen medizinischen Tatsachen und bewertet das für den Rechtsstreit erhebliche Geschehen aus medizinischer Sicht

(C) sagt zu Beweiszwecken über medizinische Tatsachen aus, die er aufgrund seiner besonderen, beruflichen Sachkunde wahrgenommen hat

(D) vertritt die Rechte seines Patienten aus medizinischer Sicht und trägt wegen seiner Garantenstellung nur diejenigen Sachverhalte vor, die seinen Patienten vor Gericht entlasten

(E) entscheidet die Frage, ob bei der Tatbegehung Vorsatz oder Fahrlässigkeit vorgelegen hat

8.41 Ein Arzt fährt – als Privatperson – an einem Unfallort mit Verletzten vorbei, ohne zu helfen. Einer der Verletzten stirbt kurze Zeit darauf an einer Blutaspiration. Welcher Straftatbestand liegt evtl. vor?

(A) Fahrlässige Tötung

(B) Tötung durch Unterlassen

(C) Unterlassene Hilfeleistung

(D) Fahrlässige Körperverletzung mit Todesfolge

(E) Gefährliche Körperverletzung durch Unterlassen mit Todesfolge

8.42 Eine Frau wurde wenige Stunden zuvor vergewaltigt. Im Ermittlungsverfahren ist die ärztliche Untersuchung des 41-jährigen Tatverdächtigen vorschriftsmäßig angeordnet worden. Der aufgesuchte Urologe soll im Rahmen dieser Untersuchung Abstriche vom Collum glandis und vom Schaft des Penis abnehmen. Der Arzt klärt den Beschuldigten über die Abstrichentnahme, von der keine gesundheitlichen Nachteile ausgehen, auf. Zu der angeordneten Maßnahme verweigert der Beschuldigte jedoch ausdrücklich seine Einwilligung. Worauf gründet sich die rechtliche Zulässigkeit der hier vorgesehenen Penisabstriche in erster Linie? Auf die/das

(A) (Muster-)Berufsordnung der Bundesärztekammer

(B) Beschlüsse der Ethikkommissionen der Ärzte-(Landesärzte-)Kammern

(C) Infektionsschutzgesetz

(D) Strafprozessordnung

(E) Zivilprozessordnung

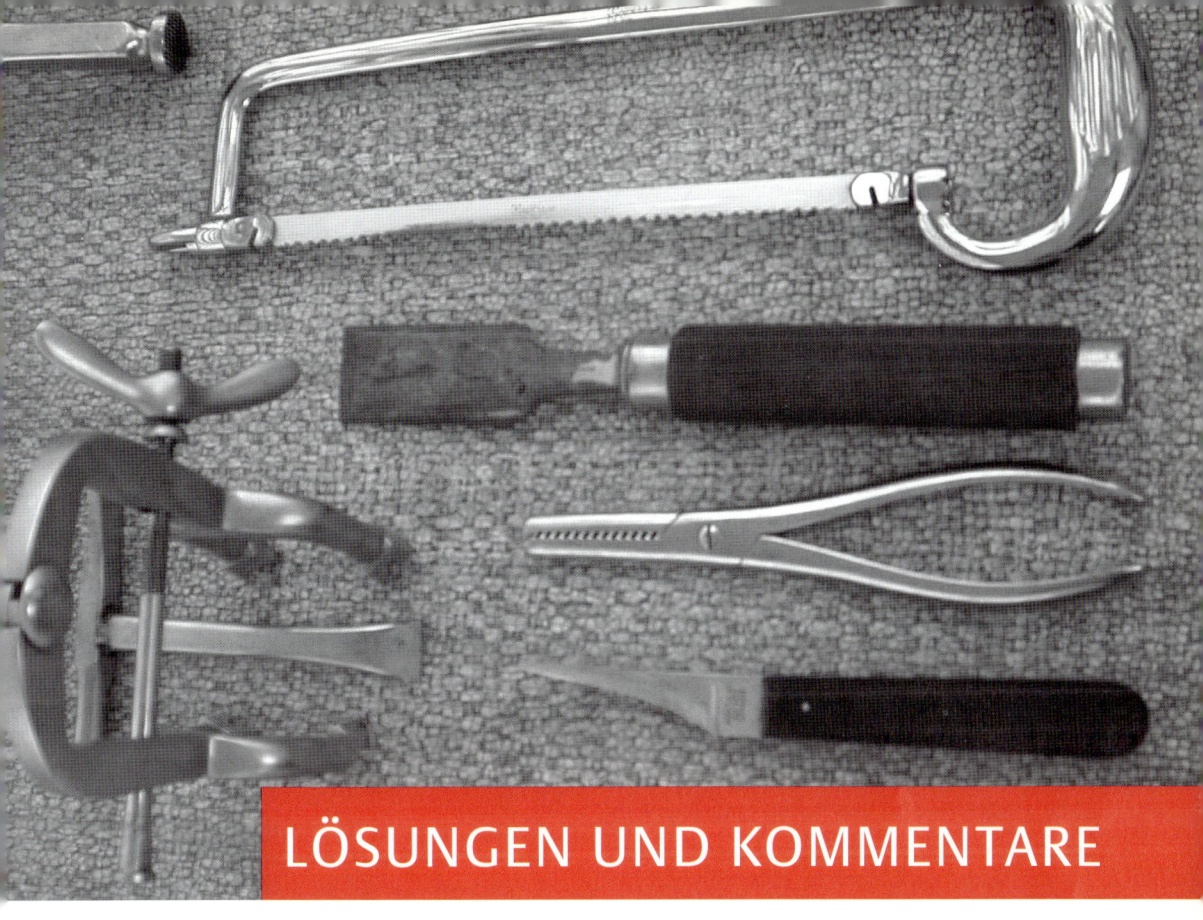

LÖSUNGEN UND KOMMENTARE

Lösungen und Kommentare

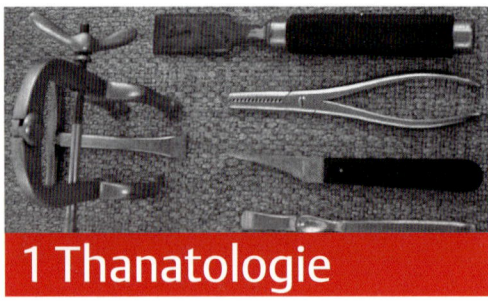

1 Thanatologie

Fälle

1.1.1 Sie müssen den behandelnden Arzt und die Schwestern nach Vorerkrankungen, dem aktuellen Krankheitsbild und den Umständen bezüglich der Auffindesituation befragen.

1.1.2 Sie müssen den Leichnam entkleiden und gründlich bei ausreichenden Lichtverhältnissen untersuchen. Sie müssen dabei auch die Mundhöhlen einsehen und auf Stauungsblutungen in den Augenbindehäuten achten. Sie müssen sich zu Identität, Todesursache, Todesart und Todeszeitpunkt äußern.

1.1.3 Bei kräftig ausgeprägter Totenstarre kann der Tod vor mindestens 2 Stunden eingetreten sein. Anhand der Ausprägung der Totenflecke und durch Messung der Rektaltemperatur können Sie die Todeszeit weiter eingrenzen. Eine weitere Untersuchungsmethode ist das Brechen der Totenstarre in einem großen Gelenk (meist Ellenbogengelenk) und das Beobachten, ob sie sich wieder einstellt.

1.1.4 Von einem natürlichen Tod können Sie ausgehen, wenn Sie bei der gründlichen äußeren Besichtigung keinen Anhalt für eine mechanische Gewalteinwirkung finden, wenn keine Anhaltspunkte für eine Vernachlässigung (z. B. große Dekubitalulzera) vorliegen und die Vorgeschichte und das aktuelle Krankheitsbild einen Tod erklären. Von einem nichtnatürlichen Tod ist z. B. dann auszugehen, wenn Sie erfahren, dass die Verstorbene die Hirnblutung nach einem Verkehrsunfall entwickelt hat.

1.2.1 Sie dürfen den Tod erst bei Vorliegen von sicheren Todeszeichen bescheinigen, da Sie gerade auch bei einer Barbituratvergiftung einen Scheintod in Betracht ziehen müssen. Wenn Sie keine sicheren Todeszeichen feststellen, müssen Sie reanimieren.

1.2.2 Als Notarzt müssen Sie nur den Tod bescheinigen, nicht aber eine Leichenschau durchführen.

1.2.3 Da ein nichtnatürlicher Tod infolge einer Vergiftung in Betracht kommt, müssen Sie die Polizei verständigen.

SAQ

1.3 Unsichere Todeszeichen sind (Merkwort Abraham):
Abkühlung
Blässe der Haut
Reflexlosigkeit
Atemstillstand
Herz-Kreislaufstillstand
Atonie der Pupillen
Muskelatonie

1.4 A-E-I-O-U-Regel der Ursachen des Scheintodes:
Anämie, Anoxie, Alkohol
Epilepsie, Elektrizität
Injury (z. B. Schädel-Hirn-Trauma)
Opium (Betäubungsmittel, Barbiturate)
Urämie, Unterkühlung

1.5 Vom Sauerstoffgehalt des Hämoglobins.

1.6 Nach der Casper-Regel zeigt ein Leichnam nach 1 Woche an der Luft die gleichen Veränderungen wie nach 2 Wochen im Wasser und mindestens 8 Wochen im Erdgrab.

1.7 Die Polizei.

1.8 Die Lösung der Totenstarre, die im Wesentlichen durch Fäulnisveränderungen bestimmt ist, beginnt ca. 36–48 Stunden nach dem Tode.

1.9 DNA, Beckenform, Schädelform (Augenwülste; Stirnform, Jochbeine, Mastoidfortsätze), lange Extremitätenknochen.

1.10 Durch die Strafprozessordnung.

MC

1.11 Lösung B
Zu (B) und (D): Mit Eintritt des Herz-Kreislaufstillstandes beginnt auch der Individualtod. Die Zellen und Zellsysteme sterben jedoch in zeitlich unterschiedlicher Reihenfolge ab, ähnlich den unterschiedlichen Überlebenszeiten verschiedener Organe. Die Zeit zwischen Eintritt des Herz-Kreislaufstillstandes und dem Absterben der letzten Zelle wird als intermediäres Leben bezeichnet. Zu diesem Zeitpunkt ist ganz sicher keine Reanimationsmöglichkeit für den Gesamtorganismus mehr gegeben (D). Die Reaktionen, die sich nun noch auslösen lassen, nennt man supravitale Erscheinungen. Zu ihnen gehören u. a. der idiomuskuläre Wulst bei Beklopfen des Muskels oder auch die durch Pharmaka auslösbare Pupillenreaktion.
Zu (A): Die Zeit bis zum Eintritt des Todes, z. B. nach einem schweren Trauma, wird als Agonie bezeichnet.

Zu (C): Der Scheintod ist das Stadium, indem äußerlich Lebensvorgänge nicht mehr erkennbar sind. Sichere Todeszeichen fehlen.

Zu (E): Die Zeit zwischen Nidation der befruchteten Eizelle (= Beginn des menschlichen Lebens aus biologischer Sicht) und der Geburt (= Beginn des menschlichen Lebens aus rechtlicher Sicht) wird bekanntlich als Schwangerschaft bezeichnet.

1.12 Lösung A

Zu (A): Unter supravitalen Reaktionen versteht man Reaktionen überlebenden Gewebes auf postmortal gesetzte Reize. Hierzu gehören: Schweißdrüsenreaktion auf chemische und elektrische Reizung, Spermienanfärbbarkeit, die Erregbarkeit des Muskels mit Ausbildung eines Muskelwulstes und Pupillenreaktion auf Acetylcholin oder Adrenalin.

Zu (B) und (D): Die Zeit zwischen Eintritt des Herz-Kreislaufstillstandes und dem Absterben der letzten Zelle wird als intermediäres Leben bezeichnet. Nur während dieser Zeit und nicht mehr danach können die supravitalen Reaktionen ausgelöst werden. Auch während der Agonie treten keine supravitalen Reaktionen auf.

Zu (C): Der sicheren Todesfeststellung dienen nur die sicheren Todeszeichen: Totenflecke, Totenstarre und Fäulnis.

Zu (E): Eine Reanimation kann nur vor Eintritt des Individualtodes erfolgreich sein. Supravitale Reaktionen sind allerdings nach Eintritt des Individualtodes erzeugbare Phänomene.

1.13 Lösung C

Zu (A), (B) und (D): Gefragt war nach der Definition des Gehirntodes, nicht nach den Nachweismethoden des Hirntodes.

Zu (E): Der biologische Tod ist die Zeit nach dem Absterben der letzten Zelle.

1.14 Lösung B

Zu den sicheren Todeszeichen zählen Totenflecke (Livores), Totenstarre, Autolyse und Fäulnis.

Zu (1): Dies dient der Feststellung des Hirntodes.

Zu (3): Hautblasen treten auch zu Lebzeiten auf. Man denke z. B. an Blasen nach Hitze- oder Kälteeinwirkung, bei Sepsis und zahlreichen Hauterkrankungen.

1.15 Lösung B

Zu (1), (3) und (4): Bereits in der Frühphase nach dem Tod sind die sicheren Todeszeichen (Totenstarre und Totenflecke) erkennbar. Weiterhin kommt es zum Abkühlen des Leichnams. Der Ausprägungsgrad dieser frühen Leichenerscheinungen kann zur Todeszeitbestimmung herangezogen werden.

Zu (2) und (5): „Durchschlagen" der Venennetze und Fäulnisblasen zählen zu den späten Leichenerscheinungen.

1.16 Lösung D

Zu (1): Als Totenflecke (Livores) bezeichnet man rötliche bis blauviolette Hautverfärbungen, die sich nach Sistieren des Kreislaufes in den tiefer gelegenen Körperpartien ausbilden.

Zu (2): Totenflecke verschwinden nicht, sie werden höchstens durch Fäulnisveränderungen überlagert.

Zu (3): Anhand der Farbe der Totenflecken können Hinweise auf die Todesursache erhalten werden. Hellrote Totenflecken findet man bei Kohlenmonoxidvergiftung, Blausäure- oder Zyanidvergiftung, braunrote Totenflecken bei starker Methämoglobinämie (z. B. Vergiftung mit Nitriten, Phenacetin, Sulfonamiden, Phenylhydralazin, Anilin).

1.17 Lösung A

Zu (A): Bei einer Herzbeuteltamponade kommt es zum Rückstau des Blutes vor dem rechten Herzen und damit zur Blutfülle der vorgeschalteten Gefäße. Die Totenflecke sind in solchen Fällen sehr kräftig ausgeprägt.

Zu (B), (C) und (D): Schwach ausgeprägte Leichenflecken weisen auf eine chronische Anämie (C) oder akute Blutmangelzustände nach größeren inneren ((B) und (D)) oder äußeren Blutverlusten hin.

Zu (E): Die Totenflecke beginnen sich innerhalb der ersten Stunde nach dem Tode auszubilden und sind folglich zu Beginn noch recht schwach.

1.18 Lösung D

Zu (D): Das Wiederauftreten der Totenstarre nach gewaltsamem Brechen wird in der Zeit zwischen der 6.–10. Stunde nach dem Tode beobachtet.

1.19 Lösung D

Zu (2): Es müsste richtig lauten: „Die Umlagerung der Leiche muss innerhalb der ersten 24 Stunden nach dem Tode stattgefunden haben." Innerhalb dieses Zeitraumes sind die Totenflecken noch wegdrückbar und damit umlagerungsfähig.

Zu (4): Durch die sog. Aufoxidation in Kälte verändert sich die Farbe der Totenflecke ins hellrote. Statt Aufoxidation sollte man eigentlich besser von Diffusion von Sauerstoff durch die feuchte Haut mit Reoxidation des Hämoglobins sprechen (bedingt durch die temperaturbedingte Verschiebung der Sauerstoff-Hämoglobindissoziationskurve nach links).

Dieses Phänomen soll bei Temperaturen unter 15 °C beginnen.

Umgekehrt verhält es sich in Wärme, der Sauerstoff wird wieder abgegeben, die Totenflecke werden dunkelrot bis blauviolett.

1.20 Lösung D

Zu (D): Eine Fäulnisbildung beginnt bei diesen Temperaturen erst nach ein bis zwei Tagen, und ausgedehnte Fäulnisveränderung mit Blasenbildung tritt erst nach mehreren Tagen auf.

Zu (A): Die Pupillenreaktion auf Pilocarpingabe ist eine sog. supravitale Reaktion. Supravitale Reaktionen lassen sich nach Eintritt des Individualtodes während des sog. intermediären Lebens auslösen. Sie sind bedingt durch die unterschiedliche Überlebenszeit einzelner Zellen oder Zellsysteme. Unter supravitalen Reaktionen versteht man Reaktionen überlebenden Gewebes auf postmortal gesetzte Reize. Hierzu gehören auch: Schweißdrüsenreaktion auf chemische und elektrische Reizung und Erregbarkeit des Muskels mit Ausbildung eines Muskelwulstes.

Zu (B): Totenflecke entwickeln sich in der Regel bereits in der ersten Stunde nach dem Tode und sind nach 6–12 Stunden vollständig ausgeprägt. In der ersten Zeit sind sie durch leichten Druck, später (bis ca. 20 Stunden) nur noch durch kräftigen Druck wegdrückbar. Während dieser Zeit sind sie auch umlagerbar, d. h. sie können sich nach Umlagern der Leiche in den abhängigen Partien wieder ausbilden.

Zu (C): Die Totenstarre beginnt sich in den ersten 2 Stunden nach dem Tode meist zunächst in den kleineren Gelenken auszubilden und ist erst nach 6–12 Stunden voll ausgeprägt. Während dieser Zeit kann sie sich, wird sie gewaltsam gebrochen, wieder ausbilden.

Zu (E): In der Regel nimmt die Rektaltemperatur, bei normaler Bekleidung und Zimmertemperatur, pro Stunde um 1 °C ab. Der Todeseintritt konnte also 6 Stunden vor Messung der Rektaltemperatur eingetreten sein. Die Angabe, dass er am Abend zuvor zuletzt gesehen wurde, lässt sich mit dieser Beobachtung vereinbaren.

1.21 Lösung C

Zu (C) und (D): Die Verteilung der Totenflecke spricht eindeutig dafür, dass der Leichnam zunächst nicht in Rückenlage lag. Totenflecke zirkulär an den Beinen und an den Händen weisen darauf hin, dass sich der Leichnam zunächst über einen längeren Zeitraum in hängender Position befand und erst später in Rückenlage gebracht wurde.

Zu (A): Mit dem Perthes-Test prüft man (beim Lebenden) die Durchgängigkeit der tiefen Beinvenen und Kapillaren durch Anlegen einer Staubinde oberhalb von Varizen.

Zu (B): Totenflecke bilden sich erst nach dem Tode aus und sind bis zu 20 Stunden leicht und vollständig wegdrückbar und damit auch umlagerbar. Mit einem schmerzbedingten Lagewechsel in der Agonie hat die Verteilung der Totenflecke nichts zu tun.

Zu (E): Die Puppe-Regel dient der Abschätzung der zeitlichen Reihenfolge von Schädelfrakturen. Sie besagt, dass sich die zuletzt entstandene Fraktur nur bis zu der schon vorhandenen Frakturlinie ausdehnen kann.

1.22 Lösung E

Zu (A), (B) und (E): Totenflecke entwickeln sich in der ersten Stunde nach dem Tod. Sie treten in den abhängigen Körperpartien, bei einer Person in Rückenlage also am Rücken und damit auch Nackenbereich auf, und können – sind sie stark ausgeprägt – auf die Seiten übergreifen. Fleckförmige, rötliche Hautverfärbungen im Nacken können somit im vorliegenden Fall beginnende Totenflecke sein.

Zu (C): Die Nysten-Regel beschreibt den Verlauf des Eintretens der Totenstarre. Diese soll laut dieser Regel im Kopfbereich beginnen und nach unten fortschreiten.

Zu (D): Vibices (Syn. Stauungstotenflecke) sind punktförmige bis glasstecknadelkopfgroße Hauteinblutungen innerhalb der Totenflecken, die im Bereich starker Stauung und Hypostase beobachtet werden.

1.23 Lösung D

Zu (A), (D) und (E): Das Wiedereintreten der Totenstarre nach Brechen ist bis zu einer Liegezeit von etwa 10 Sunden möglich. Totenflecke lassen sich auf leichten Druck bis zu max. 20 Stunden wegdrücken, während die Totenstarre nach 6–12 Stunden voll ausgeprägt ist und sich erst mit Eintreten der Fäulnis, also nach 36–48 Stunden, wieder löst. Somit ist (D) die richtige Antwort.

Zu (B) und (C): Die Pupillenreaktion auf Pilocarpin- oder Atropingabe ist ebenso wie die Schweißdrüsenreaktion auf chemische und elektrische Reizung und die Erregbarkeit des Muskels mit Ausbildung eines Muskelwulstes (ideomuskulärer Wulst) eine sog. supravitale Reaktion. Supravitale Reaktionen lassen sich nach Eintritt des Individualtodes während des sog. intermediären Lebens auslösen. Der ideomuskuläre Wulst soll sich bis max. 13 Stunden nach dem Tode ausbilden, während die Atropinprobe schon nach 10 Stunden negativ ist.

1.24 Lösung B

Tierfraß ist ein bei im Freien aufgefundenen Leichen häufig zu beobachtendes Phänomen. Unterschiedliche Tiere verursachen unterschiedliche Spuren, wobei diese Befunde nur dann eindeutig zugeordnet werden können, wenn die Veränderungen noch nicht zu ausgedehnt sind. In der Frage wird von einer fast vollständigen Skelettierung der Leiche gesprochen. Eindeutig zuordenbare Spuren sind dann aber nur noch schwer zu erheben. Diese Frage ist etwas schwierig, im Prinzip ist der Phantasie viel Freiraum gegeben.

Zu (B): Veränderungen, die durch Fliegenmaden auftreten, sind kleine Lochdefekte, die den gesamten Körper betreffen. Die Leiche sieht, wenn der Prozess noch nicht allzu lange angedauert hat, „durchlöchert" aus. Im Laufe der Zeit entwickeln sich immer neue Generationen von Fliegenmaden, die die gesamten Weichteile „auffressen", den Knochen jedoch weitgehend unbeschadet lassen. Sie führen also eine vollständige Skelettierung herbei, ohne dass einzelne Knochen verschleppt werden.

Zu (A): Auch Ameisen könnten eine vollständige Skelettierung herbeiführen, wobei die Spuren im Frühstadium eher Verätzungen durch Säuren und Laugen ähneln. Da aber der „Lebensort" der Ameisen nicht wie bei den Maden die Leiche ist, wird durch Ameisen nur selten eine fast vollständige Skelettierung erreicht.

Zu (C), (D) und (E): Füchse und Hunde, aber auch Wildschweine hinterlassen typische Spuren. Die Defekte, die sie hierbei an der Leiche hinterlassen, sind jedoch eher lokal, auch werden die Knochen mitverletzt, meist werden ganze Leichenteile, wie Hände oder Füße, verschleppt.

1.25 Lösung B

Zu (B): Vibices (Syn. Stauungstotenflecke) sind punktförmige bis glasstecknadelkopfgroße Hauteinblutungen innerhalb von Totenflecken, die im Bereich starker Stauung und Hypostase beobachtet werden.

Zu (A): Es gibt lediglich Beweisanzeichen (also keine sicheren Zeichen) für einen Tod durch äußere Erstickung. Dazu zählen petechiale Blutungen in den Bindehäuten, Gesichtszyanose, Lungenblähung, Rechtsherzdilatation und Entspeicherung der Milz. Die Diagnose „Tod durch äußere Erstickung" wird erst bei Vorliegen solcher Beweisanzeichen und nach Ausschluss einer anderen Todesursache gestellt.

Zu (C): Gewebebrücken sind Gefäß- oder Nervenstränge, die nach Einwirken von stumpfer Gewalt im Wundgrund bestehen bleiben. Durch solche Gewebebrücken kann man eine Platzwunde von einer Schnittwunde unterscheiden.

Zu (D): Ob Fäulnisblasen groß oder klein sind, hängt nicht von der Todesart, sondern von Hautbeschaffenheit und Lagerungsbedingungen ab.

Zu (E): Hautvertrocknungen entstehen an Stellen, an denen die Oberhaut verletzt ist. Sei es zu Lebzeiten durch eine Gewalteinwirkung gegen diese Region, sei es postmortal z.B. durch Tierfraß.

1.26 Lösung A

Normalerweise sind Totenflecke blauviolett. Imponiert die Farbe anders, so lassen sich hieraus Rückschlüsse auf die Todesursache ziehen.

Zu (A): Beschrieben werden die sog. zonierten Totenflecke. Bei Temperaturen unter 10–15 °C sind Totenflecke hellrot, da in der Kälte der Sauerstoffverbrauch reduziert und die Affinität des Sauerstoffs zum Hämoglobin größer ist. Gleichzeitig ist die Verdunstung in der Kälte reduziert, so dass die Feuchtigkeit zunimmt. Dies erleichtert ebenfalls den Sauerstoffzutritt. Die kältesten Körperstellen weisen dann hellrote Totenflecke auf, während die Partien, die z.B. durch Kleidungsstücke weniger der Kälte ausgesetzt sind, die dunkelrote Färbung behalten.

Zu (B): Sulfhämoglobin bildet sich im Rahmen der Fäulnis u.a. durch die durch Darmbakterien erfolgte Umwandlung des roten Blutfarbstoffs in eine Schwefelverbindung. Diese zeichnet sich durch eine graugrünliche Verfärbung aus.

Zu (C): Kohlenmonoxid besitzt eine ca. 300-mal höhere Affinität zum Hämoglobin als Sauerstoff. Diese Affinität bleibt auch postmortal erhalten. Die typische „kirschrote" Färbung des CO-Hämoglobins schlägt sich dann auch in der Farbe der Totenflecke nieder. Die Unterscheidung zu kältebedingt hellroten Totenflecken ist dann nicht einfach. Bei CO-Vergiftungen wird jedoch keine Zonierung der Totenflecke beobachtet und auch geschützte Stellen (v.a. die durch die Hornschicht bedeckten Fingerkuppen) behalten eine hellrote Färbung.

Zu (D): Gleiches gilt auch für Blausäure- bzw. Zyanidvergiftung. Hier besitzt das Zyanid-Ion eine höhere Affinität zum Cytochrom und blockiert dadurch die Atmungskette. Es kann kein Sauerstoff mehr abgegeben werden; das Blut ist sauerstoffhaltiger und hellrot.

Zu (E): Braunrote bis schokoladenbraune Totenflecke findet man bei starker Methämoglobinämie, z.B. bei Vergiftung mit Nitriten, Nitraten, Phenacetin, Sulfonamiden, Phenylhydralazin, Anilin.

1.27 Lösung D

Zu (D): Wenn nur einzelne Knochen zur Verfügung stehen, erfolgt die Körpergrößenbestimmung am ehesten aus den langen Extremitätenknochen, bevorzugt aus Femur, Tibia und Fibula, bei Frauen auch aus Humerus. Der Schätzfehler ist relativ hoch, durch spezielle Schätzformeln, welche die säkulare Akzeleration (Wachstumsunterschiede in verschiedenen Epochen und rassenspezifische Unterschiede in Reifung und Wachstum) und die Altersinvolution mitberücksichtigen, kann das Ergebnis verbessert werden.

Zu (A): Die Vermessung des Schambeinwinkels am Becken dient der Unterscheidung zwischen Mann und Frau. Der Schambeinwinkel einer Frau ist mit ca. 75° flacher als der eines Mannes mit ca. 60°.

Zu (B): Auch die Bestimmung des Breiten-Höhen-Indexes des Schädels (Höhe × 100/Breite) dient der Geschlechtsbestimmung.

Zu (C) und (E): Sowohl aus der Länge der Mittelhandknochen als auch aus der Tiefe der Alveoli dentales im Unterkiefer ist eine Altersbestimmung beim Lebenden möglich.

1.28 Lösung E

Zu (E): Ursächlich für die Lungenembolie war die Bettlägerigkeit als Folge der bei dem Verkehrsunfall erlittenen Fraktur. Somit war, da eine fachgerechte Behandlung vorgelegen hat, der Unfall unmittelbar für den Tod verantwortlich. Es liegt somit ein nichtnatürlicher Tod vor.

Zu (A), (B) und (C): Ein natürlicher Tod ist ein Tod infolge innerer Ursache wie Krankheit oder Altersschwäche. Ein Tod der infolge eines von außen kommenden Ereignisses eingetreten ist, ist ein nichtnatürlicher Tod. Die Lungenembolie ist die Todesursache. Entscheidend für die Qualifikation der Todesart ist aber nicht die Todesursache, sondern der Grund, der zu dem tödlichen Ereignis, hier Embolie bzw. der Becken-Bein-Venenthrombose, geführt hat. Und dies war ein Unfall, also ein von außen einwirkendes Ereignis.

Zu (D): Auch wenn der Tod durch nichtfachgerechte Behandlung eingetreten wäre, wäre dies ein nichtnatürlicher Tod, da ein von außen kommendes Ereignis (in diesem Falle ein ärztliches Fehlverhalten) zum Tode geführt hätte. Hätte eine solche Fehlbehandlung – z. B. mangelnde Heparinisierung – zum Tode geführt, wäre evtl. die Kausalkette zwischen Unfall und Tod durchbrochen gewesen. Es wäre dann zu prüfen, ob der Tod an den Unfallfolgen auch ohne das ärztliche Fehlverhalten eingetreten wäre.

1.29 Lösung B

Zu (A): Die gerichtliche Obduktion wird nicht durch das Strafgesetzbuch, sondern durch die Strafprozessordnung geregelt.

Zu (C): Die Reichsversicherungsordnung (RVO) tritt bei der Klärung von Zusammenhängen des Todes nach Arbeitsunfall und Berufskrankheit in Kraft. Hier kann eine Obduktion zwar angeordnet, nicht aber erzwungen werden; es bedarf der Einwilligung der Angehörigen. Verweigern die Angehörigen die Zustimmung, so müssen sie unter Umständen mit dem Verlust des Versicherungsanspruchs rechnen.

Zu (D): Mit dem Begriff „Leichenschaugesetze" dürften die Bestattungsgesetze gemeint sein, die von den einzelnen Bundesländern geregelt werden.

1.30 Lösung E

Zu (3), (4) und (5): Die Lungenschwimmprobe wird durchgeführt, um festzustellen, ob ein totes neugeborenes Kind nach oder während der Geburt gelebt hat. Hierbei wird die Trachea abgebunden und die Hals- und Brustorgane zunächst als ganzes „Paket", dann die Lungen bzw. kleine Lungenstückchen einzeln auf Wasser aufgelegt. Schwimmen die einzelnen Teile oder das gesamte Organpaket, war die Lunge belüftet bzw. gashaltig (= Lungenschwimmprobe positiv). Daraus kann der Schluss gezogen werden, dass das Neugeborene geatmet und folglich gelebt hat. Zu beachten ist allerdings, dass die Lungenschwimmprobe einige Fehlerquellen beinhaltet. Wurde das Kind künstlich beatmet oder haben sich bereits Fäulnisgase gebildet, so kann sie positiv ausfallen, obwohl das Kind nicht gelebt hat. Negativ dagegen kann sie z. B. dann ausfallen, wenn das Kind sofort nach der Geburt unter Wasser gedrückt wurde, eine Einatmung von Luft somit nicht mehr möglich war.

Zu (1): Die Luftembolie des Herzens prüft man, indem man den Brustkorb vor Legen anderer Schnitte über dem Herzbeutel fenstert, diesen eröffnet und mit Wasser füllt. Sticht man dann unter Wasser in die rechte Herzkammer ein und entweichen Luft (oder Gas-)Blasen, so ist der Beweis erbracht, dass sich Luft (oder Fäulnisgas) statt Blut in der rechten Herzkammer befand.

Zu (2): Unter typischem Ertrinken versteht man einen Erstickungstod, der durch die Verlegung der Atemwege mit Flüssigkeit eingetreten ist, nachdem es zum mehrfachen Auftauchen mit Luftholen gekommen war. Als atypisch bezeichnet man ein Ertrinken, wenn es nicht mehr zu einem krampfartigen Luftholen kam oder kommen konnte (z. B. beim gewaltsamen Untertauchen).

1.31 Lösung B

Zu (B): Die Ursache des sog. plötzlichen Säuglingstodes (SID = Sudden Infant Death) ist bislang völlig unklar. Betroffen sind häufig Säuglinge zwischen dem 2. und 4. Lebensmonat, ohne dass es dafür eine Erklärung gäbe.

Zu (A): Bei der Obduktion können einige typische, aber völlig uncharakteristische Befunde erhoben werden. So findet man häufig petechiale Blutungen unter Pleura, Perikard und Thymuskapsel. Meist besteht ein zeitlicher Zusammenhang zu einem Infekt.

Zu (C): Häufig werden die Kinder in Bauchlage aufgefunden. Nach öffentlicher Verbreitung dieser Beobachtung mit dem Rat an die Eltern, ihre Kinder nicht mehr in Bauchlage schlafen zu legen, gingen die Todesfälle deutlich zurück. Die Bauchlage könnte daher mit eine große Rolle bei dem sog. plötzlichen Säuglingstod spielen.

Zu (D): Häufig versterben die Kinder im Frühjahr und Herbst, während im Sommer weniger Fälle beobachtet werden.

Zu (E): Ebenso wie Frühgeborene haben Jungen ein höheres Risiko als Mädchen, am plötzlichen Säuglingstod zu versterben.

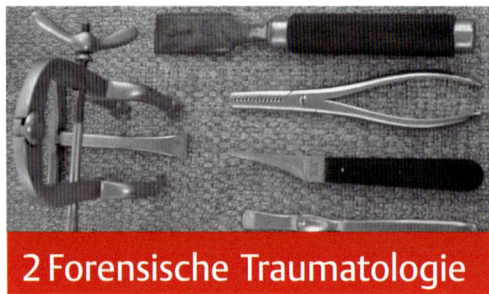

2 Forensische Traumatologie

Fälle

2.1.1 Zunächst stellen Sie fest, ob der Mann bereits verstorben ist. Sind sichere Todeszeichen (Totenflecke, Totenstarre oder Fäulnis) vorhanden, müssen Sie keine Reanimationsmaßnahmen mehr durchführen. Haben Sie den Tod festgestellt, verschaffen Sie sich einen Eindruck davon, woher die Blutlache resultiert.

2.1.2 Ob Sie eine Leichenschau durchführen, ist davon abhängig, ob Sie konkrete Anhaltspunkte für einen nichtnatürlichen Tod finden. Stellen Sie Verletzungen fest, die auf einen gewaltsamen Tod hindeuten, beenden Sie die Leichenschau und informieren sofort die Kriminalpolizei. Bis zu deren Eintreffen sollten Sie den Ort nicht verlassen.

2.1.3 Offenes Hemd und Entblößung der Brustregion, Probierstiche in der Umgebung oder Pulsaderschnitte, Tatwerkzeug neben der Leiche.

2.1.4 Tiefe Schnitte in den Handinnenflächen und an den Unterarmen, durchstochene Kleidung, Tatwerkzeug ist nicht vorhanden.

2.2.1 Die Kleidung ist in einem weiten Umkreis verstreut, der Leichnam ist nackt. An Händen und Fußsohlen finden sich Schürfungen und Kratzeffekte von z.B. Dornengestrüpp (durch Umherirren im Freien). Weiter erwarten Sie hellrote Totenflecke sowie braunrote Verfärbungen über Kniescheiben und Ellenbogen.

2.2.2 Bei der Obduktion können in der Magenschleimhaut fleckige Blutungen, sog. Wischnewski-Flecken, abgegrenzt werden. Evtl. sind auch Einblutungen in die Psoasmuskulatur vorhanden.

2.2.3 Es könnte sich auch ein Blitzunfall ereignet haben. Häufig findet man dann auch eine farnkrautähnliche Zeichnung auf der Haut (sog. Blitzfigur).

SAQ

2.3 Die §§ Körperverletzung (§ 223 StGB) und schwere Körperverletzung (§ 224 StGB).

2.4 Im Strafrecht gilt die Äquivalenztheorie, im Zivilrecht die Adäquanztheorie und im Sozialrecht die Relevanztheorie.

2.5 Diatomeen (Kieselalgen) in den Organen des großen Kreislaufs; Ausblutung; CO-Hb-Werte > 10%; humorale Veränderungen (z.B. Katecholamine ↑); Schockzeichen (z.B. Schocklunge, Schockniere); Embolien; Aspiration von Ruß, Blut und Speisebrei bis in die peripheren Lungenabschnitte; Verschlucken von Ruß, Blut usw.; Krähenfüße (Rußaussparungen neben den Augenwinkeln durch aktives Zusammenkneifen der Augen); Ekchymosen und Petechien in serösen Häuten, Kopfhaut und Augenbindehäuten; lokale Gewebereaktion (z.B. Entzündung, Wundheilung); Schaumpilz beim Ertrunkenen.

2.6 Fechterstellung und epidurales Brandhämatom bei Brandleichen; Erbrochenes im Hauptbronchus; CO-Hb-Wert bis 10%; Waschhaut bei Wasserleichen; Vertrocknung

2.7 An der Richtung, in der die obersten Hautschüppchen von der Unterfläche zusammengeschoben sind.

2.8 Unter Décollement (Ablederung) versteht man eine großflächige Ablösung der Haut von der Unterhaut durch zerrende, quetschende oder abscherende Kräfte, wie sie z.B. beim Überrollvorgang auftreten können.

2.9 Maßstabsgetreue Fotodokumentation; Sicherung von Speichelspuren mittels Watteträger; evtl. Abdruck anfertigen.

2.10 Längsdruck erzeugt eine Schädelbasislängsfraktur, Querdruck eine Schädelbasisquerfraktur.

2.11 Schädelbasislängsfraktur (s. Antwort 2.11).

2.12 Verletzungen unterhalb der Hutkrempenlinie stammen eher von einem Sturz auf ebener Erde, während Verletzungen oberhalb der Hutkrempenlinie eher von einem Schlag herrühren.

2.13 Durch die Puppe-Regel: Die Frakturlinie der zuletzt erzeugten Fraktur endet an der zuerst entstandenen Fraktur.

2.14 Als Schwalbenschwanz bezeichnet man die Form einer Stichverletzungen, bei der das Messer in der Wunde gedreht wurde.

2.15 Typische Verletzungen sind Unterschenkelfrakturen evtl. mit Ausbildung eines Messerer-Keils, Beckenfrakturen durch das Aufladen und Schädelfrakturen durch einen Windschutzscheibenanprall oder den Abwurf.

2.16 Bei Verkehrsunfällen kommt es durch Stoßstangenanprall eines Fußgängers zur Biegung der Unterschenkelknochen. Am Ort der größten Biegung und damit stärksten Spannung reißt das Knochengewebe und kann – der abnehmenden Deformation folgend – zu beiden Seiten der ursprünglichen Durchtrennung weiter brechen. Es entsteht ein dreiecksförmiges Bruchstück, der sog. Messerer-Keil. Die Keilspitze weist in Richtung der einwirkenden Gewalt.

2.17 Damit bezeichnet man eine neurotische Fehlhaltung von Patienten, die durch falsche anamnestische Angaben und Schilderungen nicht vorhandener Symptome eine Behandlung und evtl. auch Operationen erreichen.

2.18 Pulverschmauch an Kleidung oder Haut, Pulvereinsprengungen, Nachweis von Zündsubstanz in der Umgebung der Einschusslücke.

2.19

Einschuss	Ausschuss
Kleine Wunde	Größere Wunde
Schürfsaum, Dehnungsrisse	Rundliche, schlitzförmige oder mehrstrahlige Wunde
Wundränder nicht adaptierbar	Häufig adaptierbare Wundränder
Abstreifring (Schmutzsaum): Rückstände aus dem Lauf und Schmauchbestandteile	
Kontusionshof	

2.20 Beim typischen Erhängen ist der Strang so gelegt, dass sich der Aufhängepunkt im Nacken befindet und der Körper frei in der Schlinge hängt. Bei allen anderen Erhängungsformen handelt es sich um atypisches Erhängen.

2.21 Es kommt in der Regel zum Verschluss aller Halsarterien mit Unterbrechung der Blutversorgung des Gehirns (akute zerebrale Ischämie), wodurch eine sofortige Bewusstlosigkeit und dann der Tod eintreten kann.

2.22 Petechiale Blutaustritte unter der Pleura beim Ersticken.

2.23 Schaumpilz vor Mund, Nase und in den Atemwegen; massive trockene Lungenüberblähung (Emphysema aquosum); subpleurale Blutungen (Paltauf-Flecken); Magenschleimhautrisse; Wasser in Magen und Dünndarm; Blutstauung von Leber und Nieren; evtl. blasse, blutarme Milz.

2.24 Aus eingeatmeten Wasser, Luft und Bronchialschleim.

2.25 An Stirn, Knien, Händen, Füßen.

2.26 Rußeinatmung in die tiefen Atemwege; Verschlucken von Rußteilchen; CO-Hb-Erhöhung > 10 %; große Fettpartikel in der Lunge; Krähenfüße neben Augenwinkeln; Erythem am Rande der Verbrennungen.

2.27 Fechterstellung (Fixierung der Gliedmaßen in halbgebeugter Stellung); epidurales Brandhämatom; Hitzeaufplatzungen der Haut; Gelenk- und Knochensprengungen.

2.28 Lebensbedrohlich ist eine Herabsetzung der Körperkerntemperatur auf ca. 27 °C. Bei dieser Temperatur können Herzrhythmusstörungen bis zum Kammerflimmern auftreten. Der Tod tritt bei Körperkerntemperatur < 25 °C ein.

2.29 Rundliche Einsenkung der Haut mit blassem porzellanähnlichen Wall. Histologisch Wabenbildung der Hornschicht im Wallbereich, strichförmige Ausziehung der Basalzellkerne und Abhebung der Epidermis von der Kutis.

MC

2.30 Lösung A
Zu (A): Es handelt sich hier um eine gefährliche Körperverletzung gemäß § 223 StGB, da die Körperverletzung mittels einer Waffe (Stilett) begangen wurde. Alle anderen Aussagen sind richtig.

2.31 Lösung E
Zu (E): Zu den vitalen Reaktionen zählt die Aspiration von Blut, Ruß und Speisebrei bis in die peripheren Lungenabschnitte.
Zu (A)–(D): All diese Befunde sind postmortale Veränderungen, zu deren Entstehung keine Herz-Kreislauftätigkeit mehr nötig ist.

2.32 Lösung A

Zu (1): Eine Hautabschürfung entsteht durch eine tangentiale Gewalteinwirkung durch einen flächigen oder stumpfkantigen Gegenstand mit Abtragung der Kutis. Die obersten Epithelschichten werden in Richtung der Gewalteinwirkung zusammengeschoben, wodurch sich die Richtung der Gewalteinwirkung erkennen lässt.

Zu (2) und (3): Honiggelb sind Hautabschürfungen am ehesten, wenn sie postmortal entstanden sind, während eine braunrote Färbung eher bei vitalen Abschürfungen beobachtet wird.

2.33 Lösung A

Zu (A): Nicht nur die Ausdehnung eines Hämatoms, sondern auch dessen Erkennbarkeit an der äußeren Haut hängt von der Intensität, dem Gefäßreichtum und der Bindegewebebeschaffenheit der betroffenen Stelle ab. Nur bei schwerster Traumatisierung sind bereits kurz nach dem Ereignis Hämatome äußerlich sichtbar. In der Regel jedoch sind sie erst einige Stunden nach dem Vorfall, manchmal auch erst am nächsten Tag erkennbar.

Zu (B): Hämatome sind Folge stumpfer Gewalteinwirkung. Die Form von stumpfen Gegenständen kann sich, je nach Intensität der Gewalteinwirkung, auf der Hautoberfläche abzeichnen (z. B. Reifenabdruckspuren).

Zu (C): Wenn es durch eine stumpfe Gewalteinwirkung zum Zerreißen von Gefäßen oder Zertrümmerungen innerer Organe kommt, kann der dadurch bedingte Blutverlust zu innerem Verbluten führen (z. B. stumpfes Bauchtrauma mit Milzruptur).

Zu (D): Nicht nur bei Kindern können Intensität und Lokalisation von Hämatomen Aufschluss über die Art der Gewalteinwirkung geben. Für eine Misshandlung typisch wären z. B. parallele bandförmige Hautrötungen, sog. Doppelstriemen, auf dem Gesäß.

Zu (E): Hämatome am Kopf, die oberhalb der sog. Hutkrempenlinie liegen, resultieren eher von einem Schlag als von einem Sturz (zumindest auf ebener Erde), sodass sich über die Lokalisation der Verletzungen Hinweise darauf ergeben, ob es sich um einen Schlag oder einen Sturz gehandelt hat.

2.34 Lösung D

Zu (D): Ein Globusbruch ist ein spinnennetzartig imponierender Schädelbruch, bei dem die meist konzentrisch verlaufenden Berstungsfrakturlinien durch radiär verlaufende Berstungsfrakturen durchbrochen sind. Eine solche Bruchform kann bei einem Schlag mit einem Gegenstand mit flächiger Aufschlagfläche (z. B. Stein) entstehen.

Zu (A) und (C): Schädelbasisfrakturen sind meist Folge einer allgemeinen Schädeldeformierung und je nach Richtung der Gewalteinwirkung meist längs- oder querverlaufende Berstungsbrüche, wobei bei Längsdruck eine Längsfraktur und bei Querdruck eine Querfraktur entsteht.

Zu (B): Die Blow-out-Fraktur (Orbita-Bodenfraktur) entsteht bei einem direkten Schlag auf das Auge und nicht auf das Hinterhaupt.

Zu (E): Ein Terrassenbruch entsteht, wenn ein geformter Gegenstand schräg auftrifft (verkantet) und die Knochenschichten stufenartig nach innen imprimiert werden. Dagegen entsteht ein Lochbruch, wenn das Werkzeug senkrecht auftrifft. Bei kleinem betroffenem Areal (bis zu 4 × 4 cm) entsteht meist ein Lochbruch mit Heraussprengung eines umschriebenen Knochenstückes als geformter Bruch, an dem die Form des verletzenden Werkzeuges erkennbar ist.

2.35 Lösung B

Zu (B): Querdruck erzeugt Querbruch, Längsdruck erzeugt Längsbruch. Ein Schädelbasislängsbruch entsteht somit bei einer Gewalteinwirkung von vorne oder von hinten. Die beschriebenen beidseitigen frontobasalen Hirngewebeverletzungen sind sog. Contre-Coup-Herde, die bei einer Gewalt gegen den Hinterkopf an der gegenüberliegenden Seite, also frontal beobachtet werden. Für solche Contre-Coup-Herde existieren zwei Erklärungsmodelle. Die eine (sog. Unterducktheorie) geht von der Vorstellung aus, dass das Gehirn beim Aufprall des Kopfes mit abruptem Abstoppen des knöchernen Schädels die Bewegung infolge seiner Massenträgheit zur Aufprallstelle hin fortsetzt. Dabei entsteht am Gegenpol ein Sog, der zu Kapillarblutungen führt. Die andere Theorie (sog. Kavitationstheorie) besagt, dass die durch den Aufprall des Schädels erzeugte Druckwelle durch das Schädelinnere verläuft und an der gegenüberliegenden Schädelinnenfläche reflektiert wird. Beim Überlagern dieser beiden Druckwellen entstehen extreme Unterdruckspitzen mit bläschenförmiger Freisetzung gelöster Gase in den Kapillaren und „Implosion" der Gasbläschen bei der nachfolgenden berdruckspitze.

Zu (A), (C) und (D): Hier handelt es sich jeweils um seitliche Gewalteinwirkungen, die Querbrüche zur Folge haben.

Zu (E): Beim Einstauchen oder auch beim Zug der Wirbelsäule in die Schädelhöhle hinein oder aus der Schädelhöhle heraus können Ringfrakturen entstehen.

2.36 Lösung B

Zu (B) und (E): Die in der Frage beschriebenen Verletzungen sind geradezu typisch für Selbstbeschädigung. Bei Selbstbeschädigung findet man oberflächliche Verletzungen, parallel angeordnet, langstreckig und gradlinig an Körperstellen, die leicht zugänglich sind. Bei einem Kampf ändert sich die Täter-Opfer-Geometrie ständig. Dabei entstehen Verletzungen (Ritzer, Schnitte, Beschädigungen durch Fingernägel (E)), die in unterschiedlichen Richtungen angeordnet und z. T. tiefgreifend sind sowie an Stellen liegen, die nicht so leicht zugänglich sind wie die Unterarme.

Zu (A): Unter Exkoriation versteht man Schürfungen, die beim Kontakt mit Boden flächig ausgeprägt sind und nicht mit Ritzern zu verwechseln sind.

Zu (C) und (D): Als Abwehrverletzungen bezeichnet man z. T. sehr tiefgreifende Verletzungen an Händen und Armen, die beim Kampf entstehen. Liegen sie beugeseitig, werden sie als aktive (z. B. beim Eingreifen in das Messer), liegen sie streckseitig, als passive Abwehrverletzungen bezeichnet.

2.37 Lösung B

Zu (B): Verletzungen, die z. T. tiefgreifend sind und die an den Streck- und Beugeseiten der Arme und Hände zu erkennen sind, können Abwehrverletzungen sein, die auf eine Fremdtäterschaft hinweisen.

Zu (A): Zauderschnitte sind oberflächliche Schnittverletzungen, die parallel zu einer tiefergreifenden Schnittverletzung verlaufen und auf Selbstbeibringung hinweisen. Über den Verlauf der 1–1,5 cm tiefen Schnitte wird hier nichts berichtet.

Zu (C): Schnittverletzungen, die in Selbsttötungsabsicht beigebracht werden, liegen am Unterarm häufig beugeseitig, meist in der Handgelenksbeugefläche oder in der Ellenbeuge.

Zu (D): Die Verlaufsrichtung der Blutspuren lässt Rückschlüsse auf die Position des Opfers (stehend, liegend, sitzend) zu.

Zu (E): Gewebebrücken sind stehengebliebene Bindegewebe-, Nerven- und Gefäßstränge, die zur Unterscheidung zwischen stumpfer und scharfer Gewalt dienen.

2.38 Lösung C

Zu (C): Mehrere oberflächliche und meist annähernd parallel verlaufende Schnitte neben tieferen Verletzungen werden als sog. Probierschnitte bezeichnet, die auf eine Selbstbeibringung hinweisen.

Zu (A): Seltsamerweise entblößen sich die Suizidenten häufig und „schonen" die Kleidung.

Zu (B): Eine mehrfache Durchtrennung der Karotiden ist bei einer Selbstbeibringung kaum denkbar. Tiefgreifende, bis auf die Wirbelsäule reichende Schnitte allerdings sprechen nicht gegen eine Selbstbeibringung, da sich z. B. gerade Schizophrene in der akuten Psychose schwere, fast verstümmelnde Verletzungen beibringen können.

Zu (D): Tiefe Schnittverletzungen in den Handinnenflächen, v. a. an den Fingerbeugeseiten, können allenfalls bei der Verwendung von Rasiermesserklingen entstehen. Aber auch dann beobachtet man nur oberflächige Schnitte. Tiefgreifende Verletzungen an den Händen und Armen sprechen gegen eine Selbstbeibringung. Man bezeichnet sie als Abwehrverletzungen, wobei die beugeseitig liegenden eher als aktive, die streckseitig liegenden als passive Abwehrverletzungen bezeichnet werden.

Zu (E): Gerade Halsschnittverletzungen mit Verletzungen der Halsvenen oder -arterien gehen mit einem starken, z. T. spritzenden Blutverlust nach außen einher. Blutfreie Hände bei einem Verstorbenen mit multiplen Halsschnitten sprechen daher für eine Fremdbeibringung.

2.39 Lösung A

Scharfe Gewalt	Stumpfe (profilierte) Gewalt
Schnittwunde, Stichwunde	Rissquetschwunde, „Platzwunde"
Glatte Ränder ohne begleitende Quetschung, keine Weichteilbrücken	Gezackte Ränder, Schürfsaum, Quetschung, Weichteilbrücken in der Tiefe

Zu (3): Gewebebrücken finden sich bei Verletzungen durch stumpfe oder halbscharfe Gewalteinwirkung.

Zu (4): Unterblutungen des Wundrandbereiches entstehen durch Quetschung oder Kontusion des Wundgebietes und weisen auf eine breitflächige, d. h. stumpfe oder halbscharfe Gewalteinwirkung hin.

2.40 Lösung E

Zu (1): Bei schräg zur Körperoberfläche geführter Klinge kann je nach Neigungswinkel die Hautdurchtrennung länger sein als die Tatmesserklinge breit ist.

Zu (2): Durch Retraktion der Haut kann die Hautwunde kürzer als die Klingenbreite sein.

Zu (3): Wird das Tatwerkzeug mit großer Wucht geführt (z. B. ein Messer wird bis zum Schaft eingeführt), so kann der resultierende Stichkanal länger als das Stichwerkzeug sein, da die Weichteile (z. B. Bauchwand) komprimiert werden können.

Zu (4): Durch Faltenbildung in der Kleidung kann es bei einmaligem Zustechen zu mehreren stichförmigen Durchtrennungen der Kleidung kommen (ähnlich dem Scherenschnittprinzip).

2.41 Lösung B

Zu (B): Im vorliegenden Fall wurde Strom (elektrischer Fön) in eine mit Wasser gefüllte Badewanne eingeleitet. Die Stromstärke (I), die dabei auf eine in dieser Badewanne sitzende Person einwirkt, ist nach dem Ohm'schen Gesetz (I= U/R) abhängig von der Spannung (U) und dem Widerstand (R). Der Widerstand wird beim Menschen im Wesentlichen durch die Beschaffenheit der Haut (trocken, schwielig: bis zu 1 Mio Ohm/cm²; feucht: bis zu 15-fach geringer) beeinflusst. Strommarken entstehen aber nur dann, wenn bis zum Durchbruch des Hautwiderstandes an der Kontaktstelle eine große Wärmeentwicklung auftritt. **Ist der Kontakt breitflächig und** ist der **Hautwiderstand durch Nässe gering**, entstehen **keine Strommarken**, da es dabei nur zu einer geringen Wärmeentwicklung kommt.

Zu (A), (C) und (E): Eine Strommarke entsteht durch die elektrothermische **Hitzewirkung** (A) an der Kontaktstelle des Stromleiters mit dem Organismus. Sie imponiert makroskopisch als zentrale Eindellung mit **porzellanartig aufgeworfenem Randwall** (C) von grauweißer bis schwärzlicher Farbe, in einigen Fällen lassen sich metallische Rückstände durch den Kontakt mit dem Stromleiter erkennen. Mikroskopisch sieht man eine Blasenbildung in der Hornhaut, eine fischzugartige Anordnung und eine strichförmige Ausziehung der Kerne in der Basalzellschicht. Wichtig ist, dass der Strom punktuell einwirkt. Nur bei **großer Stromdichte an einer Stelle** (E) wird sich eine Strommarke ausprägen.

2.42 Lösung C

Zu (C): Zu den **Vitalitätszeichen** gehören: **Rußeinatmung** in die tiefen Luftwege, verschluckte Rußteilchen im Magen, große Fettpartikel in der Lunge, Krähenfüße neben den Augenwinkeln, ein Erythem am Rand der Verbrennungen und insbesondere eine Kohlenmonoxid-Hämoglobin- (**CO-Hb**)**Erhöhung** auf > 10%. Durch die Anreicherung von CO-Hb nimmt die **Muskulatur** eine **lachsrote Farbe** an. Dies **spricht** (wie im vorliegenden Fall) **für ein Brandgeschehen zu Lebzeiten** der Person.

Zu (A): Unter **Fechterstellung des Leichnams** versteht man die Fixierung der Gliedmaßen in halbgebeugter Stellung. Dies geschieht durch die hitzebedingte Schrumpfung der Muskulatur und ist ein **postmortales Phänomen**.

Zu (B): Durch die **postmortale Erschlaffung** der Muskulatur kommt es zu einer **Protrusion der Zunge**. Dieses Phänomen tritt bei Brandleichen, deren Gesichtshaut durch die Hitze geschrumpft ist, noch stärker zutage.

Zu (D): Bei länger dauernder Hitzeeinwirkung auf einen Leichnam kommt es zu einer **Sprengung** der Knochen, insbesondere der oberflächlich liegenden **Schädelknochen**. Solche Knochenaufsprengungen sind schwer von vital entstandenen Frakturen abzugrenzen. Sie geben keinen Hinweis darauf, dass die Person zum Zeitpunkt des Brandausbruchs gelebt hat.

Zu (E): Unter einem **Brandhämatom** versteht man ein **postmortal** entstandenes, epidural gelegenes Hämatom, das aufgrund der Hitzeeinwirkung eine ziegelrote Farbe aufweist. Es liegt zwischen Schädeldach und harter Hirnhaut und entsteht durch Austritt von Blut aus der Diploe und den Blutleitern.

2.43 Lösung C

Zu (C): Unter hydrodynamischer Sprengwirkung versteht man den Effekt eines Geschosses beim Auftreffen auf Organe von großem Wassergehalt wie Gehirn, Herz (in der Diastole) und Leber. Beim Eintritt des Geschosses wird das Gewebe radiär – d. h. senkrecht zum Schusskanal – plötzlich verdrängt. Hierdurch baut sich unter hohem Gewebedruck eine über-kalibergroße temporäre Wundhöhle auf, die nach Projektildurchtritt pulsierend zusammenfällt. Da Wasser und wasserhaltige Organe nicht komprimierbar sind, platzen diese Organe auf. Die hydrodynamische Sprengwirkung ist umso größer, je höher die Auftreffgeschwindigkeit des Geschosses ist und je höher der Wassergehalt des Gewebes ist. Mit zunehmender Induration der Organe – z. B. bei fibrotischem Umbau – sinkt die Sprengwirkung.

Zu (A): Unter einem Prellschuss versteht man den Aufprall eines matten (langsamen) Geschosses auf den Körper, ohne dass die Haut durchdrungen wird. Es kommt hier lediglich zu einer Quetschung der Haut und des darunterliegenden Gewebes.

Zu (B): Werden flüssigkeitsleere Hohlorgane getroffen, wird der Gewebedruck zum größten Teil nur durch die Volumenzunahme (Projektil) erhöht, denn die Luft lässt sich leicht komprimieren.

Zu (D): Unter Durchschlagvermögen versteht man die Eigenschaft des Geschosses, einen Körper bestimmter Dicke zu durchschlagen. Wesentlich ist außer der Energie des Geschosses der Widerstand der zu durchdringenden Materie.

Zu (E): Eine Geschossembolie (= Verschleppung eines Geschosses mit dem Blutstrom) wird ganz selten mal nach Steckschüssen mit kleinkalibrigen matten Projektilen beobachtet, z. B. wenn die Geschosse in ein Gefäß (oder das Herz) eindringen und an der gegenüberliegenden Wand reflektiert und mit dem Blutstrom verschleppt werden.

2.44 Lösung B

Zu (B): Charakteristisch für einen absoluten Nahschuss (= Schuss mit aufgesetzter Waffe) sind: Schwärzung des Schusskanals im Anfangsteil; Schmauchhöhle (Auftreibung der Haut durch Pulvergase); mehrstrahlig aufgeplatzte Einschussöffnung und Stanzmarke, die den Umriss der Waffenmündung wiedergibt.

Zu (A): Der große Schmauchhof um die Wunde herum ist ebenso wie Pulvereinsprengungen ein typisches allgemeines Nahschusszeichen.

Zu (C): Der Ausschuss ist meist größer als der Einschuss, er hat adaptierbare Wundränder.

Zu (D): Abstreifring und Schürfsaum unterscheiden den Einschuss vom Ausschuss.

Zu (E): Jeder Kontusionssaum wird nach peripher blasser, da dort die Einblutung geringer wird.

2.45 Lösung D

Zu (D) und (E): Ein Abstreifring entsteht beim Eindringen eines Projektils in die Haut. Während des Eindringvorganges liegt die Haut, die gedehnt und nach innen verschoben wird, kurz dem Projektil an. Das Projektil wiederum gibt dabei die mitgeführten Rückstände aus dem Lauf und Schmauchbestandteile an die Haut ab. Ein Reinigen der Patronenoberfläche verhindert keinen Abstreifring (E), da es sich hauptsächlich um Rückstände aus dem Lauf und Schmauchbestandteile handelt. Ist die Haut allerdings mit Kleidung bedeckt, so findet sich der Abstreifring an der Kleidung und nicht auf der Haut. Der Abstreifring ist ein Zeichen eines Einschusses unabhängig von der Schussentfernung.

Zu (A) und (B): Allgemeine Nahschusszeichen sind Pulverschmauch und Pulvereinsprengungen, bei einem absoluten Nahschuss sieht man eine Schwärzung des Schusskanals im Anfangsteil, eine Schmauchhöhle und eine Stanzfigur bzw. Stanzmarke (Umriss der Waffenmündung). Die Einschussöffnung bei einem absoluten Nahschuss ist mehrstrahlig aufgeplatzt.

Zu (C): Bei einem Fernschuss fehlen Nahschusszeichen. Die Kennzeichen eines Einschusses – wie der Abstreifring – sind jedoch vorhanden.

2.46 Lösung A

Zu (A): Bei Verwendung von Stricken, Seilen oder anderen faserhaltigen Materialien als Strangwerkzeug finden sich regelmäßig Faseranhaftungen an der Strangmarke. Werden solche Faseranhaftungen auch an den Händen des Erhängten nicht vorgefunden, weist dieser Befund auf ein postmortales Aufhängen hin.

Zu (B): Hautvertrocknungen innerhalb der Strangmarke entstehen sowohl prä- als auch postmortal durch den raschen Flüssigkeitsverlust über dem Hautdefekt.

Zu (C): Als Zwischenkamm werden jene Hautpartien bezeichnet, die bei einem mehrfach um den Hals gelegten Strang zwischen den Strangfurchen zum Liegen kommen. Ausgedehnte Zwischenkammblutungen sind Befunde, die sich postmortal im Gegensatz zu den unmittelbar oberhalb der Strangfurche zu beobachtenden Bläschen nie erzeugen lassen.

Zu (D): Als Simon-Blutungen bezeichnet man Einblutungen im ventralen Bandapparat der Lendenwirbelsäule, die häufig beim Erhängen, aber auch bei anderen Todesarten beobachtet werden können. Der Entstehungsmechanismus dieser Blutungen, die auch postmortal erzeugt werden können, ist unklar.

Zu (E): Ein Speichelfaden im Mundwinkel ist ein eher selten zu beobachtendes vitales Zeichen.

2.47 Lösung E

Die Frage ist schwer und erfordert viel Kombinationsgabe und kriminologisches Geschick.

Zu (E): Die tiefe Rille spricht dafür, dass das Seil mit einer schweren Last (lebloser Körper) nach oben gezogen wurde. Dies wäre also ein Indiz gegen ein suizidales Erhängen.

Zu (A): Totenflecke entwickeln sich in den abhängigen Partien, d. h. an den Körperstellen, die am tiefsten liegen. Beim frei in der Schlinge Hängenden sind dies die unteren Extremitäten und die Hände. Die Totenflecke entwickeln sich in der Regel in der ersten Stunde nach dem Tode und sind in den ersten 6 Stunden nach dem Tode noch vollständig umlagerbar. Wird der Leichnam in dieser Zeit in die Schlinge gehängt, würden sich die Totenflecke also in diese Bereiche umlagern.

Zu (B): Ein sich Erhängen mit einer laufenden Schlinge ist ohne weiteres möglich. Für den Todeseintritt ist nicht notwendig, dass der Hals zirkulär eingeschnürt wird, denn der Tod beim Erhängen tritt durch 4 verschiedene Mechanismen, einzeln oder in Kombination, ein. Dies sind: Unterbrechung der zerebralen Blutversorgung, Verlegung der Atemwege, Reizung der Halsnervengeflechte und Verletzung der Halswirbelsäule mit Schädigung des Halsmarkes. Diese Beobachtung lässt daher keine Unterscheidung zwischen Mord und Selbstmord zu.

Zu (C) und (D): Massive Stauungszeichen im Gesicht wie Dunsung und Zyanose treten beim Erhängen entgegen Laienmeinung nur selten auf. Beim sog. typischen Erhängen (typisches Erhängen = freies Hängen in der Schlinge, höchster Aufhängepunkt im Nacken), ist das Gesicht durch die Drosselung der venösen und arteriellen Blutzufuhr blass, Stauungsblutungen sind hier typischerweise nicht vorhanden. Dies gilt auch dann, wenn das Gewicht des hängenden Körperteils ausreicht, um arterielle und venöse Blutzufuhr zu stoppen. Für die Kompression der Karotiden reichen 3,5–5 kg und für den Verschluss der Aa. vertebrales 16–30 kg. Dies erklärt auch den Tod durch Erhängen, ohne dass der ganze Körper frei hängt.

2.48 Lösung D

Zu (2), (3) und (4): Zyanose, Stauungsblutungen der Gesichtshaut und der Augenbindehäute sowie Gedunsenheit des Gesichts zählen zu den allgemeinen Erstickungszeichen. Sie sind Folge einer venösen Stauung im Kopfbereich, die beim Erwürgen (3), Erdrosseln (4), aber auch bei Thoraxkompression (2) (sog. Perthes-Druckstauung) beobachtet wird.

Zu (1): Beim typischen Erhängen kommt es meist durch die plötzliche Zuschnürung des Halses zu einer Unterbrechung der Blutzufuhr des Gehirns (akute zerebrale Ischämie), wodurch eine Bewusstlosigkeit und nachfolgend der Tod eintreten kann. Daher findet man beim typischen Erhängen weder äußere noch innere Erstickungszeichen. Die Farbe des Gesichts ist blass.

2.49 Lösung D

Zu (D): In dem Antworttext ist die Beschreibung einer Drosselmarke, die durch ein um den Hals gelegtes Drosselwerkzeug erzeugt wird, exakt wiedergegeben.

Zu (A) und (E): Bei diesen Beschreibungen kann es sich sowohl um eine Strangmarke bei Erhängen als auch um eine Drosselmarke handeln. Eine Unterscheidung ist anhand dieser Beschreibung nicht möglich. Es können lediglich Rückschlüsse auf die Art des Strangwerkzeuges gezogen werden.

Zu (B) und (C): In beiden Fällen werden verschiedene Formen und Verläufe von Strangmarken beim Erhängen beschrieben.

2.50 Lösung C

Zu (1): Der Nachweis von Kieselalgen in der Lunge oder den Organen des großen Kreislaufs wird unter der Frage des Gelebthabens geführt.

Zu (2): Aus fortgeschrittenen Leichenveränderungen lassen sich, wenn auch nur grob, Rückschlüsse auf die Liegezeit ziehen. Da diese Leichenveränderungen stark von den Umgebungsbedingungen abhängen, sollten diese bei der Beurteilung der Liegezeit bekannt sein. Die Feststellung der Wassertemperatur ist hier also sinnvoll.

Zu (3): Im Wasser kommt es sehr schnell zum Abfall der Körpertemperatur, so dass die Rektaltemperatur nur an frischen Wasserleichen Rückschlüsse auf die Wasserliegezeit geben kann. Im beschriebenen Fall zeigt die Leiche jedoch schon deutliche Fäulniserscheinungen, sodass die Messung der Leichentemperatur keine Bedeutung für diese Fragestellung mehr besitzt.

Zu (4) und (5): Zu den Hautveränderungen, die im Wasser auftreten können, zählen v. a. die Waschhautbildung an Händen und Füßen, die schon wenige Stunden nach dem Tod beginnt. Später lassen sich die Kopfhaare leicht ausziehen; Finger- und Fußnägel lockern und lösen sich in der Regel bei 18 °C nach ca. 2–3 Tagen, bei 3 °C nach ca. 35 Tagen.

2.51 Lösung C

Zu (1), (2) und (3): Typische Spätfolgen nach Verbrennungen sind: Nierenschädigung durch massive Hämolyse, nicht beherrschbare Infektionen meist mit Hospitalismuskeimen, blutende Stressulzera des Magens und ein Schocklungensyndrom, auch als direkte Folge der Einatmung heißer Dämpfe.

Zu (4): Eine bleibende Veränderung des Sauerstoffaustausches auf Zellebene mit möglicher chronischer CO-Vergiftung wird nicht beobachtet.

2.52 Lösung C

Zu (C): Simon-Blutungen sind Blutungen in den vertebralen Bandapparat der Lendenwirbelsäule, die häufig beim Erhängen gefunden werden. Der Entstehungsmechanismus ist unklar.

Zu (A): Wischnewski-Flecken sind Blutungen oder kleine Erosionen in der Magenschleimhaut bei Unterkühlten.

Zu (B): In der Kälte kommt es zur Diffusion von Sauerstoff durch die feuchte Haut mit Reoxidation des Hämoglobins. Die Totenflecke sind dann ähnlich wie bei einer Kohlenmonoxidvergiftung hellrot.

Zu (D): Weitere häufige Befunde sind verwaschene rötliche Blutungen über Knochenvorsprüngen, z. B. den Knien. Es handelt sich ähnlich wie bei den Verbrennungen um lokale Kälteschäden (Erfrierungen), die über Rötungen, Blasenbildungen bis zu Nekrosen reichen können.

Zu (E): Bei Unterkühlung empfinden die Betroffenen ein paradoxes Wärmegefühl, was zum Ablegen der Kleidung führt.

2.53 Lösung A

Zu (A): Je größer die wärmeisolierende Schicht ist, desto stärker ist der Körper vor Unterkühlung geschützt. Ein Pykniker besitzt eine dickere Fettschicht als ein Unterernährter und ist somit eher vor der Auskühlung geschützt.

Zu (B): Besonders gefährdet sind Kinder (durch die relativ zum Körpergewicht große Wärme abgebende Körperoberfläche), Unterernährte und ältere Menschen mit körperlicher Schwäche.

Zu (C) und (E): Maßgeblich für das Eintreten einer Unterkühlung ist der Wärmeentzug, der neben der Höhe der Umgebungstemperatur von dem Feuchtigkeitsgrad der Umgebung abhängig ist. Ein weiterer wichtiger Faktor für den Wärmeentzug ist die Stärke der Windbewegung. Je stärker die Luftbewegung, desto schneller die Wärmeabgabe an die Umwelt.

Zu (D): Eine starke Alkoholisierung fördert durch die erhöhte Wärmeabgabe bei erweiterten Hautgefäßen und gleichzeitiger Störung des Thermoregulationszentrums die Unterkühlung.

2.54 Lösung E

Zu (1) und (2): Diese bräunlich gefärbten farnkrautähnlich verzweigten Hautveränderungen entsprechen Hautverbrennungen, die durch neben der Hauptentladung des Blitzes noch auftretenden Verästelungen mit kleineren Stromstärken entstehen (sog. Lichtenberg-Blitzfigur). Diese Blitzfigur verzweigt sich reliefartig entsprechend den Hautfalten, sodass die tieferen Schichten nicht immer miteinbezogen werden.

Zu (3): Beim Blitzschlag entwickelt sich eine hohe Energie und Wärme, die zum Schmelzen von metallischen Gegenständen führen kann.

Zu (4): Durch die starke Druckwelle kann die Kleidung zerreißen oder schrotschussähnlich durchlöchert sein.

2.55 Lösung C

Zu (2): Strommarken entstehen an der Kontaktstelle des Stromleiters mit dem Organismus. Typischerweise sind sie grau bis weißlich und haben einen blassen porzellanähnlichen Wall. Strommarken können aber auch fehlen oder so klein und uncharakteristisch erscheinen, dass sie als solche nicht mehr erkannt werden können.

Zu (1): Strommarken treten überwiegend bei kleiner Kontaktfläche auf.

Zu (3) und (4): Strommarken beruhen auf den thermischen Effekten des Stromes auf die Haut und können auch postmortal auftreten.

2.56 Lösung D

Zu (D): Ein Blitz ist eine kurzzeitige Höchstspannungsentladung bei der ein Stoßstrom von mehreren 10000 Ampere in einigen 10–100 Millionstel Sekunden erreicht werden. Neben der Hauptentladung entstehen aber noch Verästelungen, in denen niedrigere Stromstärken auftreten. Dies bezeichnet man als Lichtenberg-Blitzfigur, die auch auf der Haut von dem Blitz Getroffenen sichtbar werden kann. Es zeichnen sich dann auf der Haut die ast- oder farnkrautartigen, rötlichen Verzweigungen ab.

Zu (A): Die gebräuchlichste Stromart ist ein Wechselstrom mit einer Frequenz von 50 Hz. Er ist im Allgemeinen gefährlicher für den Organismus als Gleichstrom. Mit steigender Frequenz nimmt allerdings die spezifische Reizwirkung auf erregbare Gewebe ab und der wärmeerzeugende Effekt zu. Wechselstrom mit Frequenzen von 40–150 Hz sind besonders gefährlich für das menschliche Reizleitungssystem. Die meisten Unfälle resultieren mit dem Kontakt dieses Haushaltsstromes.

Zu (B): Bei Hochspannungsunfällen kann es typischerweise auch ohne direkten Kontakt mit dem Stromleiter zu tödlichen Unfällen kommen, da hier der Strom durch die Luft (Lichtbogen) übertreten kann.

Zu (C): Starke Strommarken beobachtet man häufiger bei kleiner Kontaktstelle, nicht bei großflächiger Berührung, da bei einer kleinen Kontaktfläche eine Verdichtung der Stromflusslinien stattfindet.

Zu (E): Die Stromeinführung in die Badewanne erfolgt häufig in suizidaler Absicht und ist dann selbstverständlich kein strafbares Tötungsdelikt.

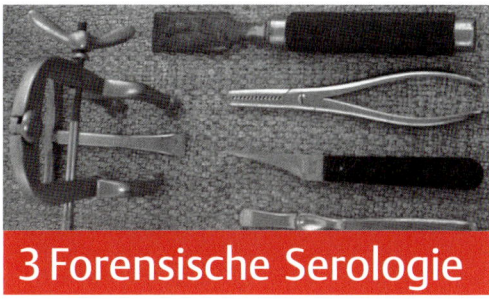

3 Forensische Serologie

Fälle

3.1.1

- Am Auto:
  - Fingerabdrücke an Fahrzeugtüren, am Lenkrad, Innenspiegel
  - Evtl. vorhandene Blutspuren aus dem Fahrzeuginneren, v. a. am Airbag
  - Evtl. vorhandene Sekretspuren am Airbag
  - Fasermaterial von den Gurten
- Beim Fahrzeughalter:
  - In der fraglichen Zeit getragene Kleidungsstücke
  - Kopfhaare
  - Fingerabdrücke
  - Material (hier: Wangenschleimhautabstrich) für eine DNA-Analyse
  - Evtl. vorhandene Blutspuren am Körper

3.1.2 Die Sicherung von Spuren ist in diesem Fall Aufgabe speziell ausgebildeter Kriminalbeamter. Diese Beamte sichern auch die Kleidungsstücke und nehmen die Fingerabdrücke. Die Sicherung von Blutspuren, von Haaren und Wangenschleimhautabstrich kann von einem Arzt verlangt werden.

3.1.3 Blut- und Sekretspuren können mit dem Spurenträger (z. B. Gurtband) gesichert werden, sie können aber auch abgekratzt oder mit einem feuchten sterilen Watteträger aufgenommen werden. Sekretspuren (z. B. Speichel) sind kaum sichtbar. Daher ist es sinnvoll, Stellen, bei denen man den Verdacht hat, dass sich dort solche Spuren finden könnten, mit einem feuchten Watteträger abzuwischen. Im vorliegenden Fall wäre es ratsam, den Airbag auf Speichelspuren hin zu untersuchen. Die Spuren sind eindeutig bzgl. Herkunftsort zu beschriften, die Kleidungsstücke sind in getrennten Papiertüten, die Watteträger in kleinen Faltschachteln (Kartonbox) zu sichern.

3.1.4 Spuren sind immer trocken zu lagern, feuchte Spuren müssen dazu getrocknet werden. Gelagert werden sie dunkel bei Zimmertemperatur, oder aber tiefgekühlt.

3.1.5 Um festzustellen, ob es sich um Blut handelt, verwendet man sog. Vorproben (Chemilumineszenz, Phenolphtaleinprobe, Wasserstoffsuperoxidprobe) oder Beweisproben (Porphyrinprobe, Spektroskopie).

SAQ

3.2 Identifizierung von Personen, Individualisierung von Spuren, Abstammungsbegutachtung.

3.3 Wangenschleimhautabstrich.

3.4 Mitochondriale DNA und Y-chromosomale STRs.

MC

3.5 Lösung A

Zu (A): Schlagspritzspuren entstehen beim Auftreffen des Hammers auf eine bereits blutende Wunde, d. h. nicht beim ersten Schlag, da in diesem Falle die Haut an der Stelle noch intakt ist.

Zu (B): Schwalbenschwanzähnlich sieht der Wundwinkel dann aus, wenn ein Stichwerkzeug zwischen Einstechen und Herausziehen eine Richtungsänderung erfährt.

Zu (C) und (D): Was genau mit Facettenbildung gemeint ist, ist nicht klar. Möglicherweise ist damit die sog. Randzackenbildung gemeint, die bei aus großer Fallhöhe auftreffenden Tropfen beobachtet werden kann. Dabei entstehen auch die satellitenartigen Sekundärtropfen.

Zu (E): Feucht glänzend sind frische Spuren. Sind die Spuren auffallend hellrot, so hat das (wenn sie nicht „verwässert" sind) etwas mit dem Sauerstoffgehalt des Blutes zu tun. Dies kann z. B. die Folge einer CO-Vergiftung sein.

3.6 Lösung B

Zu (B): Grundregel für die Asservierung von Spuren: Jede feuchte Spur, ob Blut, Sperma, Scheidensekret usw. muss vor dem Versand getrocknet werden, da sonst sehr schnell Fäulnisprozesse beginnen, die die Spuren vernichten könnten. Dies bedeutet, dass man flüssige Blutspuren erst trocknen muss, bevor man sie versendet. Richtig ist dies, wenn die Spuren nur mit einem Träger (Watte usw.) aufgenommen werden können. Dies gilt natürlich nicht, wenn die Blutspuren direkt in einem geeigneten Gefäß gesichert werden können.

Zu (A): Die Fotodokumentation ist bei der Spurensicherung allgemein von größter Wichtigkeit. Keine noch so detaillierte Beschreibung einer Spur, eines Verletzungsbildes oder eines Raumes kann ein Bild der-/desselben ersetzen.

Zu (C): Trockene Spuren, nicht nur von Blut, kann man mit dem Spurenträger, also mit der Unterlage, auf der sich die Spur befindet, sichern.

Zu (D): Eine angetrocknete Blutspur möglichst vollständig abzukratzen und zu sichern, wird dann angewandt, wenn das Sichern der Blutspur mit dem Spurenträger nicht möglich ist. Ist auch ein Abkratzen nicht möglich, so ist es zugelassen, die Spur mit einem – leicht mit physiologischer Kochsalzlösung angefeuchtetem – Watteträger aufzunehmen und so – nach dem Trocknen – aufzubewahren.

Zu (E): Es ist richtig, dass Blutspurensubstanz tiefgekühlt aufbewahrt werden darf.

3.7 Lösung D

Zu (1), (2) und (3): Zum sicheren Blutnachweis (ohne Artspezifität) eignen sich nur Proben, die nur auf den Blutfarbstoff positiv reagieren. Hierzu zählen alle Verfahren, die die einzelnen Substanzen im Blut direkt nachweisen können, wie die Porphyrinprobe, die spektroskopischen und spektrometrischen Verfahren.

Zu (4): Ortho-Tolidin dient als Farbstoffreagenz zum Nachweis von Nitrit oder Phenolen.

3.8 Lösung C

Zu (4) und (5): Die Bestimmung der Herkunft des Blutes (Mensch/Tier) erfolgt mittels spezifischer Antiseren. Diese Antiseren erkennen das zugehörige Protein-Antigen und verbinden sich in einer sog. Antigen-Antikörper-Reaktion. Die „klassischen" Verfahren, die diesem Prinzip folgen, sind der Präzipitin-Versuch nach Uhlenhuth und der Diffusionstest im Agargel nach Ouchterlony.

Zu (1), (2) und (3): Die Luminolprobe, Chemilumineszenz und der Ninhydrintest sind sog. Vorproben, mit denen allenfalls die Eigenschaft „Blut", nicht jedoch eine Artzugehörigkeit festgestellt werden kann. Die Porphyrinprobe ist eine Beweisprobe, mit der ebenfalls nur die Eigenschaft „Blut", aber keine Artzugehörigkeit untersucht wird.

3.9 Lösung B

Zu (B): Als Grundregel für die Asservierung von Spuren gilt: Jede feuchte Spur, ob Blut, Sperma, Scheidensekret usw. muss vor dem Versand getrocknet werden, da sonst sehr schnell Fäulnisprozesse beginnen, die die Spuren vernichten könnten.

Zu (A), (C) und (E): Das sofortige Verschließen des noch feuchten oder gar mit Kochsalzlösung durchnässten Asservates in einem Röhrchen fördert das Bakterienwachstum und den Fäulnisprozess (auch im Kühlschrank), wodurch die Spuren weitgehend unbrauchbar gemacht werden.

Zu (D): Nähragar ist, wie der Name schon besagt, ein ideales Medium, um Pilze und Bakterien anzuzüchten, nicht aber um Spermien lebensfähig zu erhalten. Auch benötigt man keine lebensfähigen Spermien, um die DNA zu bestimmen.

3.10 Lösung B

Zu (B): Mikroskopisch kann man Spermien sicher nachweisen. Eine weitere sichere Methode ist die DNA-Untersuchung.

Zu (A): Der Amylase-Test dient zum Nachweis von Speichelspuren, z. B. auf einer Jeans-Hose.

Zu (C): Die Phenolphthalein-Reaktion (oder auch Kastle-Meyer-Test) dient ebenso wie der Luminoltest dem Nachweis von Blut. Aufgrund der hohen Nachweissensibilität können damit auch noch sehr verdünnte ausgewaschene Blutspuren entdeckt werden.

Zu (D): Aminosäuren (mit primären Aminogruppen) reagieren mit Ninhydrin unter Bildung eines Farbstoffes, der blauviolett-rotbraun gefärbt ist. Die Aminosäure wird dabei unter Decarboxylierung zu einem um ein C-Atom kleineren Aldehyd oxidiert. Bei Aminosäuren mit sekundären Aminogruppen läuft die Reaktion nur teilweise ab, so bildet Prolin mit Ninhydrin einen gelben Farbstoff. Diese Reaktionen dienen zur Sichtbarmachung von Schweiß, der ebenfalls kleine Mengen freier Aminosäuren und Proteine enthält. Der Ninhydrin-Test (Moberg-Test) wird auch zum Nachweis peripherer Nervenläsionen angewandt. Da die sympathischen Fasern, die die Schweißsekretion regulieren, nach Austritt aus dem Rückenmark mit den peripheren Nerven verlaufen, kommt es bei Störungen peripherer Nerven auch zum Ausfall der Schweißsekretion. Beim Moberg-Test werden Hand- oder Fußabdrücke auf Papier mit Ninhydrin-Reagenz behandelt, wobei die mit dem Schweiß freigesetzten Aminosäuren und Peptide zu einer Färbung führen. Dadurch können Läsionen einzelner Nerven sowie Plexus- und Wurzelläsionen erkannt werden.

Zu (E): Die Phosphatase-Reaktion dient dem Nachweis von Spermaflüssigkeit, nicht aber die Phosphoglukomutase-Typisierung.

3.11 Lösung E

Zu (A)–(E): An lebenden Personen kann der Spermanachweis noch nach ca. 64 Stunden (in Einzelfällen auch länger), bei Leichen je nach Witterung und Lagebedingungen noch nach Wochen, evtl. sogar Monaten gelingen.

3.12 Lösung

Zu (C): Beim Menschen ist der Markstrang schmal, die Rinde breit, bei Tieren dagegen der Markstrang breit, die Rinde schmal.

Zu (E): Das menschliche Haar ist immer dreischichtig aufgebaut. Es besteht typischerweise aus Kutikula, Rindensubstanz und Markstrang.

3.13 Lösung D

Zu (D): Die DNA-Analytik ist die für diese Fragestellung aussagekräftigste Untersuchungsmethode. Sie kann an jedem zellhaltigen Material durchgeführt werden. Zu zellhaltigem Material zählen neben Blut natürlich auch andere Körperflüssigkeiten wie auch eine Speichelspur.

Zu (A): Die Messung der Amylaseaktivität gibt Auskunft über die Art der Substanz und nicht über das verursachende Individuum.

Zu (B) und (E): Erythrozytenmembran-Antigene sind im Speichel nur bei sog. Sekretoren nachzuweisen. Als „Sekretoren" bezeichnet man Menschen, bei denen Blutgruppensubstanzen in Körperflüssigkeiten (Speichel, Sperma) ausgeschieden werden. Diese Eigenschaft ist genetisch determiniert. Die Erythrozytenmerkmale des AB0-Systems werden mit dem Absorptions-Elutions-Test untersucht. Die Untersuchung des AB0-Systems hat jedoch eine deutlich geringere Aussagekraft bezüglich der Wahrscheinlichkeit des Verursachers als die DNA-Analytik.

Zu (C): Die Phosphoglukomutase besteht aus vier Allelen und war vor der Einführung der DNA-Analytik eines der aussagekräftigsten Systeme, die man in der Vaterschaftsdiagnostik untersuchen konnte. Nach Einführung der DNA-Analytik hat die Untersuchung dieses Systems jedoch an Bedeutung verloren.

3.14 Lösung D

Zu (1), (2) und (3): Die Geschlechtsdifferenzierung aus Blutspuren gelingt an Lymphozyten durch den Nachweis von randständigen fluoreszierenden Kernkörperchen, welche dem distalen Teil des langen Armes von Y-Chromosomen entsprechen. Diese Körperchen findet man u. a. auch in Mundschleimhautzellen. In den Kernen der Granulozyten der Frau findet man trommelschlegelartige Anhangsgebilde, sog. Drumsticks, während die sog. Barr-Körperchen, heterochromatisch umgewandelte X-Chromosomen, bei der Frau in Haut-, Schleimhaut- und Haarwurzelzellen zu finden sind.

Zu (4): Die Porphyrinprobe wird als Beweisprobe zum Nachweis von Blut angewandt.

Zu (5): Das menschliche Haar zeigt mikroskopisch einen dreischichtigen Aufbau: Oberhäutchen (Kutikula) aus dachziegelförmig übereinanderliegenden Epidermiszellen, Rindensubstanz und Markstrang. Eine Geschlechtsdifferenzierung kann nur aus der Wurzelscheide erfolgen.

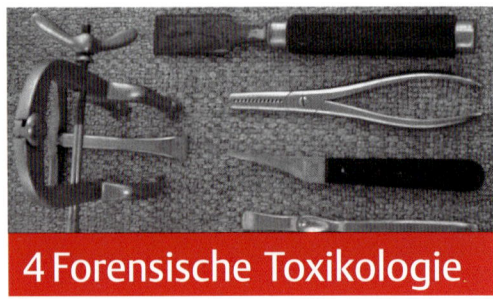

4 Forensische Toxikologie

Fälle

4.1.1 Sind keine sicheren Todeszeichen vorhanden, beginnen Sie mit der Reanimation. Sind sichere Todeszeichen vorhanden oder müssen Sie die Reanimation erfolglos abrechen, müssen Sie den Tod bescheinigen und eine Leichenschau veranlassen.

4.1.2

Befunde bei Intoxikation	Mögliche Hinweise im Fallbeispiel
Auffindesituation	Trinkgefäß mit auffälligem Inhalt
Angetrocknete Flüssigkeitsspuren mit auffälliger Farbe am Mund	Blaue Farbe: Parathion (E 605) Gelb-orange Farbe: Oxydemeton-methyl (Metasystox)
Auffälliger Geruch	Knoblauchartig: Parathion (E 605) Bittermandelartig: Blausäure, Zyanide
Farbe der Totenflecke	Hellrot: Blausäure, Zyanide
Pupillenweite	Weit: Atropin, Skopolamin Eng: Parathion (E 605)
Todeseintritt	Schnell: Blausäure, Parathion (E 605), Paraquat, Zyanide
Blasenbildung	Barbiturate
Verätzungen im Mund	Paraquat

4.1.3 Blausäure, Parathion (E 605), Paraquat, Zyanide.

4.1.4 Durch eine Obduktion mit toxikologischer Untersuchung.

4.2.1 Nicht sofort in den Keller stürmen und nachsehen! In diesem Falle müssen sie auf Ihre Selbst-sicherung achten und erst auf ein Atemschutzgerät warten.

4.2.2 Es besteht der Verdacht auf eine Intoxikation durch ein Atemgift. Da es sich um einen Weinkeller handelt, kommt am ehesten eine Kohlendioxidvergiftung in Betracht.

4.2.3 Bei einer Kohlendioxidvergiftung sind keine spezifischen Befunde zu erwarten; evtl. allgemeine Erstickungsbefunde.

4.2.4 Kohlendioxid entsteht bei Verbrennungs-, Fäulnis- und Gärungsprozessen. Es ist ein farb- und geruchloses Gas, das sich aufgrund seines relativ hohen spezifischen Gewichts am Boden oder in tiefer gelegenen Räumen (z.B. Silo, Weinkeller, Bergwerke) sammelt.

4.2.5 Symptome bei CO_2-Vergiftung in Abhängigkeit von der CO_2-Konzentration in der Atemluft

CO_2-Konzentration in der Atemluft	Symptome
> 6 %	Kopfschmerzen, Schwindel, Benommenheit, Reizbarkeit
> 10 %	Atemnot, Krämpfe, Bewusstlosigkeit
< 12 %	Tod durch Ersticken

SAQ

4.3 Symptome bei CO-Vergiftung in Abhängigkeit von der CO-Hb-Konzentration

CO-Hb-Konzentration	Symptome/Befunde
< 10 %	Physiologisch bei Rauchern
< 20 %	Keine wesentliche Wirkung
20–40 %	Kopfschmerzen, Übelkeit, Brechreiz, Schwindel, Konzentrationsschwäche
40–50 %	Bewusstseinsstörung, Bewusstlosigkeit
> 50 %	Akute Lebensgefahr, Tod

4.4 Bei Vergiftungen mit Zyaniden, Blausäure und Nitrobenzol.

4.5 Die häufigste Ursache für flüssigkeitsgefüllte Hautblasen, sog. Holzer-Blasen, die an Auflegestellen lokalisiert sind, sind Schlafmittelvergiftungen (v.a. die Barbituratvergiftung). Im Blaseninhalt ist der toxische Stoff nachweisbar.

Als Ursache der Blasenbildung werden vasomotorische Störungen angenommen. Hautblasen als vitale Reaktionen oder nach Einwirkung von elektrischem Strom zeigen meist einen entweder blutigen oder mit Eiweiß und Leukozyten angereicherten Inhalt und sind typischerweise am Ort der Einwirkung nachweisbar. Abzugrenzen sind die Hautblasen von Fäulnisblasen, die schmutzig-braune oder dunkelviolett gefärbte Flüssigkeit enthalten.

4.6 Opiatintoxikation.

4.7 Vergiftungszustand eines Drogenschmugglers, der seinen eigenen Körper zum Versteck der Drogen benutzt. Durch Ruptur/Auflösung der Verpackung der Drogen kommt es zur Freisetzung der Drogen mit akuten, meist letalen Vergiftungen.

MC

4.8 Lösung A

Die hellrote Farbe der Totenflecken bei CO-Vergiftung ergibt sich aus der hellroten Farbe des Blutes, die durch die hohe CO-Hb-Sättigung hervorgerufen wird.

Zu (1) und (2): Als „zonierte" Totenflecke bezeichnet man die unterschiedliche Färbung der Totenflecken im Randbereich, die meist durch Temperaturunterschiede entsteht. Die der Leiche entnommene Blutprobe ist dann dunkelrot.

Zu (3): Bei unvollständiger Verbrennung von Propangas entstehen CO, CO_2, H_2O und Ruß. Eine CO-Vergiftung kann bei dieser Konstellation also auch in Betracht gezogen werden.

Zu (4): Flüssiges Leichenblut ist gerade ein Hinweis auf eine Vergiftung.

Zu (5): Mit kirschroter Verfärbung des Gewebes unter den Fingernägeln ist gemeint, dass durch das dünne Unterhautgewebe die mit CO-Hb angefüllten Blutgefäße durchschimmern.

4.9 Lösung C

Zu (C): Der wichtigste Hinweis auf die Todesursache in dieser Frage ist die Angabe, dass in der Tasse bläuliche Anhaftungen vorhanden sind und der Umstand, dass die Abbildung bläuliche Flüssigkeitsantragungen seitlich der Nase und des Mundes erkennen lässt. Dass eine zum Trinken geeignete Flüssigkeit blau ist, ist eher selten. Typisch jedoch ist, dass Pflanzenschutzmittel mit einer blauen Warnfarbe

markiert werden, um eine missbräuchliche Anwendung zu verhindern. Dass die blaue Flüssigkeit auch getrunken wurde, darauf weisen wiederum die Abrinnspuren blauer Flüssigkeit von Mund und Nase hin. Ein Tod infolge einer Pflanzenschutzmitteltoxikation ist daher sehr wahrscheinlich.

Zu (A): Äußerlich sichtbares Zeichen eines Todes infolge koronarer Herzerkrankung ist allenfalls eine Zyanose des Gesichtes. Wichtige Hinweise wären entsprechende anamnestische Angaben oder Medikamente.

Zu (B): Äußerlich sichtbares Zeichen eines Stromtodes ist die Strommarke als Folge der elektrothermischen Schädigung an der Kontaktstelle. Sie ist meist rundlich mit zentraler Eindellung und blassem (porzellanartigen) Randwall.

Zu (D): Prinzipiell könnten auch giftige Lackdämpfe den Tod verursacht haben. Aus den Angaben in der Frage ergibt sich jedoch kein Hinweis dafür, dass Lacke verwandt wurden.

Zu (E): Typisch für eine Kohlenmonoxidintoxikation sind die hellroten Totenflecke. Die Totenflecke, die man auf der Abbildung an der Schulter, dem Hals und der Wange erkennen kann, haben jedoch eine blauviolette, also normale Farbe.

4.10 Lösung B

Zu (1): Die Zyanide allgemein und natürlich auch das Natriumzyanid gehören zu den stärksten Giften. Sie blockieren die Cytochromoxidase und damit die Atmungskette. Hieraus resultiert eine schwere Hypoxie. Toxisch wirkt Zyanid im Magen nach Freisetzung von Zyanwasserstoffsäure durch den Einfluss der Salzsäure. Normalerweise setzt die Wirkung jedoch schlagartig ein. Der Vergiftete bricht unter Krämpfen zusammen und verstirbt im Atemstillstand. Typische Obduktionsbefunde sind: blauviolette Totenflecken, ein Bittermandelgeruch, der allerdings nicht von allen Menschen wahrgenommen werden kann.

Zu (4): Parathion (E 605) ist ein Cholinesterasehemmer und führt nach Einnahme zu einer endogenen Acetylcholinvergiftung mit Übererregung der cholinergen postganglionären Synapsen im Bereich des vegetativen Nervensystems und der Motoneurone. Die rasch einsetzenden Symptome sind: Schweißausbruch, Speichelfluss, Übelkeit, Erbrechen, Schwäche, tonisch-klonische Krämpfe, Abdominalkrämpfe mit Kot- und Urinabgang, Sehstörungen mit extrem verengten Pupillen, Bronchospasmus, Dyspnoe, Parästhesien, Tremor, psychische Störungen, Bewusstlosigkeit, Tod.

Zu (2): Arsenik ist das wohl bekannteste Mordgift. Die akuten Vergiftungssymptome wie Leibschmerzen, Durchfälle, Krämpfe, Tachykardie, Hypotonie und Kollaps beginnen nach ca. 20 Minuten, der Tod tritt allerdings erst innerhalb weniger Stunden ein.

Zu (3): Vergiftungssymptome bei einer Knollenblätterpilzvergiftung (Amanita phalloides) treten erst nach einer Latenzzeit von 4–24 Stunden auf. Meist sind es Brechdurchfälle, die zu einer Exsikkose und zum Tode führen können. Wird dies überlebt, so kann nach 4–7 Tagen eine akute Leberdystrophie mit meist tödlichem Ausgang auftreten.

Zu (5): Nach akuter Thalliumvergiftung treten folgende Symptome mit einer Latenz von ca. 2 Tagen auf: Schweißausbruch, Speichelfluss, Übelkeit, Erbrechen, Schwäche, tonisch-klonische Krämpfe, Abdominalkrämpfe mit Kot- und Urinabgang, Sehstörungen mit verengten Pupillen, Bronchospasmus, Dyspnoe, Parästhesien, Tremor, psychische Störungen, Bewusstlosigkeit.

4.11 Lösung C

Zu (A)–(C): Stressläsionen im Verdauungstrakt können zwar bei schweren Schädel-Hirn-Traumata vorkommen. Dabei handelt es sich aber um Ulzera im Magen-Darm-Bereich und nicht – wie hier beschrieben – in Mundhöhle und Ösophagus. Solche Nekrosen weisen auf die orale Aufnahme einer ätzenden Substanz hin. Ein weiterer Hinweis auf die Substanz ist die Farbe des Blutes. Hellrotes Blut sieht man bei einer Kohlenmonoxidvergiftung und auch bei einer Vergiftung durch Zyankali. Gegen eine Kohlenmonoxidvergiftung durch Carboxyhämoglobinbildung sprechen die Nekrosen und der Umstand, dass der Mageninhalt alkalisch reagiert. Dies ist typisch für eine Zyankalivergiftung.

Zu (D) und (E): Eine Methämoglobinbildung (Syn. Hämiglobinämie) führt zu einer dunkelvioletten Färbung des Blutes.

4.12 Lösung B

Methämoglobin entsteht durch die Oxidation des Eisenmoleküls im Hämoglobin. Methämoglobinbildner sind vor allem:

- Medikamente (z. B. Sulfonamide, Phenacetine)
- Anilin und dessen Derivate (E)
- Nitrobenzol (A)
- Nitrate, die zu Nitriten reduziert werden können (C)
- Kalium- und Natriumchlorat (D)

Zu (B): Toluol ist ein Lösungs- und Konservierungsmittel. Es wirkt vor allem neurotoxisch.

4.13 Lösung A

Zu (A): Geschildert sind die typischen Symptome einer Vergiftung mit Parasympatholytika, zu denen Atropin gehört.

Zu (B): Typische Vergiftungssymptome der Opiate sind: Pupillenverengung und Atemlähmung.

Zu (C): Die Symptome einer Barbituratvergiftung sind unspezifisch. Einzige hinweisende Befunde wären evtl. vorhandene Holzer-Blasen.

Zu (D): Befunde einer Parathionvergiftung sind: Schweißausbruch, Speichelfluss, Übelkeit, Erbrechen, Schwäche, tonisch-klonische Krämpfe, Abdominalkrämpfe mit Kot- und Urinabgang, Sehstörungen mit extrem verengten Pupillen, Bronchospasmus, Dyspnoe, Parästhesien, Tremor, psychische Störungen, Bewusstlosigkeit.

Zu (E): Muscarin ist ein Alkaloid mit parasympathomimetischer Wirkung. Typische Vergiftungssymptome sind: Speichelfluss, Schweißausbruch, Durchfall, Erbrechen und Miosis.

4.14 Lösung E

Typische Vergiftungssymptome sind jeweils:

Zu (A): Arsenik: Erbrechen, Durchfall, Wadenkrämpfe, Durst, Lähmungen, starke Schmerzen.

Zu (B): Opium: Pupillenverengung, Bewusstseinsstörungen, Atemlähmung

Zu (C): Kohlenmonoxid (CO): Kopfschmerzen, Übelkeit, Erbrechen, Schwindel, flache Atmung, Bewusstseinseinengung.

Zu (D): Skopolamin: Pupillenerweiterung (Mydriasis), Tachykardie, trockene Schleimhäute, Sedierung und Atemlähmung.

Zu (E): Parathion: Hypersekretion (also Speichelfluss), Muskelschwäche, tonisch-klonische Krämpfe, Bradykardie, Übelkeit, Erbrechen, Angstgefühl, Ataxie.

4.15 Lösung B

Zu (B): Typisch für eine Ethanolintoxikation ist eine Hypothermie durch Störungen der zentralen Regulation, die zusätzlich durch eine Vasodilatation verstärkt wird.

4.16 Lösung D

Zu (D): Arsenik ist geruchlos und wurde deshalb häufig, gerade wegen seines unauffälligen Geschmacks, als Mordgift verwandt.

Zu (A): Schwefelwasserstoff riecht typischerweise nach faulen Eiern und ist der wichtigste Bestandteil von Kloakengas.

Zu (B) und (C): Nitrobenzol besitzt ebenso wie Blausäure und Zyanide einen typischen Bittermandelgeruch.

Zu (E): Schädlingsbekämpfungsmittel wie Parathion (E 605) riechen aromatisch. Die gleiche Geruchsqualitäten besitzen Alkohole, Lösungsmittel und ätherische Öle. Dagegen riechen Phosphor-, Selen-, Tellurverbindungen knoblauchartig.

4.17 Lösung E

Zu (1): Quecksilber kann sowohl oral aufgenommen oder als Quecksilberdampf eingeatmet toxisch wirken. Quecksilberdampf entsteht z. B. beim Erhitzen von Metall oder Amalgam. Die ionogenen Quecksilberverbindungen reagieren mit den freien SH-Gruppen von Proteasen und führen zu einer Enzyminhibition. Initialsymptome sind Übelkeit, starker Metallgeschmack, später heftige Gastroenteritiden mit Koliken und Erbrechen. Dies führt zu Eiweiß- und Elektrolytverlusten. Die Niere reagiert zunächst mit einer Polyurie, die von einer Oligurie und Anurie gefolgt wird. Diese Anurie mit Urämie kann zum Tode führen.

Zu (2): Schwefelwasserstoff ist ein farbloses nach faulen Eiern riechendes Gas. Es entsteht bei der Fäulnis von organischen Stoffen und ist der wichtigste Bestandteil des Kloakengases. Vergiftungen kommen wegen des Geruchs selten, und dann eher in der Landwirtschaft (Jauchegruben) und in chemischen Labors vor. Zu Vergiftungen kommt es, weil der Geruchsinn bei höheren Konzentrationen gelähmt wird. Die Wirkweise ist unbekannt. Der Tod tritt infolge Atemlähmung ein.

Zu (3): Zyanwasserstoff (Syn. Blausäure) ist ebenfalls farblos und besitzt einen charakteristischen Bittermandelgeruch, der aber – genetische bedingt – nicht von allen Menschen wahrgenommen werden kann. Zyanwasserstoff entsteht v. a. beim Verschwelen stickstoffhaltiger Kunststoffe (z. B. beim Wohnungsbrand) und befindet sich außerdem im Zigarettenrauch. Toxisch ist das Zyanidion, das mit dem dreiwertigen Eisen der Zytochromoxidase einen Komplex bildet und somit die Atmungskette auf zellulärer Ebene blockiert. Toxische Symptome und – bei hoher Konzentration – Tod treten nach Inhalation nach wenigen Sekunden auf.

4.18 Lösung D

Zu (3) und (5): Unter Mees-Nagelbändern an Fuß- und Fingernägeln versteht man weiße Querstreifen, die nach akuten überlebten Arsenik- und Thalliumvergiftungen auftreten.

4.19 Lösung D

Zu (D): Parathion (E 605) gehört der Gruppe der Schädlingsbekämpfungsmittel an. Zu den Vergiftungssymptomen gehören neben Sehstörungen mit extrem verengten Pupillen Schweißausbruch, Speichelfluss, Übelkeit, Erbrechen, Schwäche, tonisch-klonische Krämpfe, Abdominalkrämpfe mit Kot- und Urinabgang, Bronchospasmus, Dyspnoe, Parästhesien, Tremor, psychische Störungen, Bewusstlosigkeit.

4.20 Lösung D

Zu (D): LSD (Lyergsäurediethylamin) wird fast ausschließlich oral aufgenommen.

Zu (A): Heroin wird gewöhnlich geschnupft, inhaliert oder subkutan oder intravenös injiziert.

Zu (B): Haschisch ist das nach verschiedenen Methoden gewonnene Harz der Cannabispflanze. Normalerweise wird Haschisch geraucht, die orale Aufnahme zum Zweck der Berauschung durch Kauen oder in Form von Getränken und Speisen ist im Vergleich eher selten.

Zu (C): Kokain wird meist geschnupft oder als wässrige Lösung injiziert. Möglich ist es auch, Kokain in Form der freien Base zu rauchen. Die orale Aufnahme ist wegen der wesentlich geringeren Wirkqualität selten.

Zu (E): Als Body-Packer-Syndrom bezeichnet man die tödlich verlaufende Intoxikation eines Drogenschmugglers, der seinen eigenen Körper als Drogenversteck benutzt hatte. Vor allem Heroin, Kokain und Cannabis werden z. B. in Kondomen verpackt im Gastrointestinaltrakt oder in der Scheide transportiert. Wird die Verpackung durchlässig, können die meist großen Mengen resorbiert werden, woraus die Intoxikation resultiert.

4.21 Lösung C

Zu (C): Auf die Unterkühlung weisen die sich an den Streckseiten der Knie und Ellenbogen befindlichen livide verfärbten, leicht geschwollenen Hautbezirke sowie die hellroten Totenflecke hin. Die Totenflecke sind durch die kältebedingte höhere Sauerstoffsättigung hellrot. Eine hohe Alkoholkonzentration erklärt, weshalb ein junger Mann erfrieren kann. Durch Alkohol kommt es zur Hypothermie. Eine erhöhte Azetonkonzentration weist zusätzlich noch auf eine diabetische Stoffwechsellage bzw. ein ketoazidotisches Koma hin.

Zu (A): Bei einer Intoxikation mit Methanol sind keine charakteristischen Leichenbefunde zu erheben. Toxikologisch lässt sich eine erhöhte Konzentration von Methanol und den Abbauprodukten (Formaldehyd, Ameisensäure) nachweisen.

Zu (B): Nichts weist auf die Einnahme von Heroin hin. Es wird nicht von Nadeleinstichstellen oder Narbenstraßen an den Armen berichtet, noch wurden „fixertypische" Utensilien (z.B. Nadeln, Spritzen, rußgeschwärzter Teelöffel) gefunden.

Zu (D): Bei einem Sturz wären Schürfungen z.B. an den Ellenbogen, den Knien oder im Gesicht erwähnenswert. Auf einen Bolustod hinweisend wären Essensreste in der näheren Umgebung des Verstorbenen.

Zu (E): Eine Methämoglobinämie ist nach dem Tod durch dunkelrote Totenflecke erkennbar.

4.22 Lösung B

Zu (B): Gemeint ist mit dieser dunkelbraunen, plattenförmig gepressten und vor allem harzig riechenden Masse ein Haschischbrocken. Die beschriebene inadäquate Heiterkeit des Fahrers würde zu einer akuten Beeinflussung durch Haschisch passen. Die Wirkstoffe von Haschisch sind die Cannabinoide. Durch entsprechende gezielte Untersuchungen können u.a. das psychotrop aktive Tetrahydrocannabinol (THC) und das ebenfalls wirksame Stoffwechselprodukt 11-Hydroxy-Tetrahydrocannabinol nachgewiesen werden. Das Abbauprodukt THC-Carbonsäure ist nicht mehr psychotrop wirksam.

Zu (A): Kokain ist zumeist in Form eines weißlichen Pulvers erhältlich.

Zu (C): Häufigste Form des Morphins oder Heroins ist ein weiß-graues oder bräunlich kristallines Pulver.

Zu (D): LSD ist meist in Form von kleinsten Tabletten oder löschpapierähnlichen Zubereitungsformen erhältlich.

Zu (E): Methylendioxymethamphetamin, bekannter unter dem Namen MDMA oder Ecstasy, gibt es in den unterschiedlichsten Darreichungsformen, meist aber in Form kleiner Tabletten oder weißlichem Pulver.

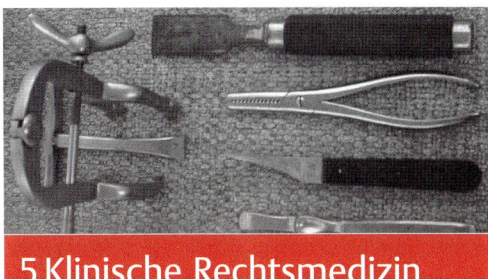

5 Klinische Rechtsmedizin

Fälle

5.1.1 Zuerst versuchen Sie, die Eltern des Kindes in Erfahrung zu bringen. Sie benachrichtigen diese und die Polizei.

Folgendes kann für Sie als Arzt wichtig sein:

- Menstruation
- Sind sexuelle Kontakte schon zuvor erfolgt?
- Ist der Täter mit den Fingern oder seinem Geschlechtsteil in die Scheide eingedrungen?
- Hat der Täter ein Kondom benutzt?
- Kam es zum Samenerguss?
- Hat der Täter das Mädchen geküsst oder gebissen?

5.1.2 Sie müssen eine eingehende körperliche und gynäkologische Untersuchung durchführen. Festgestellte Verletzungen sind exakt zu dokumentieren (Vermessen, Beschreibung, Skizze, evtl. Foto).

5.1.3

Asservat	Asservierung
Ejakulatverdächtige Spuren auf der Haut	Steriler feuchter Watteträger
Fremdblut	Steriler feuchter Watteträger
Speichelantragungen	Steriler feuchter Watteträger
Abstriche aus Scheidengewölbe, Mundhöhle, After	Watteträger
Ausstriche von den Abstrichen	Objektträger
Blut- und Urinprobe	Gekühlt lagern, evtl. einfrieren
Auskämmen von Schamhaaren	Steriler Kamm, in Papiertüte
Tampon, Binde	Briefumschlag
Fingernägel	In Papiertüte
Kleidungsstücke	Getrennt verpackt

5.1.4 Befunde bei kindlichem sexuellem Missbrauch:

- Anale Einblutungen und Fissuren
- Kondylome, Chlamydien, Trichomonaden, Herpes genitalis
- Unspezifische Entzündungen von Scheide und Vulva
- Auffälliges Hymen
- Frische Deflorationsverletzungen
- Alte Deflorationsverletzungen
- Spermanachweis
- Geschlechtskrankheiten Syphilis, Gonorrhö

5.1.5 Frische Deflorationsverletzungen mit Einriss des Hymens bis zum Rand und Spermanachweis.

5.2.1 Sie veranlassen eine Einweisung in ein Krankenhaus und eine weitere diagnostische Abklärung, z. B. mittels Computertomographie des Kopfes.

5.2.2 Eine subdurale Blutung ist meist Folge von Brückenvenenabrissen. Neben einem Sturz kann ein Schleudertrauma vorgelegen haben. Ein heftiges Schütteln des Kindes kann ebenso solche subduralen Blutungen erzeugen (sog. Schütteltrauma). Abzuklären sind auch Infektionen oder Blutgerinnungsstörungen.

5.2.3 Wenn retinale Blutungen vorliegen, äußerlich am Kind keine Verletzungen erkannt werden können und das Kind evtl. ältere Verletzungen aufweist.

5.2.4 Kopfverletzungen oder andere sturzbedingte Verletzungen sprechen gegen die Verdachtsdiagnose Schütteltrauma.

SAQ

5.3 Nur in etwa der Hälfte der Fälle können überhaupt Verletzungen festgestellt werden.

5.4 Schleimhautrötungen der Scheide, Hämatome/Kratzwunden an Oberschenkelinnenseiten, Gesäß/Hüfte, Rücken, Kratzwunden an der Vulva, Bissmarken, „Knutschflecke".

5.5 Frische und alte Deflorationsverletzungen, Spermanachweis, Geschlechtskrankheiten wie Syphilis oder Gonorrhö.

MC

5.6 Lösung E

Im Strafrecht gilt als Kind, wer das 14. Lebensjahr noch nicht vollendet hat. Nach § 176 StGB sind sexuelle Handlungen an Kindern (1) und (5), die Duldung sexueller Handlungen von Kindern (3) oder sexuelle Handlungen vor Kindern (2) sowie das Einwirken auf ein Kind durch Vorzeigen pornographischer Abbildungen (4) oder Darstellungen, um das Kind sexuell zu erregen, strafbar.

5.7 Lösung D

Dringliche Maßnahmen, die der Aufklärung einer Vergewaltigung dienen, sind die genaue und detaillierte Beschreibung sämtlicher Verletzungen (2), Gewinnung eines Scheidenabstriches u. a. zum Nachweis von Sperma (3) und die polizeiliche Meldung (4). Weiterhin wichtig ist eine gynäkologische Untersuchung und die Entnahme einer Blutprobe, die der Untersuchung auf Vorliegen einer Schwangerschaft, Feststellung der Blutgruppe und evtl. einer HIV-Serologie dient.

Zu (5): Die Aufklärung des Ehemannes ist allenfalls aus psychologischen Gründen indiziert. Sie darf jedoch erst nach Entbindung des Arztes von der ärztlichen Schweigepflicht durch die Geschädigte erfolgen.

Zu (1): Der Ouchterlony-Test ist ein Test zur Unterscheidung zwischen menschlichem und tierischem Blut und ist bei einer Vergewaltigung nur bei entsprechender Fragestellung, also in Ausnahmefällen, indiziert.

5.8 Lösung E

Zu (E): Schürfungen an den Knien eines Kindes sind keine Befunde, die allein auf eine Kindesmisshandlung hinweisen. Sie können sowohl beim Spielen als auch beim Krabbeln entstehen.

Zu (A), (B) und (C): Immer verdächtig auf Kindesmisshandlung sind mehrere und unterschiedlich alte Verletzungen, insbesondere an atypischen Stellen. Dies gilt sowohl für Hämatome als auch für Knochenbrüche. Typisch für eine Kindesmisshandlung sind auch Stockschläge, die typische Doppelstriemen hinterlassen: Diese parallelstreifigen Rötungen entstehen längs neben der Auftreffzone durch Verschiebung der Gewebeflüssigkeit und durch druckbedingte Gewebezerreißungen während des Aufschlages.

Zu (D): Blutungen am Augenhintergrund (Netzhautblutungen) weisen auf ein vorausgegangenes Schütteltrauma mit Zerrung am Sehnerv hin. Sie sind hochverdächtig auf eine Kindesmisshandlung.

5.9 Lösung A

Zu (A): Als Zwischenkamm wird die Hautpartie bezeichnet, die bei einem mehrmals um den Hals gelegten Strangwerkzeug zwischen den einzelnen Strängen zum Liegen kommt.

Zu (B)–(E): Unter Schütteltrauma wird der Vorgang verstanden, bei dem das Kind an den Armen, den Beinen oder am Thorax gepackt und geschüttelt wird. Dabei wird der Kopf nach vorn und hinten oder zu den Seiten beschleunigt. Das Gehirn folgt etwas verzögert in der Schädelhöhle dieser Bewegung. Hieraus resultieren Brückenvenenabrisse mit subduralen Blutungen und Zerrungen am Sehnerv mit Netzhautblutungen. Wenn nicht der Tod eintritt, können bleibende Schäden resultieren, die sich z. B. in Form eines symptomatischen zerebralen Anfalls bemerkbar machen können.

5.10 Lösung E

Zu (E): Lösen Eltern bei ihren Kindern künstlich Krankheitssymptome aus und suchen dann ärztliche Hilfe auf, so nennt man das Münchhausen-by-Proxy-Syndrom. Typisch ist, dass die Kinder häufig und meist in verschiedenen Kliniken vorgestellt werden, die beschriebenen Symptome dann nicht mehr vorhanden sind und eine Erkrankung nicht diagnostiziert werden kann. Ein solches Verhalten ist für das Kind sehr gefährlich, denn nicht selten wird zu giftigen Substanzen gegriffen, um Krankheitssymptome auszulösen. Im beschriebenen Fall kommt sogar in Betracht, dass die Mutter ihr Kind gewürgt hat, um Befunde, nämlich die punktförmigen Bindehautblutungen, zu erzeugen.

Zu (A): Als ALTE bezeichnet man einen plötzlich eintretenden lebensbedrohlichen Zustand mit Atemstillstand und Blauwerden bei Säuglingen.

Zu (B): Für die Diagnose einer allergischen Rhinokonjunktivitis lässt sich kein Hinweis finden.

Zu (C): Eine Epiglottitis ist eine fast nur bei Kleinkindern vorkommende Entzündung des Kehldeckels als Folge einer Infektion meist mit Haemophilus influenzae. Die Kinder zeigen ein septisches Krankheitsbild mit Schluckstörung, hohem Fieber und inspiratorischem Stridor mit zunehmender Ateminsuffizienz. Die Epiglottis ist stark gerötet und verdickt. Keines dieser Symptome trifft auf das 2-jährige Mädchen zu.

Zu (D): Das Gilles-de-la-Tourette-Syndrom, benannt nach einem Pariser Neurologen, beschreibt als Folge von Striatumläsionen vorkommende Automatismen (Tics) des Gesichts mit Schnaufen, Räuspern, Schnalzen und Ausspucken. Solche Tics können auch in anderen Körperregionen auftreten und so mit Kopro- und Echolalie sowie Echopraxie einhergehen.

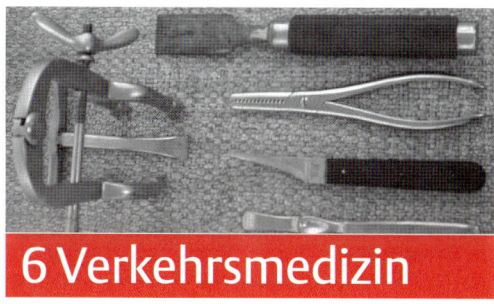

6 Verkehrsmedizin

Fälle

6.1.1 Nein. Ihre Beobachtung unterliegt der ärztlichen Schweigepflicht.

6.1.2 Sie unterliegen der ärztlichen Schweigepflicht und dürfen keine Auskünfte geben.

6.1.3 Ist in Ihrem Arbeitsvertrag nicht festgehalten, dass Sie in solchen Fällen eine Blutprobe für die Polizei entnehmen müssen, dürfen Sie, müssen aber nicht der Bitte der Polizei nachkommen. Weigern Sie sich, so muss die Polizei einen Amtsarzt mit der Durchführung beauftragen.
Wenn in Ihrem Arbeitsvertrag festgelegt wurde, dass Blut für die Polizei entnommen werden muss, dann müssen Sie es tun.

6.2.1 In diesem Fall ist eine möglichst hohe Blutalkoholkonzentration als Beurteilungsgrundlage für den Beschuldigten günstig, da ja geprüft werden soll, ob derjenige bei der Begehung der Tat so stark betrunken war, dass seine Schuldfähigkeit beeinträchtigt gewesen sein könnte. In diesem Falle muss man ein möglichst geringes Resorptionsdefizit von 10% und einen geringen stündlichen Abbauwert von 0,1‰ annehmen.

6.2.2 In diesem Falle ist ein möglichst geringer Wert günstig für den Beschuldigten. Man muss hier ein 30%iges Resorptionsdefizit und einen Abbau von 0,2‰/h ansetzen.

6.2.3 In diesem Fall sind die biologisch wahrscheinlichsten Abbauwerte von 0,15‰/h und ein 20%iges Resorptionsdefizit anzusetzen.

	6.2.1	6.2.2	6.2.3
A	100g	100g	100g
Resorptionsdefizit	10%	30%	20%
Resorbierter Alkohol	90g	70g	80g
c = resorbierter A/ $(p \times r)$	ca. 1,8‰	ca. 1,4‰	ca. 1,6‰
Abbau/h	0,1‰ → min. 0,6‰/6h	0,2‰/h → max. 1,2‰/6h	0,15‰/h → 0,9‰/ 6h
c nach 6h	Höchstens 1,2‰	Mindestens 0,2‰	Wahrscheinlich 0,7‰

A (1l Bier enthält 5 Vol.% → 40g Alkohol, d. h. 2,5l Bier enthalten 100g Alkohol)
p (Körpergewicht in kg → 70kg)
r (Verteilungsfaktor beim Mann → 0,7)

SAQ

6.3 1,1‰

6.4 Hierbei handelt es sich um eine Ordnungswidrigkeit. Der PKW-Fahrer muss mit einer Geldbuße rechnen.

6.5 Zu 20% Magen, zu 80% im Dünndarm.

6.6 Nach Nachtruhe zurückgebliebene Alkoholmenge im Körper nach vorangegangener Alkoholaufnahme.

6.7 Den unterschiedlichen Fett- und Wassergehalt des Körpers von Männern und Frauen.

6.8 Es ist ein Resorptionsdefizit von mindestens 10% bis maximal 30% anzunehmen. Die Höhe richtet sich nach der jeweiligen Fragestellung.

6.9 Nein. Verpflichtet sind nur Ärzte, deren Arbeitsvertrag dies vorsieht.

6.10 Leichenblut zur Bestimmung der Blutalkoholkonzentration sollte nur aus herzfernen Gefäßen, am besten der V. femoralis, entnommen werden. Begründung: Durch die anatomische Nähe des Herzens zum Magen kann es zu einer Erhöhung der Blutalkoholkonzentration infolge der Diffusion von höher konzentriertem Alkohol im Magen in die herznahen Gefäße kommen. Eine stärkere postmortale Alkoholverdunstung aus der V. femoralis wird in der

Regel nicht beobachtet, der Verlust über Verdunstung kann allerdings durch Wasserbestimmung des Blutes abgeschätzt werden.

MC

6.11 Lösung E

Der Arzt kann die krankheitsbedingte Fahruntüchtigkeit seines Patienten melden, wenn er durch das Weiterbestehen der Fahrerlaubnis ein höheres Rechtsgut (z. B. bei konkreter Gefährdung anderer Verkehrsteilnehmer) bedroht sieht.

6.12 Lösung E

Zu (A) und (C): Über Atmung und Schweiß werden je 2 % der aufgenommenen Alkoholmenge abgeatmet oder ausgeschieden. Selbst eine forcierte Atmung und starkes Schwitzen bei schwerer körperlicher Arbeit führen nicht zu einer wesentlichen Beschleunigung der Elimination.

Zu (B): Zwar erfolgt der Alkoholabbau v. a. in der Leber, eine Erkrankung der Leber mit Reduktion der endokrinen und exokrinen Leberfunktionen (z. B. bei Leberzirrhose) kann den Alkoholabbau verlangsamen, nie jedoch beschleunigen.

Zu (D): Ein schweres Trauma, ein Schockzustand und evtl. eine Bewusstlosigkeit können die Resorption der aufgenommenen Alkoholmenge verzögern, eine wesentliche Beeinflussung des Alkoholabbaus ist nicht bekannt.

6.13 Lösung B

Nach der Widmark-Formel errechnet sich folgende BAK (ohne Berücksichtigung eines Abbaues): c = 80 (aufgenommene Alkoholmenge)/80 (Körpergewicht) × 0,7 Verteilungsfaktor für Männer ≈ 1,42 ‰ Bei einem stündlichen Abbauwert von 0,15 ‰/h sind vier Stunden nach Trinkbeginn (drei Stunden nach Trinkende) bereits 0,6 ‰ abgebaut. Es errechnet sich somit eine BAK von 0,8 ‰.

6.14 Lösung C

Bei der Berechnung der Mindestblutalkoholkonzentration zum Vorfallszeitpunkt aus einer Blutalkoholkonzentration wird mit einem minimalen stündlichen Abbauwert von 0,1 ‰ zurückgerechnet. Wie in der Frage angegeben, sind ab Trinkende noch zwei Stunden von der Rückrechnung auszusparen, um sicherzustellen, dass die Resorption abgeschlossen ist. Es ist im vorliegenden Fall dann auf eine Uhrzeit von 2.00 Uhr zurückzurechnen. Dies sind – von der Blutprobe um 3.45 Uhr ausgehend – 1 Stunde und 45 Minuten, in

denen 0,175 Promille abgebaut wurden. Addiert man diesen Wert zu der gemessenen Blutalkoholkonzentration von 0,94 ‰ hinzu, so ergibt sich 1,11 ‰.

6.15 Lösung A

Zu (2): Die meisten Medikamente und deren Metabolite werden über die Niere ausgeschieden. Eine Untersuchung der Urinprobe ist hier die sicherste Nachweismethode.

Zu (1): Eine „Doppelentnahme" (= zweite Blutentnahme innerhalb von 30 Minuten) ist notwendig, wenn der Beschuldigte einen Nachtrunk geltend macht. Hat tatsächlich ein Nachtrunk stattgefunden, würde man in der zweiten Blutprobe theoretisch eine höhere Blutalkoholkonzentration unter der Voraussetzung erwarten, dass der „nachgetrunkene" Alkohol zum Zeitpunkt der ersten Blutentnahme noch nicht vollständig resorbiert gewesen war.

Zu (3): Die ärztliche Untersuchung des Beschuldigten kann Hinweis auf eine körperliche Beeinträchtigung des Beschuldigten und evtl. Hinweise auf zusätzlich eingenommene Medikamente geben. Der Nachweis der Substanz kann hierdurch nicht erfolgen.

Zu (4): Eine Überwachung dient nicht zum Nachweis der eingenommenen Substanz oder einer akuten Beeinflussung.

6.16 Lösung D

Zu (D) und (E): Leichenblut zur Bestimmung der Blutalkoholkonzentration (BAK) sollte nur aus herzfernen Gefäßen, am besten der Vena (nicht Arteria) femoralis entnommen werden, denn durch die anatomische Nähe des Herzens zum Magen kann es zu einer Erhöhung der Blutalkoholkonzentration infolge postmortaler Diffusion von höher konzentriertem Alkohol im Magen in die herznahen Gefäße kommen.

Zu (A): Die Begleitstoffanalyse dient dem Nachweis von unterschiedlichen Alkoholen (z. B. Methanol, Butanol), die als sog. Begleitstoffe in alkoholischen Getränken vorhanden sind.

Zu (B) und (C): Postmortal kann es durch Bakterien zu einer Verminderung und Erhöhung der BAK kommen. Die Prozesse laufen aber völlig unregelmäßig ab, so dass eine zuverlässige Rückrechnung nicht nur nicht zulässig, sondern schlichtweg unmöglich ist.

6.17 Lösung C

Zu (C): Rechtsgrundlage der Untersuchung von Beschuldigten, Geschädigten und Zeugen in einem Ermittlungsverfahren ist der § 81 der Strafprozessordnung (StPO). Darin heißt es u. a.: „Eine körperliche Untersuchung und die Blutentnahme beim Beschuldigten darf zur Feststellung von Tatsachen angeordnet werden, die für das Verfahren von Bedeutung sind. Zu diesem Zweck sind Entnahmen von Blutproben und andere körperliche Eingriffe, die von einem Arzt nach den Regeln der ärztlichen Kunst zu Untersuchungszwecken vorgenommen werden, ohne Einwilligung des Beschuldigten zulässig, wenn kein Nachteil für seine Gesundheit zu befürchten ist. Sie können ggf. auch mit Gewalt durchgesetzt werden.

Zu (A): Der Arzt hat gegenüber einem Patienten eine Garantenpflicht, d.h. er ist der Garant für die Gesundheit und das Leben des Patienten. Er ist daher verpflichtet, alle Maßnahmen vorzunehmen oder zu veranlassen, die geeignet sind, Schaden (z.B. Tod, Körperverletzung) vom Patienten abzuwenden.

Zu (B): Die Schuldfähigkeit oder Schuldunfähigkeit eines Betrunkenen kann Einfluss auf das Strafmaß haben.

Zu (D) und (E): Es ist die Strafprozessordnung, nach der die Blutentnahme von einem Beschuldigten erduldet werden muss. Es ist keine Staatsbürgerpflicht und sicherlich keine Maßnahme, die nur bei einem Festgenommenen durchgeführt werden darf.

6.18 Lösung D

Zu (D): Beim Menschen gibt es ca. 20 verschiedene Blutgruppensysteme. Eines davon ist das Kell-System. Bei der labormedizinischen Beurteilung des Alkoholmissbrauchs spielt es überhaupt keine Rolle.

Zu (A) und (E): Die Gamma-Glutamyl-Transferase (γ-GT) ist das klassische Leitenzym eines Alkoholmissbrauchs. Es normalisiert sich nach etwa 2–5 Wochen Karenz, während sich das mittlere Erythrozytenvolumen, welches ebenfalls beim Alkoholmissbrauch erhöht ist, erst nach etwa 1–3 Monaten Karenz wieder normalisiert.

Zu (B): Methanol ist ein Begleitstoff des Ethanols, sein Abbau wird bei Ethanolspiegeln >0,2‰ gehemmt. Bei einer länger andauernden Alkoholisierung kommt es zur Kumulation des Methanols. Hohe Methanolspiegel dienen somit – wenn sie nicht aus der Aufnahme großer Obstmengen resultieren – zum Nachweis eines Alkoholmissbrauchs.

Zu (C): Das carbohydratdefiziente Transferrin (CDT) ist ein durch einen reduzierten Gehalt an Kohlehydraten charakterisiertes Transferrin, das bei Alkoholmissbrauch, Hepathopathien und in der Schwangerschaft vorkommt. Bezüglich der Beurteilung einer Alkoholkarenz besitzt es eine höhere Spezifität als MCV und γ-GT und ist somit derzeit der spezifischste Marker eines Alkoholmissbrauchs.

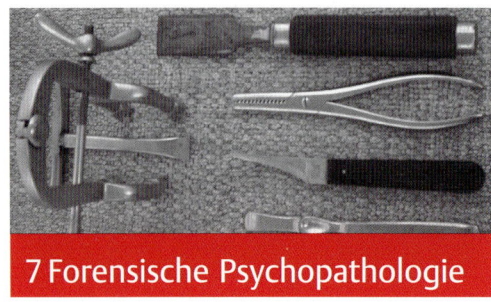

7 Forensische Psychopathologie

Fälle

7.1.1 Sie sind als Arzt verpflichtet, Hilfe zu leisten. Allerdings müssen Sie zunächst an Ihre eigene Sicherheit denken. Das bedeutet, dass Sie – wegen Gefährdung der Allgemeinheit – zunächst die Polizei verständigen müssen.

7.1.2 Für den Zustand kommen exogene und/oder endogene Ursachen in Betracht. Exogene Ursachen wären Intoxikationen (z.B. durch Drogen, Psychopharmaka, Alkohol). Endogene Ursachen wären beispielsweise psychiatrische Erkrankungen (z.B. schizoaffektive Störung) oder hirnorganische Erkrankungen (z.B. Hirntumor).

7.1.3 Im Strafverfahren wird zu prüfen sein, ob seine Steuerungs- und/oder Einsichtsfähigkeit beeinträchtigt (§ 21 StGB) oder gar aufgehoben (§ 20 StGB) war.

SAQ

7.2 Krankhafte seelische Störung, tiefgreifende Bewusstseinsstörung, Schwachsinn, schwere andere seelische Abartigkeit.

7.3 Ab vollendetem 7. Lebensjahr.

7.4 Ab vollendetem 14. Lebensjahr.

7.5 Ab vollendetem 18. Lebensjahr.

7.6 Ab vollendetem 16. Lebensjahr.

MC

7.7 Lösung D
Zu den tiefgreifenden Bewusstseinsstörungen zählen v.a. die nicht krankhaften Störungen wie Schlaftrunkenheit, Erschöpfung und Hypnose sowie die psychogenen Bewusstseinsstörungen, zu denen u.a. Affektzustände zählen.
Alle krankhaften Störungen sind unter dem Begriff „krankhafte seelische Störung" zusammengefasst. Hierzu zählen: endogene und exogene Psychosen, Schizophrenie, Intoxikationen und Schädel-Hirn-Traumata.

7.8 Lösung D
Zu (D): Stets schuldunfähig (Strafrecht) sind Täter unter 14 Jahren.
Zu (A), (B), (C) und (E): In allen geschilderten Fällen ist zu prüfen, ob die §§ 20 und 21 StGB anzuwenden sind. Ohne die Beurteilung des Einzelfalles kann nie prinzipiell von einer Schuldunfähigkeit ausgegangen werden. Es könnte auch „nur" eine verminderte Schuldfähigkeit nach § 21 StGB vorgelegen haben oder der Täter bei Begehung der Tat voll zurechnungsfähig (man denke nur an den schubhaften Verlauf vieler psychiatrischer Erkrankungen) gewesen sein.

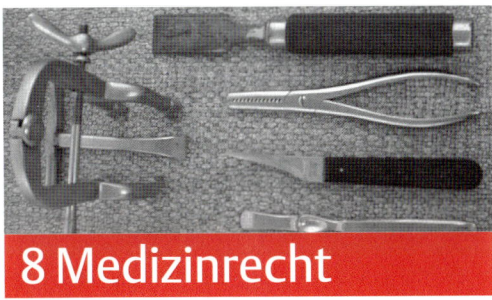

8 Medizinrecht

Fälle

8.1.1 Ja. Der Behandlungsvertrag kann mündlich geschlossen werden. Dazu genügt es, dass der Patient gegenüber Ihrer Angestellten den Wunsch äußert, von Ihnen behandelt zu werden.

8.1.2 Sie dürfen weder darüber berichten, dass der Patient überhaupt in Ihrer Praxis war, noch dürfen Sie über dessen Erkrankung ein Wort verlieren. Dies alles unterliegt der ärztlichen Schweigepflicht. Bei der Frage nach der Brille ist zu unterscheiden, ob die Tatsache, dass der Sportler eine Brille trägt, allgemein bekannt ist. Über allgemein bekannte Tatsachen dürfen Sie sich natürlich unterhalten, nur müssen Sie dabei berücksichtigen, ob aus Ihren Antworten der Rückschluss gezogen werden kann, dass sich der Sportler bei Ihnen in der Praxis befand. Besser ist es, keine Auskünfte zu geben.

8.1.3 Gleiches gilt für Ihre Sprechstundenhilfe, nicht aber für Ihre Putzfrau.

8.1.4 Dies ist nicht rechtmäßig. Die Kollegen werden nicht in die Behandlung eingebunden.

8.1.5 Dies ist nur dann rechtmäßig, wenn Ihr Kollege nur durch die Nennung des Namens einen ärztlichen Ratschlag bezüglich der Behandlung geben kann, z. B. weil dieser nur dann die Leistungsfähigkeit des Patienten einschätzen kann.

8.1.6 Sie sind überlastet und verweisen auf eine gleichwertige Versorgung durch einen anderen niedergelassenen Vertragsarzt in der Nähe. Die Inanspruchnahme dieses Arztes wäre dem Patienten zumutbar. Sie fühlen sich nicht qualifiziert genug.

8.2 Die Eltern sind die Sorgeberechtigten des Kindes. Ohne deren Willen und wenn das Kind noch nicht fähig ist, die Tragweite des Eingriffes zu ermessen und sich danach zu entscheiden, darf der Eingriff nicht durchgeführt werden. Handelt es sich allerdings um eine akut das Leben bedrohende Situation, so ist der Arzt berechtigt, im Interesse des Kindes die Entscheidung eines zunächst zu informierenden Vormundschaftsgerichtes vorweg zu nehmen und den Eingriff vorzunehmen.

SAQ

8.3.1 Kann die Approbation erteilen und entziehen.

8.3.2 Verfasst die Musterberufsordnung und soll damit zu einer möglichst einheitlichen Regelung der ärztlichen Berufspflichten führen.

8.3.3 Regelt die Berufs- und Weiterbildung und verfasst die Berufsordnung. Dazu gehört auch die Förderung und Vertretung von Berufsinteressen, die Überwachung der Erfüllung von Berufspflichten und die Förderung der Ausbildung.

8.3.4 Verfolgen Verfehlungen von Ärzten gegen Berufspflichten und allgemein anerkannte Standespflichten.

8.4 Ein Berufsverbot kann nur durch richterliches Urteil im Strafgericht verhängt werden

8.5 Der ärztliche Eingriff darf nicht gegen die guten Sitten verstoßen, der Patient muss vorher angemessen aufgeklärt worden sein, der Eingriff muss nach den Regeln der ärztlichen Kunst durchgeführt werden.

8.6 Über Art, Umfang, Anlass (Indikation), Chancen und Risiken des Eingriffs.

8.7 So lange vor dem Eingriff, dass für den Patienten noch die Möglichkeit besteht, den Eingriff abzulehnen. Bei einem bewusstlosen Patienten kann die Aufklärung entfallen und durch eine mutmaßliche Einwilligung ersetzt werden, falls der Eingriff unaufschiebbar ist und im wohlverstandenen Interesse des Patienten liegt.

8.8 Der behandelnde Arzt und in Ausnahmefällen seine Kollegen, die mit dem Eingriff vertraut sind.

8.9 Wenn der Patienten bereits aufgeklärt ist, wenn er darauf verzichtet (nicht bei Schwangerschaftsabbruch), wenn die umfassende Aufklärung dem Patienten erheblichen Schaden zufügen würde (z. B. depressiver Krebspatient).

8.10 Ein Arzt darf die Schweigepflicht durchbrechen, wenn er von dem Patienten davon entbunden wurde. Auch im mutmaßlichen Interesse eines Verstorbenen und nach Abwägung der Rechtsgüter, wenn er ein höheres Rechtsgut gefährdet sieht, darf er sie durchbrechen. Beispiele: Identifizierung eines verbrannten Patienten. Der Arzt stellt anlässlich der Behandlung eines Kindes Zeichen erheblicher Kindesmisshandlung fest. Ein Patient des Arztes ist wegen eines chronischen Leidens fahruntauglich; der Patient ist uneinsichtig, will seinen Führerschein nicht abgeben und meint, er könne weiterhin mit dem Auto fahren. Information an den Sexualpartner eines HIV-positiven Patienten aufgrund einer Abwägung zwischen dem Geheimhaltungsinteresse des Patienten und der Gesundheit und dem Leben des Sexualpartners.

8.11 Erfährt der Arzt von einem geplanten schweren Verbrechen, so muss er bei Mord, Totschlag, Völkermord und gewissen Taten terroristischer Vereinigungen seine Schweigepflicht durchbrechen. Bei anderen schweren Verbrechen ist er dazu nicht verpflichtet, wenn er sich stattdessen ernstlich bemüht, den Täter von dem geplanten Verbrechen abzuhalten. Bei Seuchenverdacht.

8.12 Der Schweigepflicht unterliegen außer dem Arzt gemäß § 203 StGB auch Angehörige des Heilberufes, für deren Berufsausübung oder für deren Führung der Berufsbezeichnung eine staatlich geregelte Ausbildung gefordert ist, z. B. Arzthelferinnen. Weiterhin gilt die Schweigepflicht für Heilhilfsberufe wie Berufspsychologen, aber auch für Rechtsanwälte, Sozialarbeiter u. a. Heilpraktiker fallen nicht unter die im § 203 StGB aufgelisteten Berufsbezeichnungen.

MC

8.13 Lösung B
Zu (B): Ein Berufsverbot kann nur durch richterliches Urteil im Strafrecht verhängt werden. Zu (A), (C), (D) und (E): In den Berufsordnungen, die von Bundesland zu Bundesland stark variieren können, die sich aber eng an die von der Bundesärztekammer verfassten Musterberufsordnung halten, finden sich Ausführungen zu der ärztlichen Schweigepflicht (C), zum Werbeverbot, zur Dokumentationspflicht (D), zur Verpflichtung zum Notfalldienst (E), zum kollegialen Verhalten und zur kollegialen Zusammenarbeit und dem ärztlichen Verhalten gegenüber Patienten, zur Anrufung der Ethikkommission, zu den zu erhebenden Gebühren, zur Fort- und Weiterbildung (A) und zur Verpflichtung zu einer ausreichenden Haftpflichtversicherung.

8.14 Lösung A
Zu (A) und (C): Der ärztliche Beruf ist ein freier Beruf und kein Gewerbe. Dem Arztberuf werden aber öffentlich-rechtliche Beschränkungen auferlegt, die auf der Sozialpflichtigkeit und der Bedeutung seiner Tätigkeit für die Allgemeinheit basieren. Diese Beschränkungen sind in der Berufsordnung festgelegt. Die ärztliche Berufsordnung ist somit eine auf dem Gesetz basierende rechtsverbindliche Ordnung, die in der autonomen Satzung der Ärztekammern der einzelnen Länder niedergelegt ist.
Zu (B): Die Bundesärztekammer ist ein privatrechtlicher Zusammenschluss der Ärztekammern und hat daher keine Aufsichtsbefugnis oder Gesetzgebungskompetenz gegenüber den rechtlich selbstständigen Landesärztekammern. Ihre Aufgabe ist es u. a., eine möglichst einheitliche Regelung der ärztlichen Berufspflichten herbeizuführen, nicht jedoch diese zu erlassen.
Zu (D): Die Gesetzgebungskompetenz des Bundes bezieht sich allein auf die Zulassung zu ärztlichen und anderen Heilberufen.
Zu (E): In der Bundesärzteordnung sind die Regelungen für die Ausübung des ärztlichen Berufes als Ausübung der Heilkunde unter der Bezeichnung „Arzt" oder „Ärztin" niedergelegt. Sie bezieht sich nur auf die Berufsaufnahme und nicht auf die Ausübung des Berufes, die wiederum Ordnungen unterliegt (Berufsordnung).

8.15 Lösung E
Eine Garantenpflicht (Arzt = Garant für Gesundheit und Leben des Patienten), die über die allgemeine Hilfeleistungspflicht hinausgeht, besteht grundsätzlich für jeden Arzt. Er ist verpflichtet, alle Maßnahmen vorzunehmen oder zu veranlassen, die geeignet sind, Schaden (z. B. Tod, Körperverletzung) vom Patienten abzuwenden.

8.16 Lösung A
Zu (A), (B) und (D): Grundsätzlich ist der Arzt in der Ausübung seines Berufes frei und kann die Behandlung eines Patienten in bestimmten gut begründeten Fällen ablehnen. Durch die Berufsordnung und den Kassenarztvertrag ist die Behandlungsfreiheit aber dahingehend eingeschränkt, dass er als Arzt jede notwendige Behandlung übernehmen muss, sofern es seine Qualifikation erlaubt. Eine Behandlung kann daher in einzelnen begründeten Fällen abgelehnt werden und nur dann, wenn dem Patienten daraus kein Schaden entsteht. Typische Ablehnungsgründe sind: mangelnde Qualifikation, Überlastung und

gestörtes Vertrauensverhältnis zwischen Arzt und Patient.

Zu (C): Eine Garantenpflicht (Arzt = Garant für Gesundheit und Leben des Patienten), die über die allgemeine Hilfeleistungspflicht hinausgeht, besteht grundsätzlich für jeden Arzt. Er ist verpflichtet, alle Maßnahmen vorzunehmen oder zu veranlassen, die geeignet sind, Schaden (z. B. Tod, Körperverletzung) vom Patienten abzuwenden.

Zu (E): Mit Kontrahierungszwang bezeichnet man die gesetzlich auferlegte Pflicht zur Annahme eines Vertragsangebotes. So sind z. B. die gesetzlichen Krankenversicherungen zur Aufnahme neuer Mitglieder unabhängig von deren Gesundheitsstatus oder finanzieller Leistungskraft verpflichtet, wohingegen die privaten Krankenversicherungen diese ablehnen können.

8.17 Lösung B

Zu (1): Nach den zivilrechtlichen Vertragsbestimmungen genügt zur Schließung des Arzt-Patient-Vertrages eine übereinstimmende Willenserklärung beider Parteien, die auch fernmündlich erfolgen kann. Schildert der Patient dem Arzt seine Beschwerden und beginnt der Arzt mit der Behandlung, ist die übereinstimmende Willenserklärung erfolgt und der Vertrag geschlossen.

Zu (2): In der Regel handelt es sich bei einem Arzt-Patient-Vertrag um einen Dienstvertrag.

Zu (3): Durch den Vertrag ist der Arzt verpflichtet, den Patienten nach den Regeln der ärztlichen Heilkunst zu behandeln. Ein Zwang zum Erfolg (Heilung) besteht nicht. Der Patient dagegen ist zur Leistung eines Honorars verpflichtet.

Zu (4): Mit der Übernahme des Vertrags übernimmt der Arzt nicht nur die Haftung für sein eigenes Handeln, sondern gleichzeitig auch für ein Verschulden von „Erfüllungsgehilfen" wie Arzthelferin, Schwester, Pfleger.

8.18 Lösung D

Zu (A)–(E): Zur Therapia minima gehört eine Basispflege mit Lindern von Schmerzen, Atemnot und Übelkeit sowie Stillen von Hunger und Durst. Zu ihr gehören aber keine lebensverlängernden Maßnahmen wie eine Beatmung.

8.19 Lösung A

Zu (A) und (B): Der Arzt hat insofern ein Zeugnisverweigerungsrecht, als er sich nach § 53 StPO als Berufsgeheimnisträger auf die ärztliche Schweigepflicht berufen darf. Die Schweigepflicht kann er jedoch durchbrechen, wenn er glaubt, dass es im Sinne des Verstorbenen wäre. Somit ist er nicht verpflichtet, die Aussage zu verweigern (B).

Zu (C): Eine Offenbarungspflicht besteht dann, wenn der Arzt von der Schweigepflicht entbunden wurde.

Zu (D) und (E): Eine Pflicht zur Ausstellung eines Gutachtens oder Attestes hat der Arzt dann, wenn er z. B. von einem Gericht als Sachverständiger angefordert wird.

8.20 Lösung B

Zu (2) und (3): Nach § 203 StGB unterliegt alles, was dem Arzt in seiner Eigenschaft als Arzt anvertraut oder bekann wird, der ärztlichen Schweigepflicht. Der Arzt ist zur Durchbrechung der Schweigepflicht nur befugt, wenn er von der Schweigepflicht entbunden ist oder wenn die Offenbarung zum Schutze eines höheren Rechtsgutes erforderlich ist. Ein Arzt muss die Schweigepflicht allerdings durchbrechen, wenn er von einem geplanten, also noch nicht durchgeführten Verbrechen erfährt und er denjenigen von der Ausübung des Verbrechens nicht abhalten kann. Er kann sie durchbrechen, wenn er Gefahr für das Leben oder das Wohlergehen anderer sieht. Ein alkoholisierter Schwerverletzter stellt in der Regel keine Gefahr mehr für andere dar. Der Arzt unterliegt also der Schweigepflicht. Er darf gar keine Auskunft geben.

Zu (1): Falsche Angaben gegenüber der Polizei darf nur der Beschuldigte, nie jedoch ein Zeuge machen. Dies würde eine Straftat darstellen und kann mit einer Freiheitsstrafe geahndet werden (Achtung: in einem solchen Fall ist auch die Approbation in Gefahr).

8.21 Lösung E _? falsch s. § 23 Bestattungsgesetz_

Zu (E): Die Schweigepflicht ist eine Standespflicht des Arztes. Sie muss – zu Lebzeiten des Patienten – nur zur Anzeige meldepflichtiger Krankheiten oder Anzeige geplanter Verbrechen (auch zur Warnung Betroffener) durchbrochen werden. Verstirbt der Patient, so hat der Arzt im mutmaßlichen Interesse des Patienten zu handeln. Der Arzt muss entscheiden, ob der Patient ein mutmaßliches Interesse daran hat, dass die Umstände seines Todes aufgeklärt werden. Dies ist wohl in den allermeisten Fällen anzunehmen.

Zu (A): Kein amtsärztlicher Beschluss kann zur Herausgabe der Krankenunterlagen verpflichten. Die Krankenunterlagen können in begründeten Einzelfällen – bei entsprechender Rechtsgrundlage und unter Berücksichtigung der Schweigepflicht – von der Staatsanwaltschaft beschlagnahmt werden.

Zu (B), (C) und (D): Nur der Patient kann den Arzt von der Schweigepflicht entbinden, kein Polizist, kein Heilberufsgericht und auch kein Angehöriger.

8.22 Lösung D

Zu (D): Der Arzt unterliegt der Schweigepflicht. Entbindet der Patient den Arzt, so hat der Arzt diesbezüglich kein Zeugnisverweigerungsrecht mehr.

Zu (A), (B) und (C): Nur der Patient selbst und keine andere Person oder Behörde – auch nicht der Staatsanwalt – kann den Arzt von der Schweigepflicht entbinden.

Zu (E): Die Schwere des Tatvorwurfes und damit die Höhe der Freiheitsstrafe ist kein Kriterium für die Entbindung von der Schweigepflicht.

8.23 Lösung D

Zu (B) und (D): Grundsätzlich ist jeder Zeuge verpflichtet, vor Gericht eine Aussage zu machen. Sowohl im Zivil- als auch im Strafprozessrecht ist jedoch eine Ausnahme vorgesehen. Einem Zeugen kann ein sogenanntes Zeugnisverweigerungsrecht zugestanden werden. Dieses kann aufgrund persönlicher Beziehungen zu den Parteien bzw. zum Angeklagten (z. B. Eltern, Ehegatte) oder aus beruflichen Gründen (z. B. Ärzte, Geistliche, Rechtsanwälte) gegeben sein. Besteht die Gefahr, dass sich ein Zeuge durch eine Aussage einer Strafverfolgung aussetzt, muss er auf entsprechende Fragen ebenfalls nicht antworten. Der Arzt unterliegt der Schweigepflicht und besitzt demzufolge ein Zeugnisverweigerungsrecht (Auskunftsverweigerungsrecht) nach § 383 ZPO (Zivilprozessordnung) und nicht nach der Musterberufsordnung.

Zu (A): Eine Pflicht zur Ausstellung eines Attestes oder Gutachtens hat der Arzt dann, wenn er von einem Gericht als Sachverständiger angefordert wird. Auch in diesem Verfahren kann er als Gutachter bestellt werden. Er darf dann aber nur über Befunde berichten, die er im Rahmen seiner Gutachter-Tätigkeit und eben nicht im Rahmen seiner hausärztlichen Tätigkeit erhoben hat.

Zu (C): Mit dem berufsspezifischen Schweigegebot ist die Schweigepflicht gemeint, die allerdings in der Musterberufsordnung und im Strafgesetzbuch verankert ist.

Zu (E): Der entschuldigende Notstand ist vom rechtfertigenden Notstand zu unterscheiden, der die Rechtswidrigkeit entfallen lässt. Der entschuldigende Notstand ist in § 35 des Strafgesetzbuches (StGB) geregelt. Wer eine Straftat begeht, um eine

gegenwärtige Gefahr für Leib, Leben oder Freiheit von sich selbst, Angehörigen oder nahe stehenden Personen abzuwenden, handelt ohne Schuld. Das gilt nur, soweit die Handlung erforderlich war, um die Gefahr abzuwenden und die Hinnahme der Gefahr nicht zumutbar war. Dem entschuldigenden Notstand wird auch der sog. Nötigungsnotstand (Befehlsnotstand) zugeordnet. Hier beruht die Notstandslage auf der selbst strafbaren Nötigung durch einen Dritten. Der Täter wird durch einen Dritten zur Begehung der Straftat genötigt, die er begeht, um einen Schaden abzuwenden.

8.24 Lösung C

Zu (A)–(D): Ein Arzt darf die Schweigepflicht nach Abwägung der Rechtsgüter durchbrechen, wenn er ein höheres Rechtsgut gefährdet sieht. Dies trifft in diesem Falle zu, denn die Information des Sexualpartners eines HIV-positiven Patienten dient der Gesundheit und dem Leben des Sexualpartners und ist somit höher zu bewerten als das Geheimhaltungsinteresse und der Intimschutz des Patienten.

Zu (E): Die Schweigepflicht besteht über den Tod hinaus. Danach muss der Arzt im mutmaßlichen Interesse des Patienten urteilen, ob er die Schweigepflicht durchbricht.

8.25 Lösung C

Zu (1): Der Arzt ist verpflichtet, den Patienten über Auswirkungen und Folgen seiner Erkrankung aufzuklären. Hierzu zählt auch die Aufklärung über die eingeschränkte Fahrtauglichkeit.

Zu (2): Ist der Arzt nach Abwägung der Rechtsgüter überzeugt, dass der Patient eine erhebliche Gefährdung für die Allgemeinheit darstellt, kann er seine Schweigepflicht durchbrechen und den Patienten zur Anzeige bringen.

Zu (3) und (4): Für den Arzt besteht keine Verpflichtung zur Anzeigenerstattung. Er kann somit weder straf- noch zivilrechtlich für evtl. Folgen zur Verantwortung gezogen werden, wenn er auf seiner Schweigepflicht besteht.

8.26 Lösung E

Zu (1)–(4): Der Arzt muss in der Regel die Schweigepflicht wahren. In einzelnen Fällen bleibt es aber dem Arzt überlassen, zugunsten welchen Rechtsgutes er abwägt, d. h. ob er die Schweigepflicht bei Kindesmisshandlung durchbricht oder nicht.

Bei Verdacht auf Vorliegen einer Kindesmisshandlung, kann der behandelnde Arzt diesen Verdacht allen unter (2)–(4) genannten Stellen melden.

8.27 Lösung E

Zu (1): Bei der Anzeige geplanter Verbrechen (besonders zur Warnung Betroffener) muss der Arzt die Schweigepflicht nur durchbrechen, wenn er das Verbrechen nur auf diese Art verhindern kann.

Zu (2) und (3): Die Schweigepflicht muss zur Anzeige meldepflichtiger Geschlechtskrankheiten (2) und im Rahmen des Bundes-Seuchengesetz (3) durchbrochen werden.

8.28 Lösung A

Zu (1): Es handelt sich nicht um die Anzeige eines geplanten Verbrechens, bei dem der Arzt seine Schweigepflicht durchbrechen könnte.

Zu (2): In diesem Falle kann der Arzt – zum Schutze des Kindes – abwägen, ob er seinen Verdacht auf Kindesmisshandlung meldet.

Zu (3): Die Epilepsie ist keine meldepflichtige Erkrankung. Im Einzelfall, z. B. stellt der Kranke eine erhebliche Gefahr für die Allgemeinheit (z. B. im Straßenverkehr) dar, kann der Arzt seine Schweigepflicht durchbrechen.

8.29 Lösung C

Zu (C): Gemäß § 205 StGB werden Verfehlungen gegen die §§ 202–204 StGB, in denen die Schweigepflicht geregelt ist, nur auf Antrag verfolgt. Stirbt die betroffene Person, so geht das Antragsrecht auf die Angehörigen über.

Zu (A): Die Schweigepflicht ist eine Standespflicht nicht nur des Arztes. Ihr unterliegen alle Angehörigen des ärztlichen Heilberufes, Angehörige sog. Heilhilfsberufe mit staatlich geregelter Ausbildung, aber auch nichtärztliches Personal ohne staatlich geregelte Ausbildung wie Arzthelferin, Arztsekretärin oder die Verwaltungsangestellten in Kliniken.

Zu (B) und (D): Die Aufbewahrungspflicht für Krankenunterlagen beträgt 10 Jahre. Die Schweigepflicht hat aber kein „Verfallsdatum", sie endet nie und insbesondere nicht mit dem Tode des Patienten.

Zu (E): Die Schweigepflicht ist im Strafgesetzbuch geregelt. Verfehlungen gegen diese Paragraphen werden selbstverständlich durch ordentliche Gerichte geahndet. Zusätzlich können noch Berufsgerichte tätig werden.

8.30 Lösung A

Zu (A): Jeder ärztliche Eingriff, d. h. jede ärztliche Heilbehandlungsmaßnahme, die die körperliche Unversehrtheit nicht nur unerheblich verletzt, erfüllt grundsätzlich den Tatbestand der Körperverletzung (§§ 223, 224, 226, 227, 229 StGB) unabhängig davon,

ob sie erfolgreich verlaufen ist oder zu einer bleibenden Schädigung des Patienten geführt hat. Durch die Einwilligung eines ordnungsgemäß aufgeklärten Patienten wird aber die Rechtswidrigkeit des Eingriffes hinfällig.

Zu (B): Der Arzt hat gegenüber einem Patienten eine Garantenpflicht, d. h. er ist der Garant für die Gesundheit und das Leben des Patienten. Er ist daher verpflichtet, alle Maßnahmen vorzunehmen oder zu veranlassen, die geeignet sind, Schaden (z. B. Tod, Körperverletzung) vom Patienten abzuwenden.

Zu (C): Dem Gesetz nach ist derjenige, der das Alter von 18 Jahren erreicht hat (und davon kann man bei einem Arzt ausgehen) voll strafmündig.

Zu (D): Patientenautonomie ist ein Schlagwort, mit dem u. a. umrissen werden soll, dass der Patient ein großes Selbstbestimmungsrecht besitzt, welches der Arzt zu beachten hat. Im übersteigerten Sinne wird sogar von dem Patienten als Kunde gesprochen.

Zu (E): Mit Informed Consent (der Begriff taucht 1957 erstmals in der amerikanischen Rechtsprechung auf) ist die Zustimmung eines informierten, aufgeklärten Patienten gemeint. Dieses Wort wird ähnlich wie „Patientenautonomie" gerade in der Gesundheitspolitik häufig als Schlagwort verwandt.

8.31 Lösung D

Zu (D): Der Rechtfertigungsgrund ist die Aufklärung und Einwilligung sowie der Umstand, dass der Eingriff indiziert und ethisch vertretbar war.

Zu (A): Unter Kontrahierungszwang versteht man die Verpflichtung, einen Antrag auf Abschluss eines Vertrages anzunehmen. Unter Kontrahierungszwang im Gesundheitswesen versteht man in Bezug auf die Ärzteschaft, dass jeder Arzt, der die Ausbildungsvoraussetzungen erfüllt, eine Praxisbewilligung beantragen und sich niederlassen kann. Die Gesetzlichen Krankenkassen sind dann verpflichtet, sämtliche Leistungen zu vergüten.

Einen Kurierzwang gibt es nicht. Die Verpflichtung zur ärztlichen Behandlung leitet sich aus dem Vertragsabschluss zwischen Arzt und Patient ab.

Zu (B): Mit der Einführung der Gewerbeordnung 1869 wurde eine allgemeine Kurierfreiheit zugelassen. Diese wurde mit der Einführung des Heilpraktikergesetzes 1939 zumindest eingeschränkt. Es bedeutet, dass neben approbierten Ärzten auch nach dem Heilpraktikergesetz zugelassene Personen die Heilkunde ausüben dürfen.

Zu (C): Man kann nur hoffen, dass kein Arzt in schuldunfähigem Zustand (z. B. im Vollrausch oder der akuten Psychose) behandelt.

Zu (E): Der § 34 StGB „rechtfertigender Notstand" kommt im Rahmen der Durchbrechung der Schweigepflicht bei der Offenbarung zum Schutze höherwertiger Rechtsgüter, z. B. bei Kindsmisshandlung, zum Tragen.

8.32 Lösung C

Zu (A)–(C): Jeder ärztliche Eingriff, d. h. jede ärztliche Heilbehandlungsmaßnahme, die die körperliche Unversehrtheit nicht nur unerheblich verletzt, erfüllt grundsätzlich den Tatbestand der Körperverletzung unabhängig davon, ob sie erfolgreich verlaufen ist oder zu einer bleibenden Schädigung des Patienten geführt hat oder ob der Arzt den Eingriff kunstgerecht oder fehlerhaft oder fahrlässig fehlerhaft ausgeführt hat. Rechtmäßig ist ein Eingriff nur dann, wenn er indiziert ist, sachgerecht ausgeführt wird und wenn der Patient (oder hier die Eltern) aufgeklärt sind und eingewilligt haben. Verstößt er aber gegen die guten Sitten – auch wenn es eine rituelle Handlung darstellen sollte –, so bleibt der Eingriff dennoch rechtswidrig.

Zu (D): Aufgabe der Ethikkommissionen ist es, Forschungsvorhaben unter ethischen und rechtlichen Standpunkten heraus kritisch zu prüfen. Damit soll gewährleistet sein, dass der forschende Arzt z. B. nicht aus wissenschaftlichem Eigeninteresse die Risiken für die Versuchspersonen unterbewertet.

Zu (E): Auch wenn die Tochter einsichtsfähig genug wäre, bleibt es ein sittenwidriger und damit rechtswidriger Eingriff.

8.33 Lösung A

Zu (A): Rechtmäßig einwilligen kann nur ein Patient, der aufgeklärt ist und über die geistige und sittliche Reife verfügt, die Bedeutung und die Tragweite des Eingriffes abschätzen zu können. Bei Kindern ist die Einwilligung der Erziehungsberechtigten einzuholen. Bei Jugendlichen muss – wie im vorliegenden Fall – die geistige und sittliche Reife geprüft werden.

Zu (B) und (D): Geschäftsfähigkeit ist ein Begriff aus dem Zivilrecht. Zwischen dem 7. und 18. Lebensjahr gilt eine bedingte Geschäftsfähigkeit. Die Rechtsfähigkeit des Betroffenen gilt für das Strafrecht.

Zu (C): Wäre der Arzt zu dem Schluss gekommen, dass seinem Patienten die geistige und sittliche Reife fehlt und die Eltern nicht zu erreichen sind, so hätte er – je nach Dringlichkeit – das Vormundschaftsgericht benachrichtigen müssen.

Zu (E): Das Gesundheitsamt ist für solche Fragen nicht zuständig. Die Aufgabenschwerpunkte der Gesundheitsämter liegen u. a. in der Seuchenhygiene und dem Gesundheitsschutz mit dem Ziel, Infektionskrankheiten und gesundheitliche Belastungen durch schädigende Umwelteinflüsse zu verhindern. Weiterhin obliegen ihnen präventive Aufgaben zur Verbesserung der Gesundheit der Gesamtbevölkerung, aber auch die sozialmedizinische Betreuung Kranker und Behinderter, allerdings mit dem Ziel, deren psychosoziale Situation zu verbessern.

8.34 Lösung C

Zu (1), (2) und (3): Gegen den Willen eines einsichtsfähigen Patienten darf der Arzt keinen, nicht einmal einen vital indizierten Eingriff vornehmen. Anderenfalls wäre der Tatbestand der Körperverletzung erfüllt.

Zu (4): Die Eltern sind die Sorgeberechtigten des Kindes. Ohne deren Willen und wenn das Kind noch nicht fähig ist, die Tragweite des Eingriffes zu ermessen und sich danach zu entscheiden, darf der Eingriff ebenfalls nicht durchgeführt werden. Handelt es sich allerdings um eine akut das Leben bedrohende Situation, so ist der Arzt berechtigt, im Interesse des Kindes die Entscheidung eines zunächst zu informierenden Vormundschaftsgerichtes vorwegzunehmen und den Eingriff vornehmen.

8.35 Lösung E

Zu (A), (D) und (E): Bei Kindern unter 14 Jahren kann eine eigene Einwilligungsfähigkeit generell nicht angenommen werden. Bei schwerwiegenden Eingriffen ist daher die Einwilligung beider Elternteile notwendig. Bei weniger schwerwiegenden oder unaufschiebbaren Eingriffen kann – sind die Personensorgeberechtigten nicht erreichbar – von deren mutmaßlicher Einwilligung ausgegangen werden. Verweigert ein Elternteil – wie in diesem Falle – die Einwilligung, so liegt ggf. ein Missbrauch des Sorgerechtes gemäß § 1666 BGB vor. Ist der Eingriff aufschiebbar, so muss der Arzt das zuständige Gericht benachrichtigen. Dieses muss dann über das Sorgerecht und ggf. über die Entziehung des Sorgerechtes entscheiden.

Zu (B): Ist die Operation nicht aufschiebbar, so kann der Eingriff unter Berufung auf Missbrauch des Sorgerechtes gemäß § 1666 BGB auch ohne Zustimmung durchgeführt werden.

Zu (C): Verzichten darf der Arzt auf die Operation sicher nicht, wenn er sie für vital indiziert hält. Dies kann der Arzt nur im Falle einer Behandlungsverweigerung bei einem einwilligungsfähigen, bewusstseinsklaren erwachsenen Patienten.

8.36 Lösung A

Zu (A): Der Arzt hat gemäß Rechtsprechung und nach dem Behandlungsvertrag den Patienten über die Diagnosen, den Eingriff, dessen Folgen und Risiken aufzuklären. Die rechtliche Basis dafür bildet u. a. Artikel 2 des Grundgesetzes, d. h. das Grundrecht auf freie Entfaltung der Persönlichkeit und der körperlichen Unversehrtheit. Die ethische Grundlage bildet das Recht des Menschen auf Selbstbestimmung. Unter Berufung auf diese Rechte kann der Patient auch auf eine Risikoaufklärung verzichten. Denn der Umfang der Aufklärung hat sich an dem Wunsch den Patienten zu orientieren und daran, was für ihn notwendig und zumutbar ist. Dabei ist auch der Ausbildungsstand des Patienten zu berücksichtigen. Dieser ausdrückliche Wunsch muss in den Unterlagen dokumentiert werden.

Zu (B): Zivilrechtliche Konsequenzen einer fehlenden oder mangelnden Aufklärung leiten sich u. a. aus dem Arztvertrag (§§ 611 ff BGB) und den §§ 823 ff BGB (Delikthaftung) ab. Daraus resultiert eine Schadensersatzpflicht des Arztes, wobei außer Schadensersatz auch Unterhaltsleistungen einklagbar sind.

Zu (C) und (D): Die Leistungsbeschränkung bei Selbstverschulden ist im fünften Buch des Sozialgesetzbuches festgelegt. Der entsprechende Paragraph 52 lautet: Haben sich Versicherte eine Krankheit vorsätzlich oder bei einem von ihnen begangenen Verbrechen oder vorsätzlichem Vergehen zugezogen, kann die Krankenkasse sie an den Kosten der Leistungen in angemessener Höhe beteiligen und das Krankengeld ganz oder teilweise für die Dauer dieser Krankheit versagen und zurückfordern. Dieser Paragraph findet bei Verzicht auf ausführliche Risikoaufklärung keine Anwendung. Somit gilt dieses Recht auf Aufklärungsverzicht nicht nur für Privatversicherte.

Zu (E): Das Personenstandgesetz beschäftigt sich mit dem Stand der Person. Es regelt u. a. Eheschließung, Geburt und Tod.

8.37 Lösung E

Zu (E): Die Vorgehensweise des Arztes ist sozusagen vorbildlich, hier wurde alles richtig gemacht. Der Arzt hat sich über die Qualifikation des Krankenpflegers versichert und diese in regelmäßigen Abständen überprüft. Der Patient ist aufgeklärt und hat eingewilligt. Der Harnblasenkatheterwechsel darf unter diesen Umständen auch von einem Krankenpfleger durchgeführt werden.

Zu (A), (B) und (D): Der Harnblasenkatheterwechsel gehört wie die Dekubitusprophylaxe, eine s.c.-, eine i.v.- oder i.c.-Injektion zu den delegierbaren Aufgaben. Nicht delegierbare Aufgaben sind z. B. Operationen, Anlage einer i.v.-Infusion, Intubation, Aufklärung und Verordnung einer medikamentösen Therapie.

Zu (C): In der Berufsordnung finden sich u. a. Ausführungen zu: ärztlicher Schweigepflicht, Werbeverbot, Dokumentationspflicht, Verpflichtung zum Notfalldienst, kollegiales Verhalten und kollegialer Zusammenarbeit und ärztliches Verhalten gegenüber Patienten, Anrufung der Ethikkommission, den zu erhebenden Gebühren, Fort- und Weiterbildung und Verpflichtung zu einer ausreichenden Haftpflichtversicherung.

8.38 Lösung B

Zu (B): Besteht ein begründeter Verdacht gegen den Arzt, so können die Krankenunterlagen beschlagnahmt werden. Günstig für die eigene Verteidigung ist es in einem solchen Falle, sich Kopien der Unterlagen zu fertigen.

Zu (A): In unserem Rechtsstaat ist niemand zur Selbstanzeige verpflichtet.

Zu (C): Berufsgerichte verfolgen Verfehlungen von Ärzten gegen die Berufspflichten und allgemein anerkannte Standespflichten. Der Vorwurf eines Behandlungsfehlers wird von ordentlichen Gerichten geprüft.

Zu (D): Der behandelnde Arzt ist verpflichtet, die Leichenschau durchzuführen, da er die meisten medizinischen Erkenntnisse über den Patienten besitzt. In diesem Falle müsste der Arzt bei seiner Leichenschau einen nichtnatürlichen Tod attestieren. Weitere Ausführungen bzgl. eines Behandlungsfehlers muss er allerdings nicht machen, da er ja nicht zur Selbstanzeige verpflichtet ist.

Zu (E): Der Leichnam sollte beschlagnahmt werden, und es sollte zur Sachverhaltsaufklärung durch den Staatsanwalt eine rechtsmedizinische Obduktion in Auftrag gegeben werden.

8.39 Lösung B

Zu (A), (B) und (C): Als Beschuldigter (egal wie schwer der Tatvorwurf auch sein mag) muss auch ein Arzt grundsätzlich keine Angaben machen. Es bleibt ihm aber überlassen, sich zur Sache zu äußern. Dies kann er sowohl schriftlich als auch mündlich tun.

Zu (D) und (E): Zwar unterliegt der Arzt der Schweigepflicht (d. h. er ist Geheimnisträger), die auch über den Tod des Patienten hinaus besteht und von der ihn weder die Angehörigen noch eine sonstige Behörde entbinden darf, doch hat der Arzt die Möglichkeit, im mutmaßlichen Interesse des Patienten die Schweigepflicht zu durchbrechen. Da davon auszugehen ist, dass es im Interesse des Verstorbenen wäre, aufzuklären, ob ein Behandlungsfehler vorliegt, darf der Arzt die Schweigepflicht durchbrechen.

8.40 Lösung C

Zu (C): Der Antworttext gibt exakt wieder, welche Funktion der Arzt als sachverständiger Zeuge hat.

Zu (A): Über die Schuldfähigkeit entscheidet das Gericht, nachdem es einen Sachverständigen (meist einen forensischen Psychiater) dazu befragt hat.

Zu (B): Eine solche Beurteilung muss ein Sachverständiger (nicht sachverständiger Zeuge) durchführen, zu dem ein Arzt auch bestellt werden kann. Dieser darf und muss auch Schlussfolgerungen von Dritten verwerten und fachkundig beurteilen.

Zu (D): Ein solcher Arzt wäre ein „gekaufter" Zeuge, der sich strafbar macht.

Zu (E): Über Vorsatz und Fahrlässigkeit entscheiden nur Juristen.

8.41 Lösung C

Zu (C): § 323c StGB (unterlassene Hilfeleistung) besagt, dass „… wer in Unglücksfällen oder gemeiner Gefahr oder Not nicht Hilfe leistet, obwohl dies erforderlich und ihm den Umständen nach zuzumuten, insbesondere ohne eigene Gefahr und ohne Verletzung anderer wichtiger Pflichten möglich ist, mit … bestraft wird …".

8.42 Lösung D

Zu (D): Die körperliche Untersuchung eines Beschuldigten in einem Strafverfahren ist in der Strafprozessordnung in dem § 81a (Körperliche Untersuchung und Eingriffe) geregelt. Dieser lautet: Eine körperliche Untersuchung des Beschuldigten darf zur Feststellung von Tatsachen angeordnet werden, die für das Verfahren von Bedeutung sind. Zu diesem Zweck sind Entnahmen von Blutproben und andere körperliche Eingriffe, die von einem Arzt nach den Regeln der ärztlichen Kunst zu Untersuchungszwecken vorgenommen werden, ohne Einwilligung des Beschuldigten zulässig, wenn kein Nachteil für seine Gesundheit zu befürchten ist.

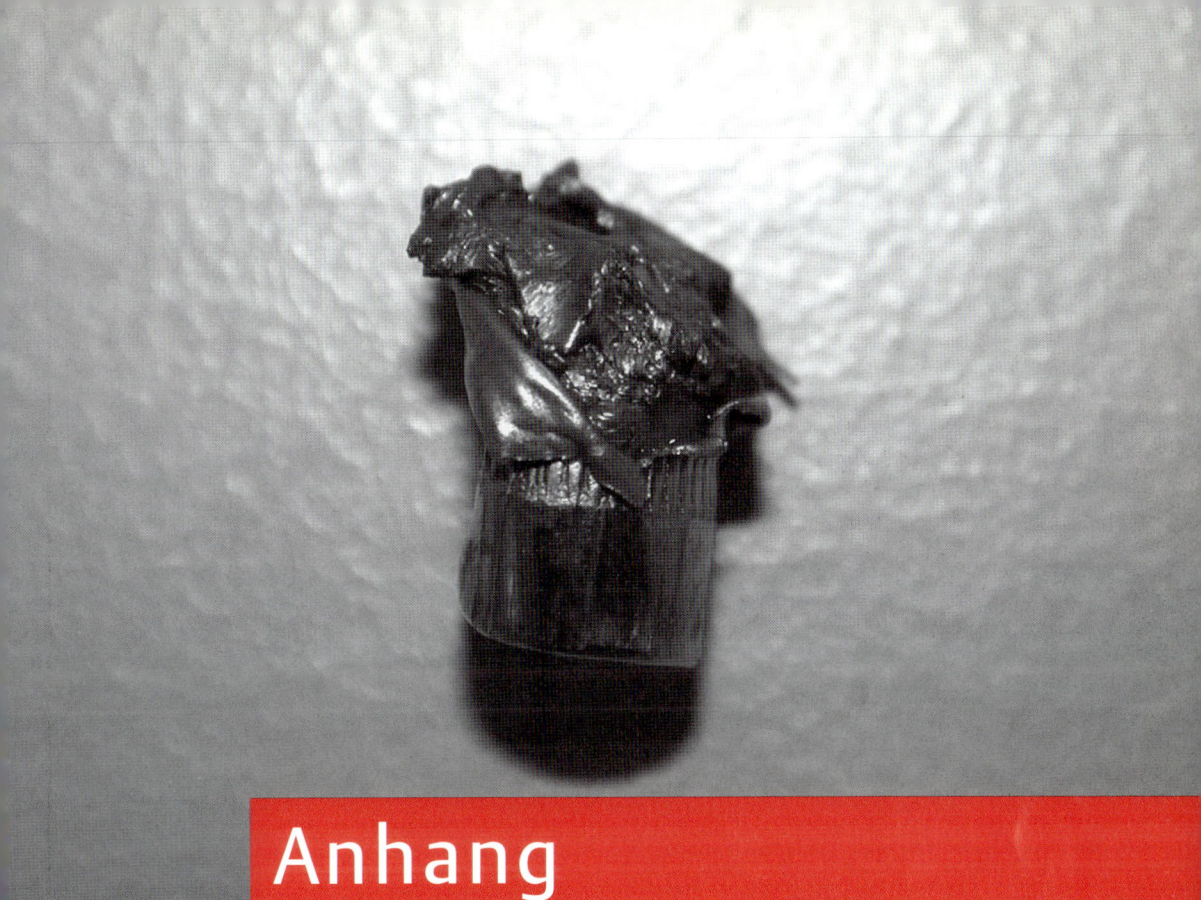

Anhang

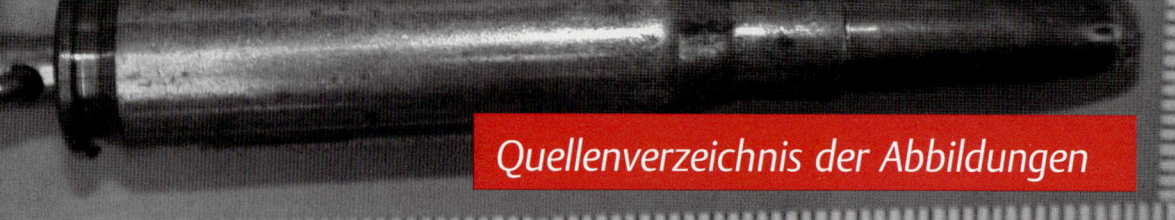

Eisoldt, S., Fallbuch Chirurgie, Georg Thieme Verlag, Stuttgart, New York, 2003
 Abb. 2.17

Foster, B., Praxis der Rechtsmedizin, Georg Thieme Verlag, Stuttgart, New York, 1986
 Abb. 2.15, 2.24, 2.26, 2.27, 2.34, 2.38, 2.54, 6.1, 6.2

Forster, B., Ropohl, D., Rechtsmedizin, 5. Auflage, Ferdinand Enke Verlag, Stuttgart, 1989
 Abb. 2.10, 2.18, 2.31, 2.39

Gaus, W. et al., Duale Reihe Ökologisches Stoffgebiet, 3. Auflage, Georg Thieme Verlag, Stuttgart, New York, 1999
 Abb. 2.1, 2.42, 2.43, 2.63, 5.1

http://www.swiss-paediatrics.org/paediatrica/vol11/n5/schuetteltrauma/
 Abb. 5.7

Leuwer, M. et al., Checkliste Interdisziplinäre Intensivmedizin, Georg Thieme Verlag, Stuttgart, New York, 1999
 Abb. 2.56

Reichl, X.-F., Taschenatlas der Toxikologie, 2. Auflage, Georg Thieme Verlag, Stuttgart, New York, 2000
 Abb. 4.1, 4.5, 4.6

Sachverzeichnis